2019 年

国家医疗服务与质量安全报告
口腔医学分册

国家口腔医学质控中心　编著

编写工作组名单

顾　问　郭燕红　马旭东　高嗣法

主　编　郭传瑸

副主编　张　伟　江久汇

编　委（按姓氏笔画排序）

马晨麟　王慧明　牛玉梅　刘　娟　刘静明　江久汇

孙宏晨　杨　征　杨　健　吴汉江　何家才　沈曙铭

张　伟　张洪杰　陈　江　范　红　季　平　周　洪

周延民　周曾同　赵　今　胡勤刚　徐　江　徐　普

郭传瑸　陶人川　黄永清　黄桂林　葛少华　董福生

程　勇　程　斌

编写组工作人员

宋　颖　韩　旭　尹　畅

人民卫生出版社

·北京·

图书在版编目（CIP）数据

2019 年国家医疗服务与质量安全报告 . 口腔医学分册 / 国家口腔医学质控中心编著 . —北京：人民卫生出版社，2021.3

ISBN 978-7-117-31194-6

Ⅰ. ① 2… Ⅱ. ①国… Ⅲ.①医疗卫生服务 —质量管理 —安全管理—研究报告—中国—2019 ②口腔科学 —诊疗 —质量管理 —安全管理 —研究报告 —中国—2019 Ⅳ. ①R197.1 ② R78

中国版本图书馆 CIP 数据核字（2021）第 019005 号

人卫智网	www.ipmph.com	医学教育、学术、考试、健康，购书智慧智能综合服务平台
人卫官网	www.pmph.com	人卫官方资讯发布平台

2019 年国家医疗服务与质量安全报告
口腔医学分册
2019 Nian Guojia Yiliaofuwu yu Zhilianganquan Baogao
Kouqiangyixue Fence

编　　著：国家口腔医学质控中心
出版发行：人民卫生出版社（中继线 010-59780011）
地　　址：北京市朝阳区潘家园南里 19 号
邮　　编：100021
E - mail：pmph @ pmph.com
购书热线：010-59787592　010-59787584　010-65264830
印　　刷：廊坊一二〇六印刷厂
经　　销：新华书店
开　　本：889×1194　1/16　印张：17
字　　数：479 千字
版　　次：2021 年 3 月第 1 版
印　　次：2021 年 4 月第 1 次印刷
标准书号：ISBN 978-7-117-31194-6
定　　价：198.00 元

打击盗版举报电话：010-59787491　E-mail: WQ @ pmph.com
质量问题联系电话：010-59787234　E-mail: zhiliang @ pmph.com

序

　　医疗质量是医疗机构的生命线,是医疗管理永恒的主题。随着我国经济社会由高速发展进入高质量发展阶段,医疗质量的重要性更加凸显。在党中央、国务院的领导下,国家卫生健康委员会近年来制定发布了一系列政策措施,促进医疗质量安全管理水平的科学化、规范化、精细化程度不断提高。其中,由国家卫生健康委员会医政医管局组织编撰的年度《国家医疗服务与质量安全报告》从医疗机构、专科、单病种和医疗技术等不同层面进行科学分析,客观反映了我国医疗质量安全基本情况,为各级卫生行政部门和各级各类医疗机构制定医疗质量管理政策措施,持续改进医疗质量提供了循证依据。

　　随着经济社会发展和生活条件的改善,人民群众对口腔医学服务的需求大幅提高,提供口腔医学服务的医疗机构迅速增多,特别是口腔门诊部、口腔诊所等小型医疗机构和社会办医疗机构数量庞大,加之口腔医疗服务小病房、大门诊、有创操作多等特点,机构间的医疗服务质量参差不齐,发展不平衡、不充分的问题较为明显,加强医疗质量管理与控制的必要时十分突出。

　　为加强口腔医学专业医疗质量管理,提高科学化、精细化水平,国家口腔医学质控中心通过研究制订相关医疗质量指标、诊疗规范和管理模式,努力提高机构间医疗质量、诊疗能力和管理水平的同质化程度,并在参与编写年度《国家医疗服务与质量安全报告》的基础上,于2019年首次出版《2018年国家医疗服务与质量安全报告　口腔医学分册》。

　　2020年,国家口腔医学质控中心在前期工作的基础上,继续组织撰写了《2019年国家医疗服务与质量安全报告　口腔医学分册》。本书聚焦全国层面口腔医学专业质量管理状况,数据抽样调查范围扩展至1.1万余家医疗机构,并优化了数据统计分析方法,提高了分析结果的科学性、准确性、客观性,为有关机构和人员了解我国医疗服务与质量安全水平提供了重要参考。

　　《国家医疗服务与质量安全报告　口腔医学分册》作为《国家医疗服务与质量安全报告》的组成部分,对于各级卫生健康行政部门和各级各类医疗机构了解全国和区域口腔医学医疗质量安全水平,针对医疗质量安全短板,明确医疗质量安全改进方向,促进医疗质量持续提升,具有重要指导意义。希望国家口腔医学质控中心再接再厉,为推动口腔医学专业高质量发展做出更大贡献。

国家卫生健康委员会医政医管局

2020 年 9 月

前　言

　　为加强口腔医学专业医疗质量管理,进一步完善适合我国国情的医疗质量管理与控制体系,实现口腔医学专业医疗质量和医疗服务水平的持续改进,2016年7月国家卫生与计划生育委员会(现为国家卫生健康委员会)批准成立国家口腔医学质量管理与控制中心(简称国家口腔医学质控中心),开展口腔医学专业医疗质量控制相关工作。这是我国口腔医学医疗质量管理工作的一个里程碑。

　　截至2019年底,在国家卫生健康委员会医政医管局的统一领导和支持下,在原有已成立的部分省级口腔质控中心基础上,国家口腔医学质控中心推动并建立了全国范围内28个省级(港澳台除外)和新疆生产建设兵团质控中心,187个地市级质控中心,以及588家口腔医学医疗质量哨点医院。2020年还将推动新建立2个省级质控中心并调整和增加部分哨点医院。

　　从2016年起,在国家卫生健康委员会的部署和支持下,国家口腔医学质控中心连续四年参与《国家医疗服务与质量安全报告》口腔专业部分的编写,纳入数据统计的各级口腔医疗机构逐年增加。2015年是41家,2016年是197家,2017年是2 453家,2018年是2 472家,2019年的报告涉及了全国范围内31个省、自治区、直辖市(港澳台数据未统计)和新疆生产建设兵团的共11 117家医疗机构。经过严格筛选,最终确立了2 472家医疗机构纳入口腔门诊相关质控分析,883家医疗机构纳入口腔住院相关质控指标分析。这其中还包括588家由国家口腔医学质控中心确认并上报国家卫生健康委员会备案的口腔医学质量安全报告数据上报哨点医院。这是迄今为止,我国开展口腔医学专业医疗质量控制指标调查范围最为广泛、数据量最大的一次。

　　在国家卫生健康委员会医政医管局的鼓励和支持下,我们将2019年的数据报告整理成册,以口腔医学分册的形式,委托人民卫生出版社正式出版发行,呈现给全国口腔医学工作者、口腔医疗质量管理和控制人员、各级部门卫生行业的管理人员以及对口腔疾病和口腔医政管理有兴趣的人士。本书主要包括一个国家层面的口腔医学医疗质量报告,31个省级质量报告以及近三年数据的纵向比较结果。本报告所涉及的数据指标包括口腔住院、口腔门诊和管理类三大类230个指标,其中还包括11个口腔颌面外科的单病种质控指标,涵盖了口腔医学相关大部分亚专业病种和管理类质控指标。相关指标也以定义集的形式附录在后。从大量的数据可以看出,我国口腔医学医疗质量和服务能力在不同地区、不同所有制形式、不同级别的医疗机构之间的差异很大,提升医疗质量和医疗服务水平,促进医疗质量同质化和持续改进任重而道远。

　　在报告编写过程中,本书得到了国家卫生健康委员会、各省级口腔医学质控中心、各级各类口腔医疗机构的大力支持,在此,国家口腔医学质控中心向参与工作的单位以及付出辛苦劳动的各位领导、专家和全体工作人员表示衷心的感谢!

　　由于数据采集和编写经验不足,缺点在所难免,恳请大家批评指正并提出宝贵意见和建议。

国家口腔医学质控中心

郭传瑸　张　伟

2020年9月

目　　录

第一章

国家医疗质控报告口腔专业部分

一、抽样数据处理过程

（一）数据基本情况

本次抽样调查涉及全国 31 个省、自治区、直辖市（香港特别行政区、澳门特别行政区、台湾省数据未统计）和新疆生产建设兵团的共 11 117 家医疗机构，是迄今为止我国开展口腔医学专业医疗质量控制指标调查范围最为广泛、数据量最大的一次。

根据口腔医学"大门诊、小病房"的特点以及只有部分口腔相关医疗机构设有口腔住院病床的实际情况，将门诊数据和住院数据按照不同医疗机构总量分别统计分析，经过严格筛选，最终全国 31 个省、自治区、直辖市（香港特别行政区、澳门特别行政区、台湾省数据未统计）和新疆生产建设兵团的 2 472 家医疗机构纳入 2018 年医疗服务与质量安全数据口腔专业相关质控指标分析，其中 2 472 家医疗机构纳入 2018 年医疗服务与质量安全数据口腔门诊相关质控指标分析，883 家医疗机构纳入口腔住院相关质控指标分析（表 1-1）。全书图表中的图题、表题、表头涉及"各省、自治区、直辖市和新疆生产建设兵团"简称为"各省、自治区、直辖市"。新疆生产建设兵团数据列入省际数据比较中。

表 1-1　2018 年医疗服务与质量安全数据最终纳入口腔相关质控指标统计的不同医疗机构数量　　　　单位：家

分类	三级公立	三级民营	二级公立	二级民营	合计
门诊	969	61	1 193	249	2 472
住院	594	25	244	20	883

（二）数据主要排除标准

根据数据完整性和准确性对 11 117 家医疗机构（哨点医疗机构 560 家、非哨点医疗机构 10 557 家）进行筛选，逐步剔除：

1. **医疗机构未确认信息（未在系统里激活）**　剔除医疗机构 2 990 家，其中哨点医疗机构 28 家、非哨点医疗机构 2 962 家。

2. **医疗机构未确认有口腔专业**　剔除医疗机构 3 081 家，其中哨点医疗机构 3 家、非哨点医疗机构 3 078 家。

3. **230 个统计项目中，所有项目医疗机构均填写"0""/"（未开展或无法统计）或未填写**　剔除医疗机构 58 家，其中哨点医疗机构 2 家、非哨点医疗机构 56 家。

4. **除口腔专科医疗机构外的其他专科医疗机构**　剔除医疗机构 532 家，其中哨点医疗机构 4 家、非哨点医疗机构 528 家。

5. **医疗机构填报门急诊实际开放牙椅数≤2 或未填写**　剔除医疗机构 758 家，其中哨点医疗机构

11 家、非哨点医疗机构 747 家。

6. 利用门急诊实际开放牙椅数对未定级医疗机构比照二级、三级口腔医疗机构牙椅数重新归类后分析，医疗机构不符合比照二级、比照三级的标准　剔除医疗机构 41 家，其中哨点医疗机构 14 家、非哨点医疗机构 27 家。

7. 医疗机构关键数据缺失、部分数据怀疑有误或数据逻辑不符　剔除医疗机构 1 185 家，其中哨点医疗机构 69 家、非哨点医疗机构 1 116 家。

(1) 医疗机构年门急诊人次、10 个门诊重点病种人次、9 个门诊重点技术人次未填写或填报值总和 <12。

(2) 10 个门诊重点病种填写"0""/"(未开展或无法统计)或未填写个数 ≥ 6 个，9 个门诊重点病种填写"0""/"(未开展或无法统计)或未填写个数 ≥ 5 个，即关键数据缺失比例 >50%。

(3) 10 个门诊重点病种人次大于年门急诊人次，9 个门诊重点技术人次大于年门急诊人次，急诊牙椅数大于门急诊牙椅数。

(4) 门诊实际开诊日数(口腔医学相关)未填写或填报值 >365，门急诊实际开放牙椅(口腔综合治疗台)>1 000。

经过以上步骤，11 117 家医疗机构中，共剔除医疗机构 8 645 家(哨点医疗机构 131 家、非哨点医疗机构 8 514 家)，最终确认 2 472 家医疗机构(哨点医疗机构 429 家、非哨点医疗机构 2 043 家)纳入统计分析，医疗机构未纳入统计分析原因及数量情况见表 1-2。

表 1-2　8 645 家医疗机构未纳入统计分析的原因以及哨点、非哨点医疗机构数量　　　　　　　单位:家

序号	未纳入统计分析原因	哨点	非哨点	合计
1	医疗机构未确认信息(未在系统里激活)	28	2 962	2 990
2	医疗机构未确认有口腔专业	3	3 078	3 081
3	230 个统计项目中所有项目均填写"0""/"或未填写	2	56	58
4	除口腔专科医疗机构外的其他专科医疗机构	4	528	532
5	医疗机构填报门急诊实际开放牙椅数 ≤ 2 或未填写	11	747	758
6	未定级医疗机构不符合比照二级、比照三级的标准	14	27	41
7	年门急诊人次未填写或填报值 <12	—	31	31
8	10 个门诊重点病种人次未填写或填报值总和 <12	8	134	142
9	9 个门诊重点技术人次未填写或填报值总和 <12	3	30	33
10	10 个门诊重点病种填写"0""/"或未填写个数 ≥ 6 个	—	48	48
11	9 个门诊重点技术填写"0""/"或未填写个数 ≥ 5 个	1	79	80
12	10 门诊重点病种人次大于年门急诊人次	46	668	714
13	9 个门诊重点技术人次大于年门急诊人次	11	90	101
14	急诊牙椅数大于门急诊牙椅数	—	1	1
15	门诊实际开诊日数(口腔医学相关)未填写或填报值 >365	—	34	34
16	医疗机构填报门急诊实际开放牙椅(口腔综合治疗台)>1 000	—	1	1
	合计	131	8 514	8 645

(三) 门诊和住院分类标准

2 472 家医疗机构的数据均纳入口腔门诊相关质控指标分析，利用数据完整性和准确性对 2 472 家医疗机构(哨点医疗机构 429 家、非哨点医疗机构 2 043 家)住院类数据进行筛选，以下情况不纳入住院统计:

1. **医疗机构未确认有口腔病房**　剔除医疗机构 1 400 家,其中哨点医疗机构 119 家、非哨点医疗机构 1 281 家。

2. **年出院患者人数、年入院人次(口腔医学相关)、出院患者手术人数医疗机构未填写、填写"/"或填报值 <12**　剔除医疗机构 162 家,其中哨点医疗机构 20 家、非哨点医疗机构 142 家。

3. **编制床位数(口腔医学相关)、年出院患者实际占用总床日数(口腔医学相关)医疗机构未填写、填写"0"或"/"**　剔除医疗机构 25 家,其中哨点医疗机构 4 家、非哨点医疗机构 21 家。

4. **数据怀疑填报有误**　剔除非哨点医疗机构 2 家。

经过以上步骤,2 472 家医疗机构中,共剔除医疗机构 1 589 家(哨点医疗机构 143 家、非哨点医疗机构 1 446 家),最终确认 883 家医疗机构(哨点医疗机构 286 家、非哨点医疗机构 597 家)纳入住院统计分析,医疗机构未纳入住院统计分析原因及数量情况见表 1-3。

表 1-3　1 589 家医疗机构未纳入住院统计分析的原因以及哨点、非哨点医疗机构数量　　　　单位:家

序号	未纳入住院统计分析原因	哨点	非哨点	合计
1	医疗机构未确认有口腔病房	119	1 281	1 400
2	年出院患者人数医疗机构未填写、填写"/"或填报值 <12	14	69	83
3	年入院人次(口腔医学相关)医疗机构未填写、填写"/"或填报值 <12	2	23	25
4	出院患者手术人数医疗机构未填写、填写"/"或填报值 <12	4	50	54
5	编制床位数(口腔医学相关)医疗机构未填写、填写"0"或"/"	4	19	23
6	年出院患者实际占用总床日数(口腔医学相关)医疗机构未填写、填写"0"或"/"	—	2	2
7	综合医疗机构填报编制床位数(口腔医学相关)大于 200 张,怀疑数据填报有误	—	1	1
8	医疗机构填报年出院患者人数和住院死亡人数均为 168,怀疑数据填报有误	—	1	1
	合计	143	1 446	1 589

（四）部分异常数据调整、剔除

对于部分明显异常或逻辑有误的数据,经与医疗机构核查或按照相应计算公式予以调整,例如部分医疗机构填报门诊实际开诊日数 366 天,将门诊实际开诊日数调整为 365 天。

此外,由于不同质控指标不同医疗机构填报的完整程度不同,为利用更多有效数据,在统计分析某项质控指标时,将该项数据不完整或明显异常的医疗机构数据予以剔除。

二、数据纳入统计情况

全国 31 个省、自治区、直辖市(香港特别行政区、澳门特别行政区、台湾省数据未统计)和新疆生产建设兵团的 2 472 家医疗机构纳入 2018 年医疗服务与质量安全数据口腔门诊相关质控指标分析;883 家医疗机构纳入口腔住院相关质控指标分析(表 1-4)。各省、自治区、直辖市和新疆生产建设兵团纳入口腔门诊、口腔住院相关质控指标统计医疗机构数量分布如图 1-1,图 1-2 所示。

表 1-4　2018 年医疗服务与质量安全数据最终纳入口腔相关质控指标统计的不同医疗机构数量　　　　单位:家

分类	三级公立	三级民营	二级公立	二级民营	合计
门诊	969	61	1 193	249	2 472
住院	594	25	244	20	883

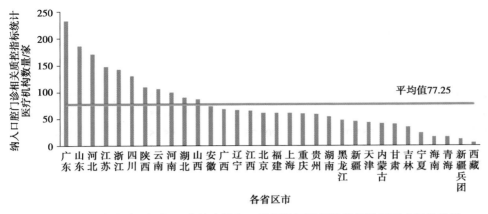

图 1-1　2018 年各省、自治区、直辖市纳入口腔门诊相关质控指标统计医疗机构数量

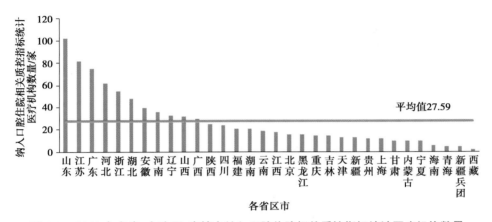

图 1-2　2018 年各省、自治区、直辖市纳入口腔住院相关质控指标统计医疗机构数量

三、口腔门诊工作量统计

（一）重点病种工作量统计

在全国 31 个省、自治区、直辖市（香港特别行政区、澳门特别行政区、台湾省数据未统计）和新疆生产建设兵团的 2 472 家医疗机构中，2018 年门诊共治疗 10 个重点病种患者 27 697 435 人次。按照平均就诊人次排序，排名前 5 位的病种依次为慢性牙周炎、慢性根尖周炎、急性牙髓炎、下颌阻生第三磨牙、牙列缺损（表 1-5）。各省、自治区、直辖市和新疆生产建设兵团 10 个重点病种平均就诊人次构成情况如图 1-3，图 1-4 所示，其中慢性牙周炎患者构成比最高的是北京市，慢性根尖周炎患者构成比最高的是青海省，急性牙髓炎患者构成比最高的是西藏自治区，下颌阻生第三磨牙患者构成比最高的是福建省，牙列缺损患者构成比最高的是重庆市（图 1-5~ 图 1-14）。

表 1-5　2018 年口腔门诊 10 个重点病种在每家医疗机构的年平均就诊人次比较

重点病种	三级公立	三级民营	二级公立	二级民营	平均值
慢性牙周炎	3 931.97	1 641.72	1 062.79	958.74	2 191.29
慢性根尖周炎	3 324.52	1 850.10	1 424.66	960.85	2 133.17
急性牙髓炎	2 310.23	1 357.52	1 313.24	851.33	1 658.62
下颌阻生第三磨牙	2 859.99	1 319.74	886.38	705.20	1 652.46
牙列缺损	2 584.52	1 050.98	881.88	884.29	1 553.71

重点病种	三级公立	三级民营	二级公立	二级民营	平均值
错𬌗畸形	2 267.84	775.59	397.03	526.51	1 152.75
牙列缺失	463.80	240.75	245.39	346.90	341.12
颞下颌关节紊乱病	381.48	138.84	93.05	35.49	201.44
口腔扁平苔藓	365.04	80.51	50.25	15.34	170.88
年轻恒牙牙外伤	251.07	202.26	85.25	44.51	149.03
合计	18 740.46	8 658.02	6 439.92	5 329.15	11 204.46

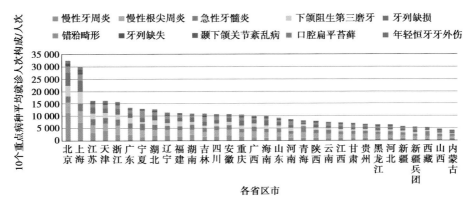

图 1-3 2018 年口腔门诊 10 个重点病种平均就诊人次构成情况省际比较

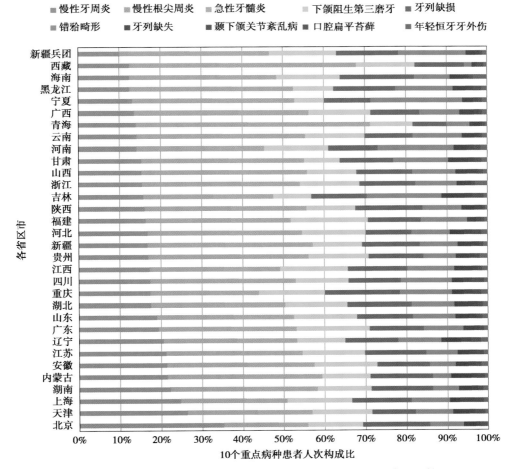

图 1-4 2018 年口腔门诊 10 个重点病种患者人次构成比例省际比较

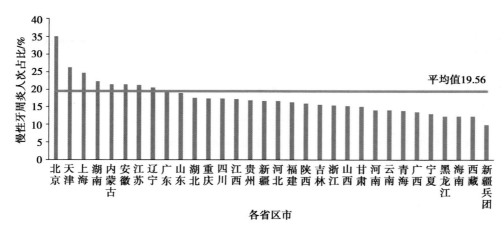

图 1-5　2018 年慢性牙周炎人次占口腔门诊 10 个重点病种患者人次比例省际比较

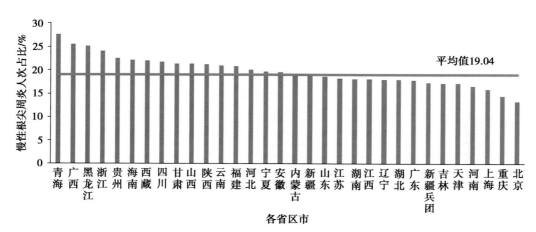

图 1-6　2018 年慢性根尖周炎人次占口腔门诊 10 个重点病种患者人次比例省际比较

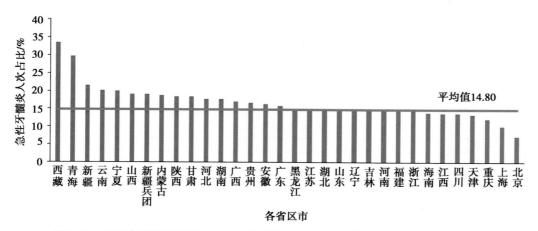

图 1-7　2018 年急性牙髓炎人次占口腔门诊 10 个重点病种患者人次比例省际比较

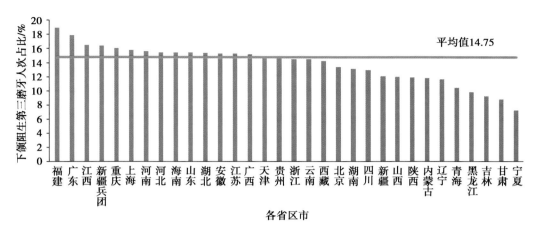

图 1-8　2018 年下颌阻生第三磨牙人次占口腔门诊 10 个重点病种患者人次比例省际比较

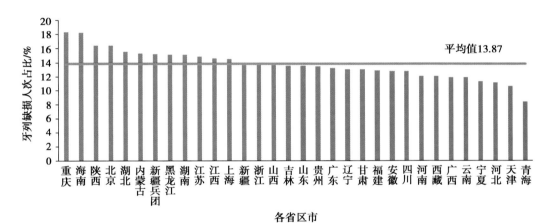

图 1-9　2018 年牙列缺损人次占口腔门诊 10 个重点病种患者人次比例省际比较

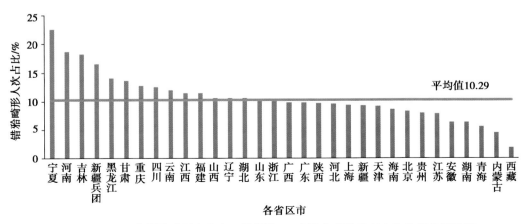

图 1-10　2018 年错𬌗畸形人次占口腔门诊 10 个重点病种患者人次比例省际比较

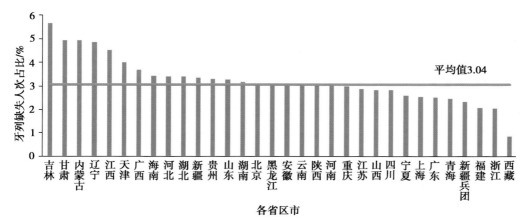

图 1-11　2018 年牙列缺失人次占口腔门诊 10 个重点病种患者人次比例省际比较

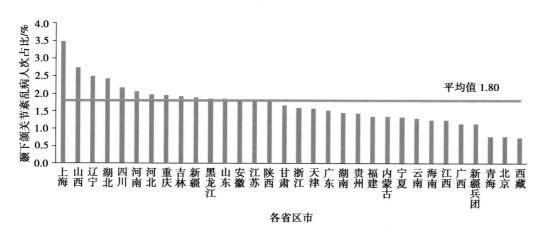

图 1-12　2018 年颞下颌关节紊乱病人次占口腔门诊 10 个重点病种患者人次比例省际比较

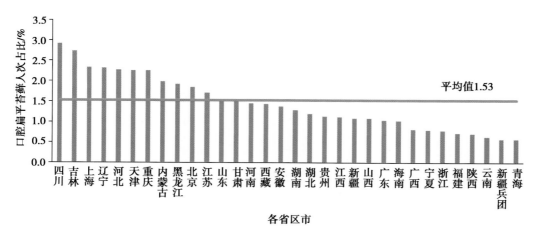

图 1-13　2018 年口腔扁平苔藓人次占口腔门诊 10 个重点病种患者人次比例省际比较

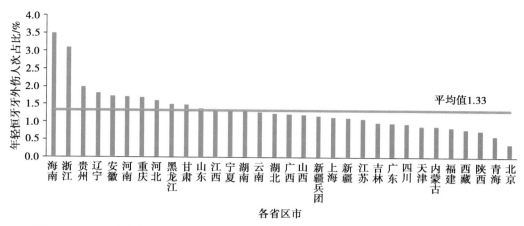

图 1-14 2018 年年轻恒牙牙外伤人次占口腔门诊 10 个重点病种患者人次比例省际比较

（二）重点技术工作量统计

在全国 31 个省、自治区、直辖市（香港特别行政区、澳门特别行政区、台湾省数据未统计）和新疆生产建设兵团的 2 472 家医疗机构中，2018 年门诊 9 个重点技术患者服务总量 25 831 444 人次。按照平均就诊人次排序，排名前 5 位的技术依次为根管治疗术、牙周洁治术、阻生牙拔除术、烤瓷冠修复技术、错𬌗畸形矫治术（表 1-6）。各省、自治区、直辖市 9 个重点技术平均就诊人次构成情况如图 1-15，图 1-16 所示，其中根管治疗术构成比最高的是西藏自治区，牙周洁治术构成比最高的是天津市，阻生牙拔除术构成比最高的是西藏自治区，烤瓷冠修复技术构成比最高的是甘肃省，错𬌗畸形矫治术构成比最高的是青海省（图 1-17~ 图 1-25）。

表 1-6　2018 年口腔门诊 9 个重点技术在每家医疗机构的年平均就诊人次比较

重点技术	三级公立	三级民营	二级公立	二级民营	平均值
根管治疗术	5 770.75	3 985.18	2 331.70	2 093.31	3 696.56
牙周洁治术	2 983.54	1 761.90	817.94	1 389.93	1 747.74
阻生牙拔除术	2 724.07	2 212.36	847.53	751.97	1 607.17
烤瓷冠修复技术	1 498.64	1 008.33	617.66	738.92	984.85
错𬌗畸形矫治术	1 870.02	475.16	266.68	418.26	915.59
慢性牙周炎系统治疗	1 259.04	484.85	262.80	278.75	660.40
可摘局部义齿修复技术	855.44	349.97	364.36	272.87	547.29
全口义齿修复技术	219.83	97.20	105.91	88.77	148.62
种植体植入术	260.04	139.98	33.49	196.96	141.39
合计	17 441.36	10 514.93	5 648.07	6 229.73	10 449.61

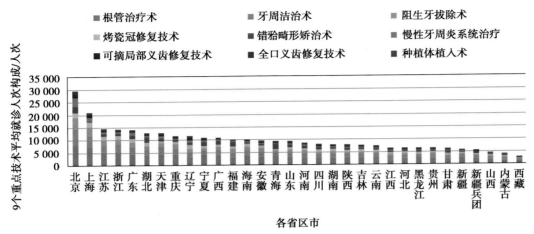

图 1-15　2018 年口腔门诊 9 个重点技术在每家医疗机构的年平均就诊人次构成情况省际比较

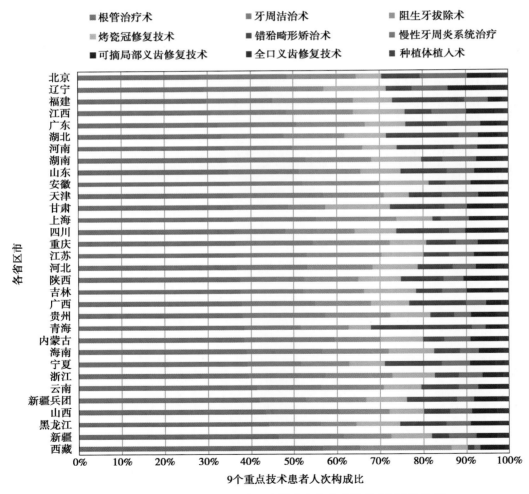

图 1-16　2018 年口腔门诊 9 个重点技术患者人次构成比例省际比较

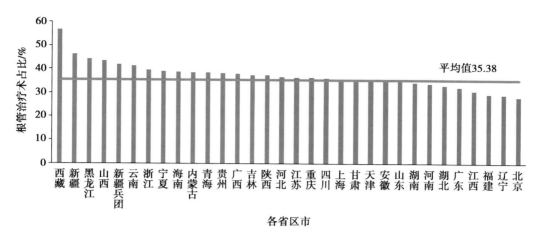

图 1-17　2018 年根管治疗术人次占口腔门诊 9 个重点技术患者人次比例省际比较

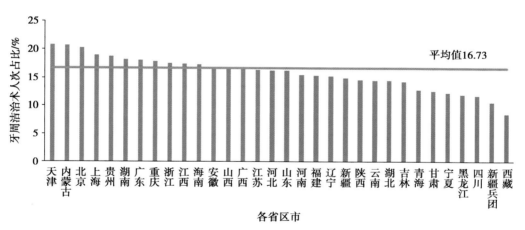

图 1-18　2018 年牙周洁治术人次占口腔门诊 9 个重点技术患者人次比例省际比较

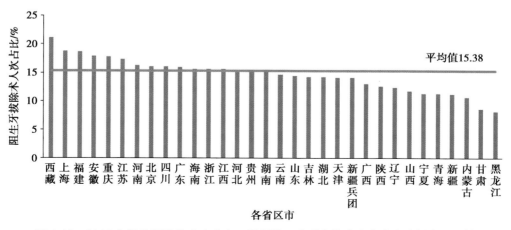

图 1-19　2018 年阻生牙拔除术人次占口腔门诊 9 个重点技术患者人次比例省际比较

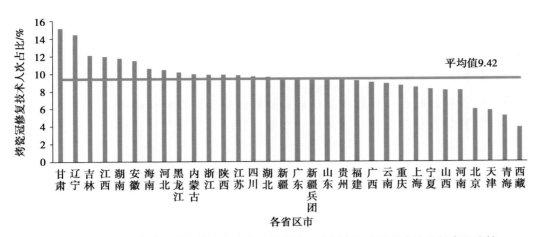

图 1-20　2018 年烤瓷冠修复技术人次占口腔门诊 9 个重点技术患者人次比例省际比较

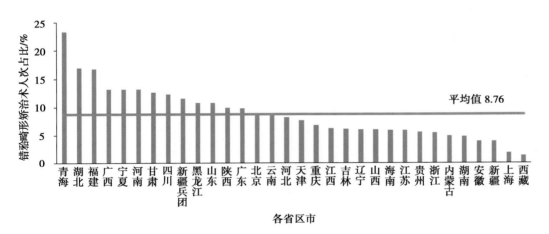

图 1-21　2018 年错殆畸形矫治术人次占口腔门诊 9 个重点技术患者人次比例省际比较

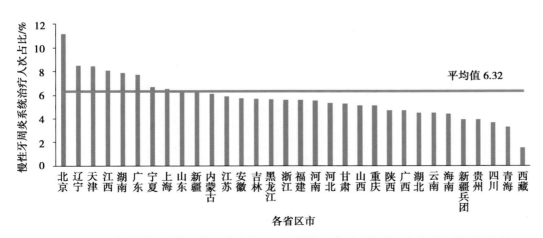

图 1-22　2018 年慢性牙周炎系统治疗人次占口腔门诊 9 个重点技术患者人次比例省际比较

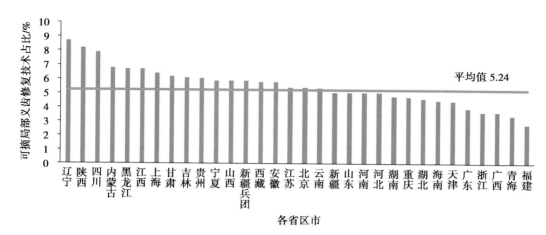

图 1-23　2018 年可摘局部义齿修复技术人次占口腔门诊 9 个重点技术患者人次比例省际比较

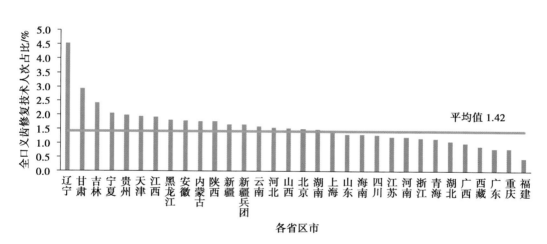

图 1-24　2018 年全口义齿修复技术人次占口腔门诊 9 个重点技术患者人次比例省际比较

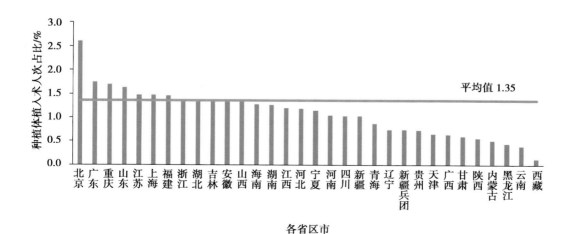

图 1-25　2018 年种植体植入术人次占口腔门诊 9 个重点技术患者人次比例省际比较

（三）患者安全类数据统计

在全国 31 个省、自治区、直辖市（香港特别行政区、澳门特别行政区、台湾省数据未统计）和新疆生产建设兵团的 2 472 家医疗机构中，2018 年门诊患者 73 660 587 人次，门诊 7 类常见并发症共发生 100 447 例次，总体发生率为 0.14%。按照平均发生数量排序，排名前 5 位的并发症依次为：口腔软组织损伤、门诊手术并发症、根管内器械分离（根管治疗断针）、种植体脱落、治疗牙位错误（表 1-7）。口腔门诊 7 类常见并发症构成比例如图 1-26 所示。

表 1-7　2018 年口腔门诊 7 类常见并发症在每家医疗机构的年平均发生人次比较

常见并发症	三级公立	三级民营	二级公立	二级民营	平均值
口腔软组织损伤	33.28	5.23	21.36	1.97	23.68
门诊手术并发症	11.24	19.85	6.98	2.90	8.56
根管内器械分离（根管治疗断针）	8.80	4.02	4.94	2.70	6.21
种植体脱落	2.51	2.93	0.44	1.97	1.47
治疗牙位错误	0.27	0.18	0.85	0.14	0.53
误吞或误吸异物	0.10	0.11	0.09	0.16	0.10
拔牙错误	0.17	0.07	0.04	0.01	0.09
合计	56.37	32.39	34.70	9.85	40.63

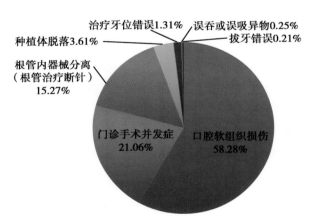

图 1-26　口腔门诊 7 类常见并发症构成比

四、口腔住院医疗质量数据统计

（一）住院死亡类数据统计

在全国 31 个省、自治区、直辖市（香港特别行政区、澳门特别行政区、台湾省数据未统计）和新疆生产建设兵团的 883 家医疗机构中，2018 年出院患者总数 416 238 例，住院患者死亡 113 例，总体住院死亡率为 0.27‰，其中 78 例发生在三级公立医疗机构，1 例发生在三级民营医疗机构，34 例发生在二级公立医疗机构；20 例发生在舌癌患者，11 例发生在口腔颌面部间隙感染患者，4 例发生在上颌骨骨折患者，2 例发生在牙颌面畸形患者。非医嘱离院患者 12 146 例，非医嘱离院率为 2.92%（表 1-8）。

表 1-8　2018 年口腔住院死亡类指标在不同医疗机构中的年平均值（或年发生率）比较

质控指标	三级公立	三级民营	二级公立	二级民营	平均值
年平均出院患者 / 例	610.57	261.24	179.42	162.45	471.39
住院死亡率 /‰	0.22	0.15	0.78	0.00	0.27
非医嘱离院率 /%	2.77	1.09	4.47	2.15	2.92
年平均出院患者手术 / 例	497.99	194.48	111.98	141.90	374.66
手术患者住院死亡率 /‰	0.14	0.00	0.29	0.00	0.15
手术患者非医嘱离院率 /%	1.80	0.41	3.75	1.97	1.94
住院择期手术患者死亡率 /‰	0.08	0.00	0.14	0.00	0.08

（二）住院重返类数据统计

在全国 31 个省、自治区、直辖市（香港特别行政区、澳门特别行政区、台湾省数据未统计）和新疆生产建设兵团的 883 家医疗机构中，2018 年出院患者总数 416 238 例，住院患者出院后 31 天内非预期再住院患者 1 465 例，住院患者出院后 31 天内非预期再住院率 0.35%。出院手术患者总数 330 829 例，其中术后 31 天内非计划重返手术室再次手术患者 889 例（口腔颌面部肿瘤切除整复术 104 例、舌癌扩大切除术 + 颈淋巴清扫术 96 例、游离腓骨复合组织瓣移植术 74 例、腮腺肿物切除 + 面神经解剖术 24 例、唇裂修复术 5 例、牙颌面畸形矫正术：上颌 LeFort Ⅰ 型截骨术 + 双侧下颌升支劈开截骨术 1 例），术后 31 天内非计划重返手术室再次手术率 0.27%（表 1-9）；住院患者出院后 31 天内非预期再住院构成比例及术后 31 天内非计划重返手术室再次手术构成比例如图 1-27，图 1-28 所示。

表 1-9　2018 年口腔住院重返类指标在不同医疗机构中的年平均值（或年发生率）比较

质控指标	三级公立	三级民营	二级公立	二级民营	平均值
平均住院患者出院后 31 天内非预期再住院患者人数 / 例	2.21	0.24	0.60	0.00	1.66
住院患者出院后 31 天内非预期再住院率 /%	0.36	0.09	0.34	0.00	0.35
住院患者出院当天非预期再住院率 /%	0.02	0.00	0.03	0.00	0.02
住院患者出院 2~15 天内非预期再住院率 /%	0.16	0.06	0.10	0.00	0.15
住院患者出院 16~31 天内非预期再住院率 /%	0.18	0.03	0.20	0.00	0.18
平均术后 31 天内非计划重返手术室再次手术 / 例	1.21	0.04	0.70	0.00	1.01
术后 31 天内非计划重返手术室再次手术率 /%	0.24	0.02	0.62	0.00	0.27
术后 48 小时以内非计划重返手术室再次手术率 /%	0.12	0.00	0.04	0.00	0.11
术后 3~31 天以内非计划重返手术室再次手术率 /%	0.12	0.02	0.59	0.00	0.16

（三）患者安全类数据统计

在全国 31 个省、自治区、直辖市（香港特别行政区、澳门特别行政区、台湾省数据未统计）和新疆生产建设兵团的 883 家医疗机构中，2018 年出院手术患者总数 330 829 例，住院手术患者 8 类常见并发症共发生 5 146 例，总体发生率为 1.56%，按照平均发生数量排序，排名前 5 位的并发症依次为：手术并发症、各系统术后并发症（唾液腺瘘、下牙槽神经损伤、面神经损伤）、植入物的并发症（不包括脓毒血症）、输注输血反应、麻醉并发症(图1-29)。其中手术患者围手术期9类常见并发症共发生2 681例,总体发生率为0.81%,按照平均发生数量排序,排名前5位的并发症依次为:手术后出血或血肿、与手术/操作相关感染、手术后呼吸道并发症、手术伤口裂开、手术后生理/代谢紊乱(图1-30)。

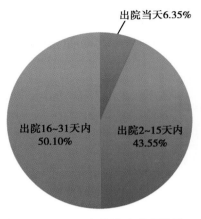

图1-27　2018年住院患者出院后
31天内非预期再住院构成比

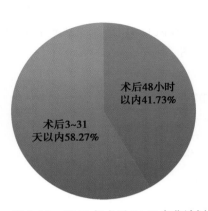

图1-28　2018年术后31天内非计划
重返手术室再次手术构成比

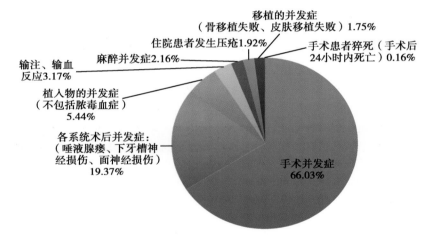

图1-29　2018年口腔住院手术患者8类常见并发症构成比

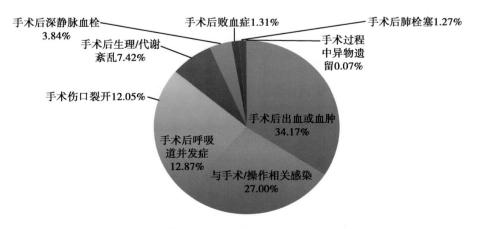

图1-30　2018年口腔住院手术患者围手术期9类常见并发症构成比

（四）重点病种数据统计

在全国 31 个省、自治区、直辖市（香港特别行政区、澳门特别行政区、台湾省数据未统计）和新疆生产建设兵团的 883 家医疗机构中，2018 年住院共治疗 6 个重点病种患者 83 823 例；按照平均出院患者例数排序，排名前 3 位的病种依次为：腮腺良性肿瘤、口腔颌面部间隙感染、上颌骨骨折；舌癌平均住院日最长，先天性唇裂平均住院日最短；牙颌面畸形平均住院费用最高，口腔颌面部间隙感染平均住院费用最低（表 1-10~ 表 1-12，图 1-31~ 图 1-50）。

表 1-10　2018 年口腔住院 3 项质控指标在不同医疗机构 6 个重点病种中的年平均值比较

质控指标	医疗机构级别	腮腺良性肿瘤	口腔颌面部间隙感染	上颌骨骨折	牙颌面畸形	舌癌	先天性唇裂
平均出院患者例数	三级	39.25	27.82	19.83	13.20	12.11	9.05
	二级	9.22	17.07	4.91	0.80	0.86	0.34
	平均值	30.27	24.61	15.37	9.49	8.75	6.45
平均住院日 / 天	三级	8.83	9.16	10.64	8.23	14.62	7.26
	二级	7.97	7.46	10.61	6.99	12.90	7.59
	平均值	8.75	8.86	10.64	8.21	14.57	7.26
平均住院费用 / 元	三级	12 107.30	7 762.75	26 777.26	36 764.19	34 566.50	8 528.09
	二级	7 954.62	4 054.14	11 639.24	7 150.50	18 793.11	4 648.70
	平均值	11 744.42	7 108.32	25 392.69	36 205.85	34 120.62	8 466.08

表 1-11　2018 年各省、自治区、直辖市口腔住院 6 个重点病种的年平均住院日比较　　　　　单位：天

各省、自治区、直辖市	腮腺良性肿瘤	口腔颌面部间隙感染	上颌骨骨折	牙颌面畸形	舌癌	先天性唇裂
安徽	11.14	9.92	13.08	12.93	19.86	9.80
北京	6.84	8.04	8.04	10.21	11.32	8.11
重庆	8.94	6.89	11.17	4.07	12.31	7.92
福建	9.07	7.61	11.65	11.71	14.50	4.33
甘肃	10.26	8.36	11.82	9.00	12.77	7.26
广东	8.98	8.04	12.67	8.42	15.29	7.66
广西	9.23	9.01	11.75	12.02	17.02	6.89
贵州	8.63	8.45	10.22	11.81	11.70	8.04
海南	8.41	11.09	9.47	10.33	19.08	7.92
河北	8.95	9.07	11.63	6.67	14.86	6.88
河南	8.78	9.65	10.91	10.68	13.43	8.24
黑龙江	8.38	10.98	12.40	7.35	11.83	5.11

续表

各省、自治区、 直辖市	腮腺 良性肿瘤	口腔颌面部 间隙感染	上颌骨 骨折	牙颌面畸形	舌癌	先天性唇裂
湖北	9.70	7.94	13.19	9.93	13.46	8.43
湖南	9.59	7.54	13.95	10.18	17.35	5.69
吉林	7.43	9.59	8.94	8.18	12.20	7.21
江苏	8.53	8.31	10.69	7.72	14.64	8.25
江西	8.69	7.19	12.90	7.52	15.10	6.79
辽宁	8.21	9.77	12.59	9.21	14.87	8.18
内蒙古	11.69	10.82	15.50	19.80	20.54	7.87
宁夏	10.17	10.27	12.00	6.80	16.27	7.01
青海	11.36	9.30	13.27	12.17	13.00	9.02
山东	8.39	8.26	10.40	9.20	12.28	6.72
山西	10.54	11.60	12.60	26.10	14.35	11.14
陕西	9.49	9.02	10.24	10.79	15.82	9.87
上海	6.81	7.26	6.60	6.61	13.25	5.32
四川	8.74	9.93	12.21	8.40	14.04	6.57
天津	8.81	7.54	14.47	9.98	18.27	7.00
西藏	8.10	9.51	7.40	—	10.00	6.77
新疆	9.84	7.91	9.80	10.47	13.33	4.88
新疆兵团	7.71	6.79	9.61	—	11.68	6.60
云南	7.89	8.29	10.39	9.02	10.95	6.99
浙江	8.06	9.09	10.30	7.76	14.90	6.84

表 1-12　2018 年各省、自治区、直辖市口腔住院 6 个重点病种的年平均住院费用比较　　单位:元

各省、自治区、 直辖市	腮腺良性肿瘤	口腔颌面部 间隙感染	上颌骨骨折	牙颌面畸形	舌癌	先天性唇裂
安徽	11 487.79	6 708.77	17 634.91	12 976.00	19 674.47	5 219.12
北京	11 369.15	15 219.48	17 877.85	46 093.09	30 618.85	10 207.71
重庆	15 031.65	5 061.91	19 827.55	12 643.74	17 809.42	7 625.63
福建	12 733.37	8 022.06	23 795.38	38 359.80	34 007.80	8 814.70
甘肃	12 624.79	7 448.79	36 558.63	24 933.96	15 334.52	6 552.70
广东	13 040.95	7 014.09	26 328.16	37 520.95	34 338.87	9 738.59
广西	9 477.95	6 915.21	16 633.96	20 981.00	26 443.99	8 414.44
贵州	9 167.77	5 998.28	13 379.36	27 634.87	13 990.40	6 476.22

续表

各省、自治区、直辖市	腮腺良性肿瘤	口腔颌面部间隙感染	上颌骨骨折	牙颌面畸形	舌癌	先天性唇裂
海南	14 479.42	7 460.34	23 988.20	14 661.74	31 769.89	6 396.48
河北	9 900.36	6 485.87	18 888.00	6 574.48	22 412.51	5 595.12
河南	9 109.48	7 016.64	19 511.13	25 649.90	23 862.62	4 700.03
黑龙江	10 525.16	9 959.19	31 467.26	29 478.45	25 996.60	2 906.29
湖北	13 211.98	6 980.79	24 278.49	26 763.39	36 521.55	10 087.37
湖南	13 268.23	4 941.21	20 314.96	24 734.59	62 901.06	7 375.73
吉林	8 128.55	6 199.18	20 420.04	39 362.83	21 607.36	4 562.28
江苏	12 931.92	8 735.69	23 658.31	30 708.35	32 179.06	8 247.82
江西	11 070.52	6 097.03	22 988.13	16 701.42	25 569.35	8 147.69
辽宁	11 271.50	7 604.78	18 706.72	27 298.26	25 531.98	6 843.91
内蒙古	11 134.49	7 704.87	35 677.04	36 807.00	23 645.96	7 626.88
宁夏	8 413.16	5 232.17	17 327.44	7 546.72	18 530.31	4 232.09
青海	10 656.58	8 312.33	34 143.53	32 635.27	11 400.00	5 617.81
山东	12 733.62	5 781.36	17 654.53	31 339.07	27 273.70	8 245.01
山西	11 137.87	8 985.45	18 326.72	14 132.49	26 216.42	6 431.50
陕西	9 757.66	6 197.01	18 545.49	36 589.24	21 634.81	11 186.99
上海	19 104.02	10 991.83	43 614.83	44 608.51	75 027.87	13 935.47
四川	11 622.14	7 775.71	25 709.10	49 741.15	33 729.99	10 156.00
天津	14 634.78	7 409.48	33 886.15	30 741.50	25 208.56	7 877.69
西藏	12 050.00	6 291.53	13 780.00	—	16 000.00	8 615.38
新疆	14 967.83	7 556.53	27 781.82	29 604.77	30 912.25	4 295.09
新疆兵团	11 163.27	6 078.56	20 206.34	—	46 937.68	5 761.26
云南	8 308.37	6 180.44	14 760.91	9 910.08	12 050.30	7 763.62
浙江	10 700.56	10 498.99	20 657.25	19 598.75	29 781.19	7 574.30

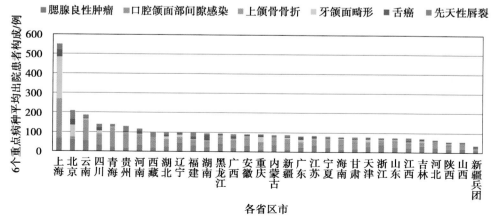

图 1-31　2018 年口腔住院 6 个重点病种平均出院患者例数构成情况省际比较

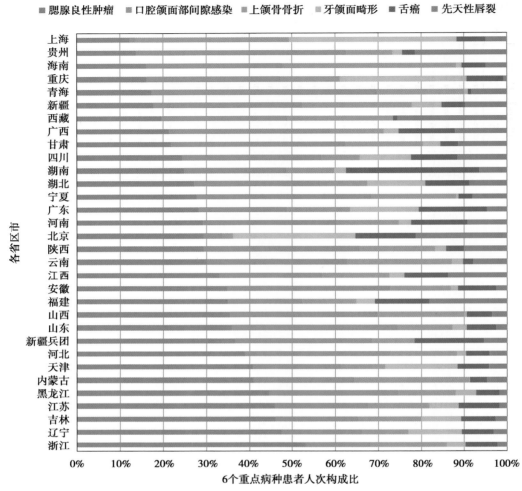

图 1-32 2018 年口腔住院 6 个重点病种患者人次构成比例省际比较

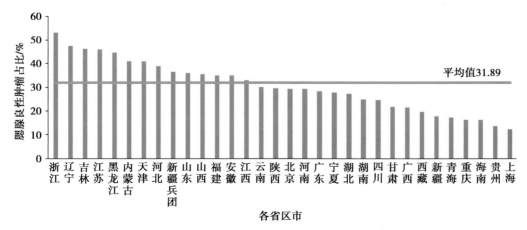

图 1-33 2018 年腮腺良性肿瘤人次占口腔住院 6 个重点病种患者人次比例省际比较

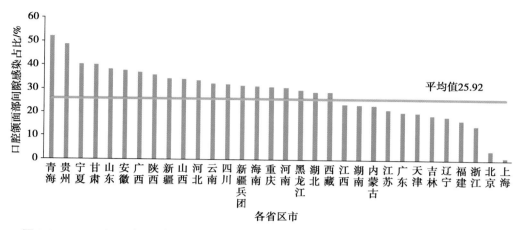

图 1-34　2018 年口腔颌面部间隙感染人次占口腔住院 6 个重点病种患者人次比例省际比较

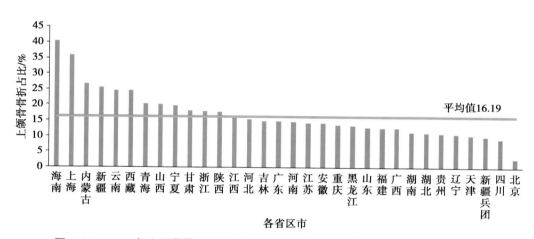

图 1-35　2018 年上颌骨骨折人次占口腔住院 6 个重点病种患者人次比例省际比较

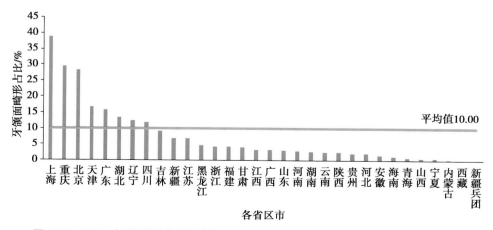

图 1-36　2018 年牙颌面畸形人次占口腔住院 6 个重点病种患者人次比例省际比较

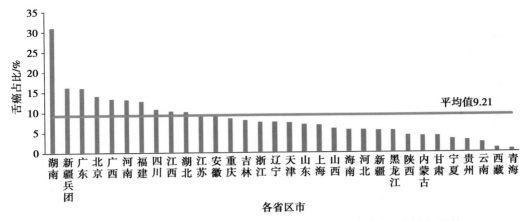

图 1-37 2018 年舌癌人次占口腔住院 6 个重点病种患者人次比例省际比较

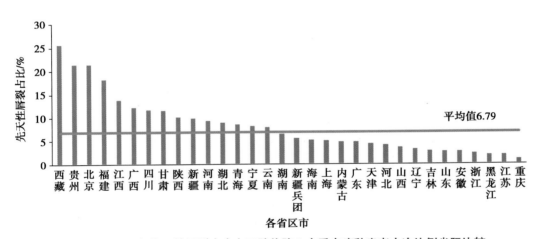

图 1-38 2018 年先天性唇裂人次占口腔住院 6 个重点病种患者人次比例省际比较

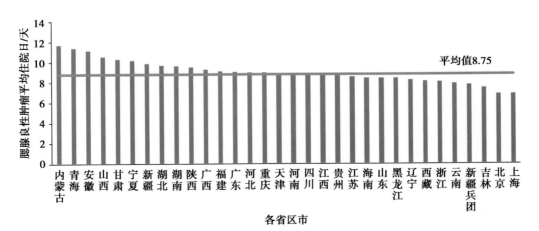

图 1-39 2018 年腮腺良性肿瘤平均住院日省际比较

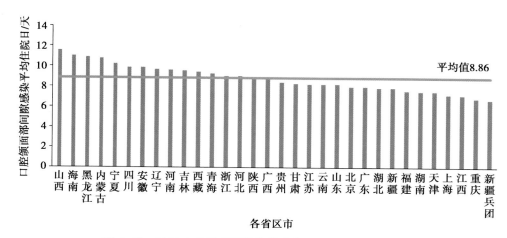

图 1-40　2018 年口腔颌面部间隙感染平均住院日省际比较

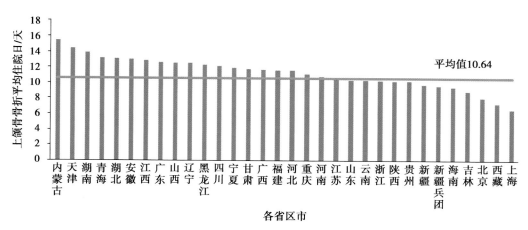

图 1-41　2018 年上颌骨骨折平均住院日省际比较

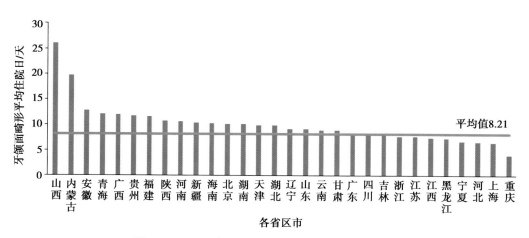

图 1-42　2018 年牙颌面畸形平均住院日省际比较

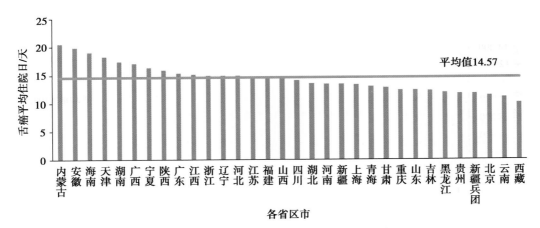

图 1-43 2018 年舌癌平均住院日省际比较

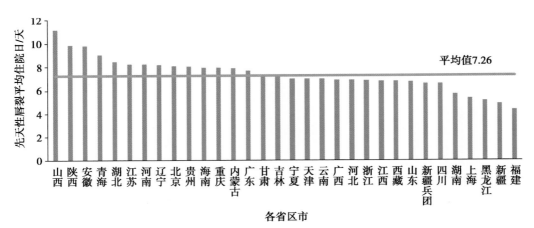

图 1-44 2018 年先天性唇裂平均住院日省际比较

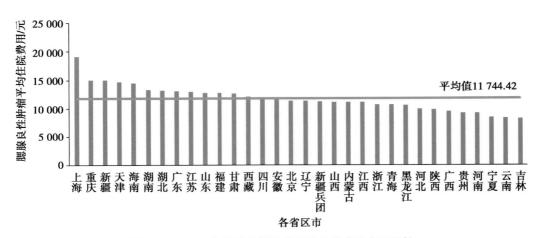

图 1-45 2018 年腮腺良性肿瘤平均住院费用省际比较

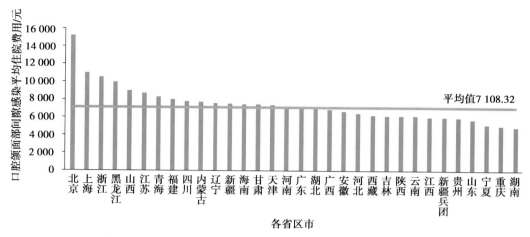

图 1-46　2018 年口腔颌面部间隙感染平均住院费用省际比较

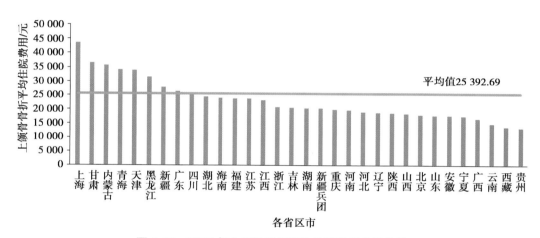

图 1-47　2018 年上颌骨骨折平均住院费用省际比较

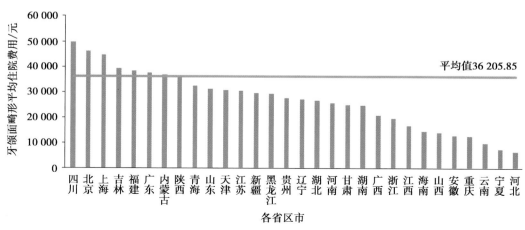

图 1-48　2018 年牙颌面畸形平均住院费用省际比较

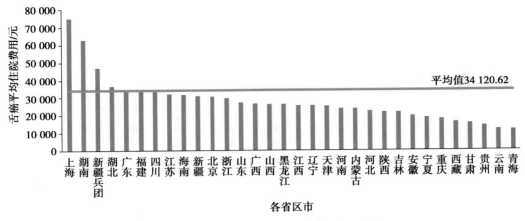

图 1-49　2018 年舌癌平均住院费用省际比较

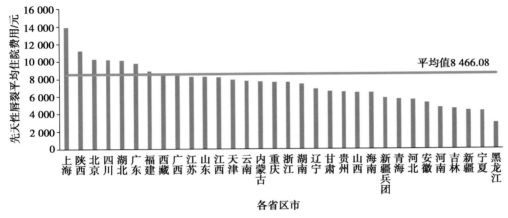

图 1-50　2018 年先天性唇裂平均住院费用省际比较

(五)重点手术及操作数据统计

在全国 31 个省、自治区、直辖市(香港特别行政区、澳门特别行政区、台湾省数据未统计)和新疆生产建设兵团的 883 家医疗机构中,2018 年住院共治疗 7 个重点手术及操作患者 51 808 例;按照平均手术例数排序,排名前 3 位的重点手术及操作依次为:腮腺肿物切除 + 面神经解剖术、口腔颌面部肿瘤切除整复术、唇裂修复术;游离腓骨复合组织瓣移植术平均住院日最长,唇裂修复术平均住院日最短;游离腓骨复合组织瓣移植术平均住院费用最高,唇裂修复术平均住院费用最低(表 1-13~ 表 1-15,图 1-51~ 图 1-73)。

表 1-13　2018 年口腔住院 3 项质控指标在不同医疗机构 7 个重点手术及操作中的年平均值比较

质控指标	医疗机构级别	腮腺肿物切除 + 面神经解剖术	口腔颌面部肿瘤切除整复术	唇裂修复术	舌癌扩大切除术 + 颈淋巴清扫术	牙颌面畸形矫正术:上颌 LeFort Ⅰ型截骨术 + 双侧下颌升支劈开截骨术	游离腓骨复合组织瓣移植术	放射性粒子组织间植入术
平均手术例数	三级	40.58	13.26	8.57	7.68	4.26	3.41	1.15
	二级	9.08	1.11	0.38	0.45	0.17	0.02	0.00
	平均值	31.16	9.63	6.12	5.52	3.04	2.39	0.81
平均住院日/天	三级	9.20	13.86	7.76	16.64	9.60	18.94	8.33
	二级	8.45	9.36	7.83	14.32	9.69	14.50	—
	平均值	9.14	13.71	7.76	16.59	9.60	18.94	8.33

续表

质控指标	医疗机构级别	腮腺肿物切除+面神经解剖术	口腔颌面部肿瘤切除整复术	唇裂修复术	舌癌扩大切除术+颈淋巴清扫术	牙颌面畸形矫正术:上颌 LeFort Ⅰ型截骨术+双侧下颌升支劈开截骨术	游离腓骨复合组织瓣移植术	放射性粒子组织间植入术
平均住院费用/元	三级	12 609.36	34 443.05	8 869.55	44 080.50	58 749.99	71 963.32	32 118.10
	二级	8 474.33	11 827.68	4 640.52	22 599.31	13 694.92	43 009.00	—
	平均值	12 248.06	33 668.79	8 790.68	43 589.96	58 528.97	71 932.69	32 118.10

表 1-14　2018 年各省、自治区、直辖市口腔住院 7 个重点手术及操作的年平均住院日比较　　单位:天

各省、自治区、直辖市	腮腺肿物切除+面神经解剖术	口腔颌面部肿瘤切除整复术	唇裂修复术	舌癌扩大切除术+颈淋巴清扫术	牙颌面畸形矫正术:上颌 LeFort Ⅰ型截骨术+双侧下颌升支劈开截骨术	游离腓骨复合组织瓣移植术	放射性粒子组织间植入术
安徽	10.28	18.72	8.03	20.93	12.88	24.23	8.00
北京	7.08	16.34	8.00	13.29	10.97	17.13	5.03
重庆	9.96	18.96	9.98	16.69	9.69	29.30	7.50
福建	9.53	13.67	5.77	14.86	11.87	19.83	7.58
甘肃	10.57	15.21	7.16	15.52	10.00	22.23	—
广东	9.62	17.12	8.62	19.85	10.36	21.93	9.86
广西	10.30	12.51	7.24	24.11	9.67	28.08	—
贵州	9.17	18.95	8.36	14.09	14.66	39.58	—
海南	7.61	22.11	7.30	23.79	—	36.50	—
河北	9.28	17.68	7.64	16.48	10.64	20.89	17.12
河南	9.40	12.71	7.53	13.54	11.90	21.23	9.18
黑龙江	7.32	8.69	4.76	9.82	9.17	19.82	—
湖北	9.79	14.29	8.92	16.39	10.08	23.45	12.67
湖南	10.72	13.85	6.08	18.38	12.96	17.33	11.50
吉林	10.03	25.81	8.07	16.57	10.25	15.00	4.00
江苏	8.79	18.78	8.59	16.82	8.55	18.89	11.50
江西	8.82	11.45	6.49	19.13	10.27	30.89	14.76
辽宁	9.02	15.12	8.32	16.06	11.70	18.02	10.29
内蒙古	10.93	19.54	7.89	23.43	18.50	21.54	13.35
宁夏	9.76	15.93	8.15	15.90	20.00	—	—
青海	12.76	19.00	9.25	13.00	—	24.00	—
山东	8.73	14.14	6.49	15.04	10.46	18.93	5.31
山西	10.87	20.19	12.77	15.50	22.89	14.06	—

续表

各省、自治区、直辖市	腮腺肿物切除＋面神经解剖术	口腔颌面部肿瘤切除整复术	唇裂修复术	舌癌扩大切除术＋颈淋巴清扫术	牙颌面畸形矫正术：上颌 LeFort Ⅰ 型截骨术＋双侧下颌升支劈开截骨术	游离腓骨复合组织瓣移植术	放射性粒子组织间植入术
陕西	9.98	15.43	9.93	19.75	13.00	—	6.00
上海	7.17	14.69	4.72	9.70	6.35	26.63	—
四川	9.61	12.70	7.36	16.26	9.36	15.30	9.46
天津	10.23	20.48	10.00	30.61	—	28.00	—
西藏	8.00	—	6.77	10.00	—	—	—
新疆	9.97	12.63	5.29	26.30	12.00	15.80	12.00
新疆兵团	9.94	14.00	6.60	11.83	—	42.00	—
云南	8.08	10.34	6.96	11.36	10.42	14.12	—
浙江	8.18	8.87	7.08	15.78	9.10	17.40	—

表 1-15　2018 年各省、自治区、直辖市口腔住院 7 个重点手术及操作的年平均住院费用比较　　单位:元

各省、自治区、直辖市	腮腺肿物切除＋面神经解剖术	口腔颌面部肿瘤切除整复术	唇裂修复术	舌癌扩大切除术＋颈淋巴清扫术	牙颌面畸形矫正术：上颌 LeFort Ⅰ 型截骨术＋双侧下颌升支劈开截骨术	游离腓骨复合组织瓣移植术	放射性粒子组织间植入术
安徽	10 829.05	34 465.89	5 618.18	24 936.58	34 777.62	39 599.72	3 000.00
北京	12 127.55	58 393.56	10 972.75	40 781.06	53 808.31	64 922.06	26 469.31
重庆	15 784.07	37 108.40	10 322.51	34 548.85	65 577.77	52 354.20	19 878.30
福建	13 066.00	38 002.79	8 209.12	35 857.16	44 571.67	80 646.09	27 551.05
甘肃	13 269.33	25 239.56	6 855.96	27 310.12	48 740.53	54 101.97	—
广东	13 807.81	45 977.59	10 189.46	54 627.49	57 028.47	83 320.94	51 754.96
广西	10 674.41	20 306.85	9 284.54	45 345.48	27 207.79	57 738.01	—
贵州	9 779.26	31 652.12	7 616.05	14 408.47	36 526.98	86 446.41	—
海南	12 681.44	42 030.30	6 959.30	44 128.73	—	64 032.28	—
河北	11 390.72	37 887.36	6 452.80	30 194.56	12 370.80	67 555.56	42 121.44
河南	10 355.17	24 951.90	5 004.36	33 638.85	45 845.12	67 518.51	33 526.38
黑龙江	10 652.77	27 600.00	3 009.62	25 464.21	75 876.27	136 600.00	—
湖北	14 616.41	37 990.33	10 673.03	47 617.16	50 658.81	93 546.51	39 062.99
湖南	19 234.71	26 127.01	8 363.57	78 564.41	54 056.57	67 419.82	35 667.55
吉林	10 362.50	62 046.66	6 321.00	35 607.31	54 216.14	70 000.00	20 000.00
江苏	13 067.00	49 381.67	11 024.40	39 493.89	43 928.45	54 204.15	34 846.83
江西	13 305.70	16 709.87	8 033.09	35 468.95	34 635.20	38 058.08	37 941.63

续表

各省、自治区、直辖市	腮腺肿物切除+面神经解剖术	口腔颌面部肿瘤切除整复术	唇裂修复术	舌癌扩大切除术+颈淋巴清扫术	牙颌面畸形矫正术:上颌 LeFort Ⅰ 型截骨术+双侧下颌升支劈开截骨术	游离腓骨复合组织瓣移植术	放射性粒子组织间植入术
辽宁	12 671.45	35 824.11	7 352.79	33 533.34	47 659.05	74 221.65	33 560.17
内蒙古	4 642.38	29 371.57	7 626.88	33 775.27	31 062.00	58 246.02	25 376.50
宁夏	8 307.52	19 401.99	4 943.60	16 946.41	9 936.41	—	—
青海	11 548.15	11 880.84	5 832.75	21 300.00	—	20 605.77	—
山东	12 991.24	40 752.13	7 404.76	37 365.49	54 873.25	73 467.70	28 648.29
山西	11 403.21	28 702.80	5 854.09	43 353.52	75 685.54	35 197.50	
陕西	10 334.73	26 396.34	11 192.15	31 928.89	59 533.26	—	11 802.26
上海	12 939.78	66 919.31	14 884.64	47 448.42	77 893.42	148 721.83	—
四川	11 693.92	30 132.71	12 158.91	48 127.30	73 111.97	80 588.63	23 748.23
天津	18 583.90	45 952.13	12 457.05	46 129.64	—	59 629.22	
西藏	12 000.00	—	8 615.38	16 000.00		—	
新疆	12 598.74	18 190.53	5 407.23	93 298.20	67 422.40	49 626.76	53 763.83
新疆兵团	14 042.23	48 473.67	5 761.26	47 550.00	—	72 936.10	
云南	8 416.07	12 666.91	8 384.62	12 898.12	24 079.00	16 072.49	—
浙江	11 271.56	17 376.15	7 956.71	33 466.31	28 758.41	60 148.14	—

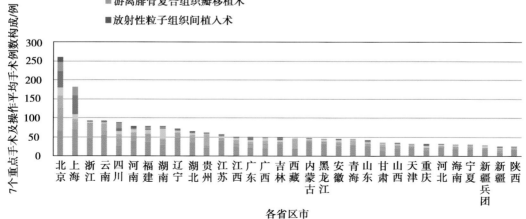

图 1-51 口腔住院 7 个重点手术及操作平均手术例数构成情况省际比较

■ 腮腺肿物切除+面神经解剖术
■ 口腔颌面部肿瘤切除整复术
■ 唇裂修复术
▨ 舌癌扩大切除术+颈淋巴清扫术
■ 牙颌面畸形矫正术：上颌LeFortⅠ型截骨术+双侧下颌升支劈开截骨术
■ 游离腓骨复合组织瓣移植术
■ 放射性粒子组织间植入术

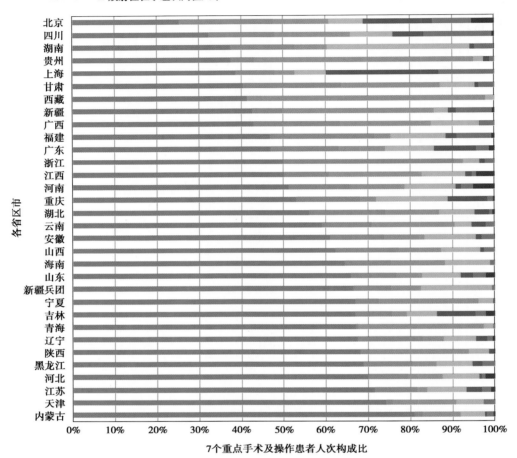

图1-52 口腔住院7个重点手术及操作患者人次构成比例省际比较

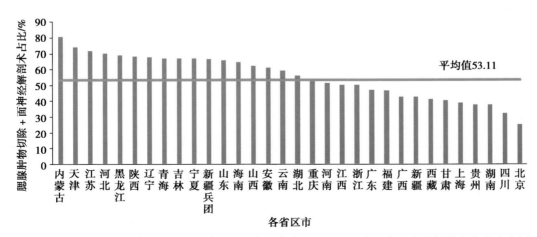

图1-53 2018年腮腺肿物切除＋面神经解剖术人次占口腔住院7个重点手术及操作患者人次比例省际比较

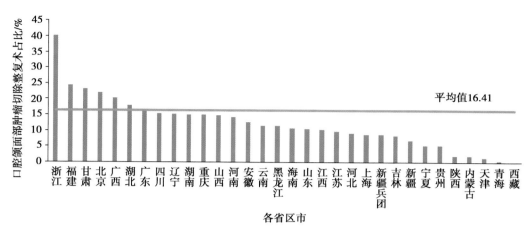

图 1-54 2018 年口腔颌面部肿瘤切除整复术人次占口腔住院 7 个重点手术及操作患者人次比例省际比较

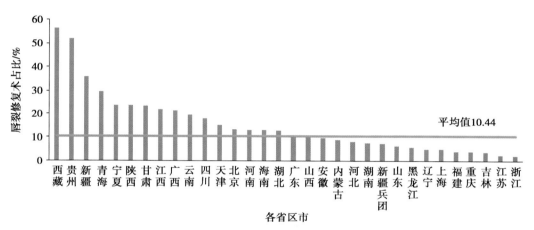

图 1-55 2018 年唇裂修复术人次占口腔住院 7 个重点手术及操作患者人次比例省际比较

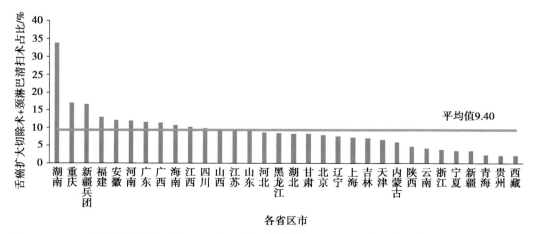

图 1-56 2018 年舌癌扩大切除术 + 颈淋巴清扫术人次占口腔住院 7 个重点手术及操作患者人次比例省际比较

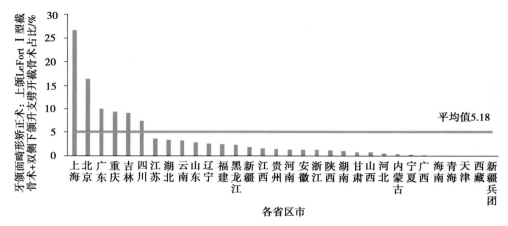

图 1-57 2018 年牙颌面畸形矫正术：上颌 Le Fort Ⅰ型截骨术＋双侧下颌升支劈开截骨术人次占口腔住院 7 个重点手术及操作患者人次比例省际比较

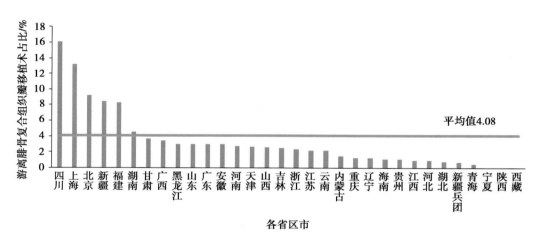

图 1-58 2018 年游离腓骨复合组织瓣移植术人次占口腔住院 7 个重点手术及操作患者人次比例省际比较

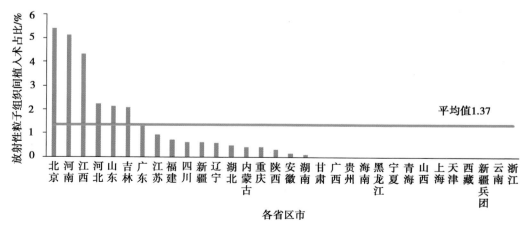

图 1-59 2018 年放射性粒子组织间植入术人次占口腔住院 7 个重点手术及操作患者人次比例省际比较

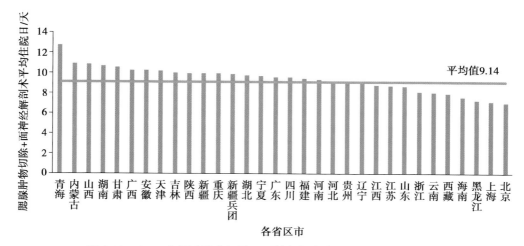

图 1-60　2018 年腮腺肿物切除 + 面神经解剖术平均住院日省际比较

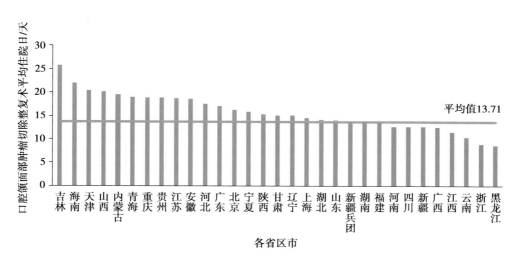

图 1-61　2018 年口腔颌面部肿瘤切除整复术平均住院日省际比较

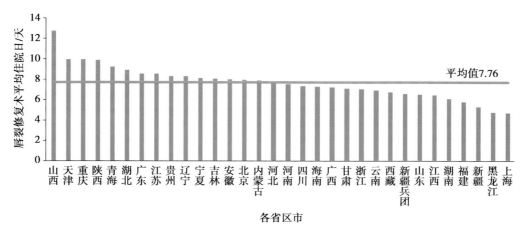

图 1-62　2018 年唇裂修复术平均住院日省际比较

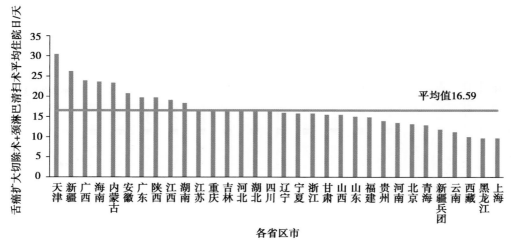

图 1-63　2018 年舌癌扩大切除术 + 颈淋巴清扫术平均住院日省际比较

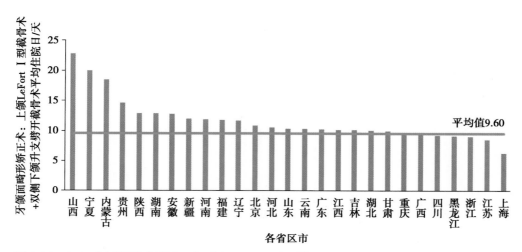

图 1-64　2018 年牙颌面畸形矫正术：上颌 Le Fort Ⅰ型截骨术 + 双侧下颌升支劈开截骨术平均
住院日省际比较

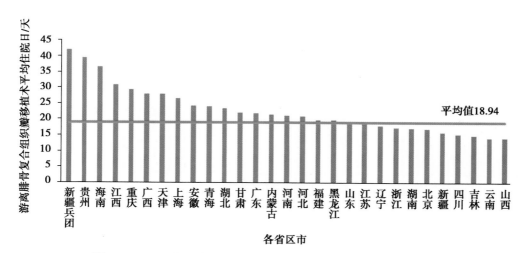

图 1-65　2018 年游离腓骨复合组织瓣移植术平均住院日省际比较

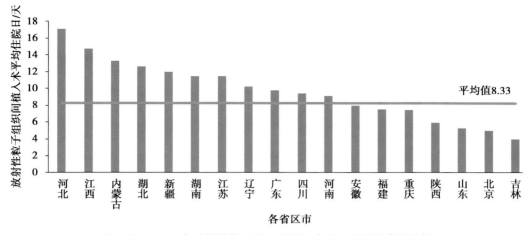

图 1-66　2018 年放射性粒子组织间植入术平均住院日省际比较

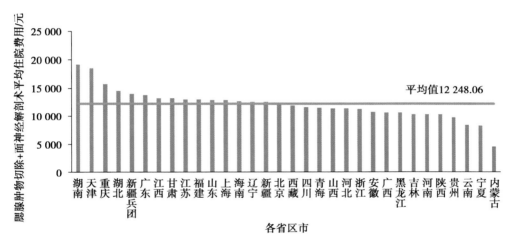

图 1-67　2018 年腮腺肿物切除 + 面神经解剖术平均住院费用省际比较

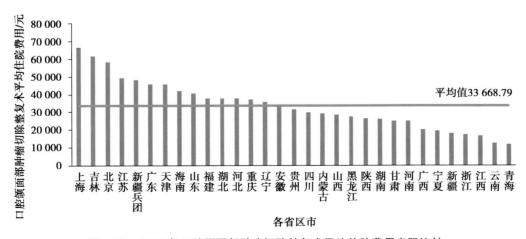

图 1-68　2018 年口腔颌面部肿瘤切除整复术平均住院费用省际比较

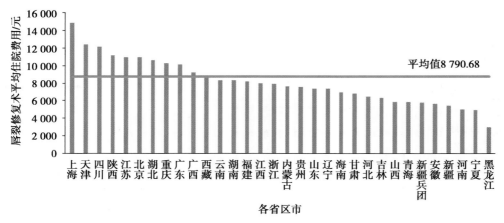

图 1-69　2018 年唇裂修复术平均住院费用省际比较

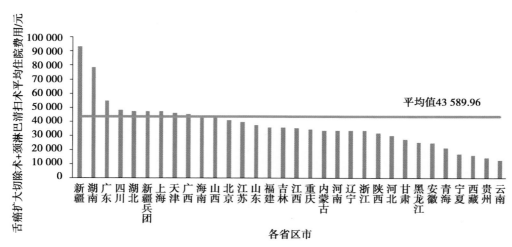

图 1-70　2018 年舌癌扩大切除术 + 颈淋巴清扫术平均住院费用省际比较

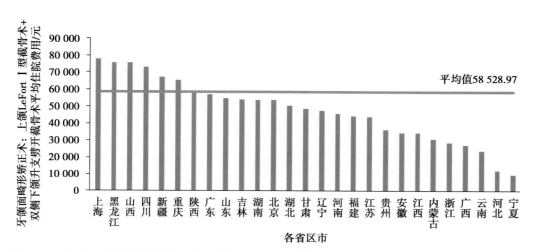

图 1-71　2018 年牙颌面畸形矫正术：上颌 Le Fort Ⅰ型截骨术 + 双侧下颌升支劈开截骨术平均住院费用省际比较

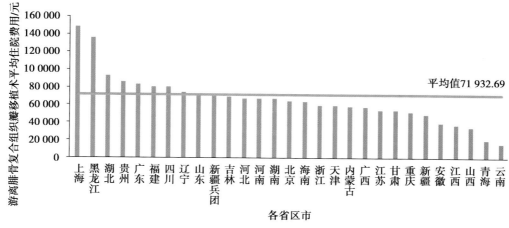

图 1-72　2018 年游离腓骨复合组织瓣移植术平均住院费用省际比较

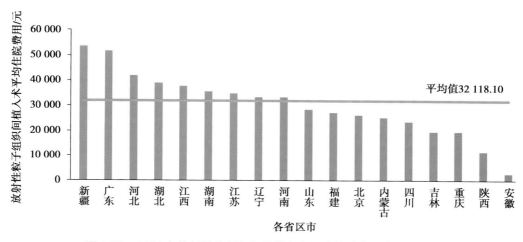

图 1-73　2018 年放射性粒子组织间植入术平均住院费用省际比较

（六）口腔住院部分单病种相关指标

在全国 31 个省、自治区、直辖市（香港特别行政区、澳门特别行政区、台湾省数据未统计）和新疆生产建设兵团的 883 家医疗机构中，口腔住院 5 大类 12 项单病种相关指标如表 1-16 所示。

1. **腮腺浅叶良性肿瘤相关指标**　腮腺浅叶良性肿瘤术前术后诊断符合率为 94.28%，腮腺浅叶良性肿瘤术后面神经麻痹发生率为 8.18%，腮腺浅叶良性肿瘤术后涎瘘发生率为 3.53%。

2. **口腔鳞状细胞癌相关指标**　T3/T4 期初发口腔鳞状细胞癌病例构成比例率为 37.33%，游离/带蒂组织瓣技术在初发口腔鳞状细胞癌手术治疗中的应用率为 48.85%，游离/带蒂组织瓣移植成功率为 94.98%。

3. **下颌骨骨折相关指标**　下颌骨骨折（不含髁突骨折）术后伤口感染发生率为 2.40%，下颌骨骨折（不含髁突骨折）术后咬合紊乱发生率为 2.82%。

4. **先天性唇腭裂相关指标**　先天性唇裂术后伤口延期愈合发生率为 2.15%，先天性腭裂术后伤口裂开及穿孔发生率为 1.63%。

5. **骨性Ⅲ类错𬌗畸形相关指标**　骨性Ⅲ类错𬌗畸形术后伤口感染发生率为 0.35%，骨性Ⅲ类错𬌗畸形术后咬合关系与术前设计符合率为 90.97%。

表 1-16 2018 年口腔住院部分单病种相关指标在不同医疗机构中的平均值比较

单病种	质控指标	三级公立	三级民营	二级公立	二级民营	平均值
腮腺浅叶良性肿瘤	腮腺浅叶良性肿瘤术前术后诊断符合率 /%	94.38	89.07	93.95	92.78	94.28
	腮腺浅叶良性肿瘤术后面神经麻痹发生率 /%	7.40	15.23	15.60	29.55	8.18
	腮腺浅叶良性肿瘤术后涎瘘发生率 /%	3.44	8.61	4.23	1.14	3.53
口腔鳞状细胞癌	T3/T4 期初发口腔鳞状细胞癌病例构成比例率 /%	37.44	20.00	35.75	16.67	37.33
	游离 / 带蒂组织瓣技术在初发口腔鳞状细胞癌手术治疗中的应用率 /%	49.11	47.50	36.21	16.67	48.85
	游离 / 带蒂组织瓣移植成功率 /%	94.96	—	96.77	—	94.98
下颌骨骨折(不含髁突骨折)	下颌骨骨折(不含髁突骨折)术后伤口感染发生率 /%	2.43	0.66	2.24	2.94	2.40
	下颌骨骨折(不含髁突骨折)术后咬合紊乱发生率 /%	2.41	0.00	8.12	0.00	2.82
先天性唇腭裂	先天性唇裂术后伤口延期愈合发生率 /%	2.12	0.00	4.20	0.00	2.15
	先天性腭裂术后伤口裂开及穿孔发生率 /%	1.64	0.00	1.30	0.00	1.63
骨性 III 类错𬌗畸形	骨性 III 类错𬌗畸形术后伤口感染发生率 /%	0.29	—	2.21	0.00	0.35
	骨性 III 类错𬌗畸形术后咬合关系与术前设计符合率 /%	90.76	—	96.46	100.00	90.97

(七)口腔住院临床路径数据统计

在全国 31 个省、自治区、直辖市(香港特别行政区、澳门特别行政区、台湾省数据未统计)和新疆生产建设兵团的 881 家医疗机构 415 373 例出院患者中,2018 年口腔住院临床路径入径率 23.56%,完成路径比率 91.66%,完成路径出院比率 21.60%(表 1-17)。

表 1-17 2018 年口腔住院临床路径在不同医疗机构中的实施情况比较

质控指标	三级公立	三级民营	二级公立	二级民营	平均值
临床路径入径率 /%	24.37	16.55	19.21	5.63	23.56
完成路径比率 /%	91.42	96.48	93.43	100.00	91.66
完成路径出院比率 /%	22.28	15.97	17.94	5.63	21.60

五、口腔医疗机构运行管理类数据统计

(一)资源配置数据统计

1. **医疗机构开放床位数统计** 在全国 31 个省、自治区、直辖市(香港特别行政区、澳门特别行政区、台湾省数据未统计)和新疆生产建设兵团的 883 家医疗机构中,2018 年口腔住院实际开放床位(包括加床)平均 17.90 张。其中三级公立为 21.62 张,三级民营为 11.80 张,二级公立为 9.80 张,二级民营为 13.93 张。

2. **医疗机构实际开放牙椅数统计** 在全国 31 个省、自治区、直辖市(香港特别行政区、澳门特别行政区、台湾省数据未统计)和新疆生产建设兵团的 2 472 家医疗机构中,2018 年口腔门急诊实际开放牙椅数平均 16.83 台。其中三级公立为 25.52 台,三级民营为 23.13 台,二级公立为 8.98 台,二级民营为 19.07 台。

3. **人力配置数据统计** 在全国 31 个省、自治区、直辖市(香港特别行政区、澳门特别行政区、台湾省数据未统计)和新疆生产建设兵团的 2 420 家医疗机构中,卫生技术人员占全院员工总数的 83.02%(表 1-18)。

表 1-18　2018 年人力配置指标在不同医疗机构中的平均值比较

质控指标	三级公立	三级民营	二级公立	二级民营	平均值
全院员工数平均值 / 人	54.03	44.77	18.03	36.22	34.82
卫生技术人员数平均值 / 人	47.13	39.25	13.42	27.94	28.91
卫生技术人员占全院员工比例 /%	87.24	87.68	74.43	77.14	83.02

4. 优质护理单元数据统计　在全国 31 个省、自治区、直辖市(香港特别行政区、澳门特别行政区、台湾省数据未统计)和新疆生产建设兵团的 1 241 家医疗机构中,2018 年全院护理单元总数 3 377 个,全院优质护理单元总数 2 483 个,占全院护理单元总数的 73.53%。

(二) 工作负荷数据统计

1. 门急诊人次数据统计　在全国 31 个省、自治区、直辖市(香港特别行政区、澳门特别行政区、台湾省数据未统计)和新疆生产建设兵团的 2 472 家医疗机构中,2018 年门急诊患者共 76 422 522 人次,平均 30 915.26 人次,其中年急诊人次占门急诊人次 3.61%。年门诊手术例数占门诊人次 7.81%(表 1-19)。

表 1-19　2018 年门急诊工作负荷指标在不同医疗机构中的年平均值比较

质控指标	三级公立	三级民营	二级公立	二级民营	平均值
年门诊人次平均值	49 931.60	27 870.49	16 280.00	16 685.63	29 797.97
年急诊人次平均值	1 948.44	522.75	599.89	507.40	1 117.29
年门急诊人次平均值	51 880.04	28 393.25	16 879.89	17 193.03	30 915.26
年急诊人次占门急诊人次比例 /%	3.76	1.84	3.55	2.95	3.61
年门诊手术例数平均值	3 891.28	2 161.38	1 223.38	1 559.20	2 326.14
年门诊手术例数占门诊人次比例 /%	7.79	7.76	7.51	9.34	7.81

2. 入院人次数据统计　在全国 31 个省、自治区、直辖市(香港特别行政区、澳门特别行政区、台湾省数据未统计)和新疆生产建设兵团的 883 家医疗机构中,2018 年入院患者总数 458 778 人次,平均 519.57 人次,占门急诊总人次 0.94%(表 1-20)。

表 1-20　2018 年入院工作负荷指标在不同医疗机构中的年平均值比较

质控指标	三级公立	三级民营	二级公立	二级民营	平均值
年入院人次平均值	673.58	255.32	197.66	202.95	519.57
门急诊住院率 /%	0.97	0.64	0.79	1.24	0.94

(三) 工作效率数据统计

在全国 31 个省、自治区、直辖市(香港特别行政区、澳门特别行政区、台湾省数据未统计)和新疆生产建设兵团的 2 387 家医疗机构中,门急诊每椅位日均接诊 5.26 人次。在全国 31 个省、自治区、直辖市(香港特别行政区、澳门特别行政区、台湾省数据未统计)和新疆生产建设兵团的 808 家医疗机构中,出院患者平均住院日 7.68 天,床位使用率 61.91%,床位周转次数 29.42 次,平均每张床位工作日 225.99 天(表 1-21,图 1-74~ 图 1-75)。

表 1-21 2018 年工作效率指标在不同医疗机构中的年平均值比较

质控指标	三级公立	三级民营	二级公立	二级民营	平均值
门急诊每椅位日均接诊人次	5.96	3.46	5.08	2.63	5.26
出院患者平均住院日 / 天	7.81	8.16	6.51	6.75	7.68
床位使用率 /%	65.74	56.83	41.77	23.68	61.91
床位周转次数	30.72	25.41	23.42	12.80	29.42
平均每张床位工作日 / 天	239.95	207.43	152.45	86.42	225.99

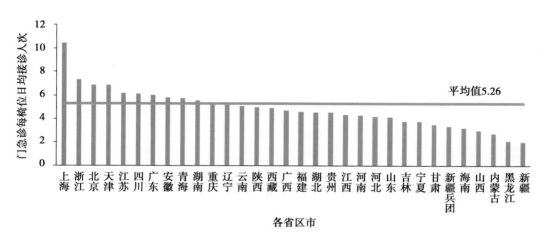

图 1-74 2018 年抽样医疗机构门急诊每椅位日均接诊人次省际比较

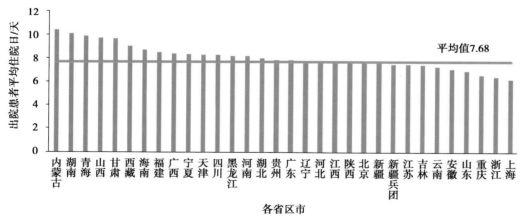

图 1-75 2018 年抽样医疗机构出院患者平均住院日省际比较

（四）患者负担数据统计

在全国 31 个省、自治区、直辖市（香港特别行政区、澳门特别行政区、台湾省数据未统计）和新疆生产建设兵团的 2 322 家医疗机构中，每门急诊人次费用 388.75 元，其中药费 20.82 元，药占比 5.35%。在全国 31 个省、自治区、直辖市（香港特别行政区、澳门特别行政区、台湾省数据未统计）和新疆生产建设兵团的 847 家医疗机构中，每住院人次费用 11 053.92 元，其中药费 1 835.51 元，药占比 16.61%（表 1-22，图 1-76~图 1-77）。

表 1-22 2018 年患者负担指标在不同医疗机构中的平均值比较

质控指标	三级公立	三级民营	二级公立	二级民营	平均值
每门急诊人次费用 / 元	430.02	361.21	255.85	532.58	388.75
其中的药费 / 元	18.62	20.79	27.98	13.15	20.82
门急诊药占比 /%	4.33	5.76	10.94	2.47	5.35
每住院人次费用 / 元	11 853.59	9 429.22	5 031.08	4 253.56	11 053.92
其中的药费 / 元	1 969.89	1 401.94	846.30	699.24	1 835.51
住院药占比 /%	16.62	14.87	16.82	16.44	16.61

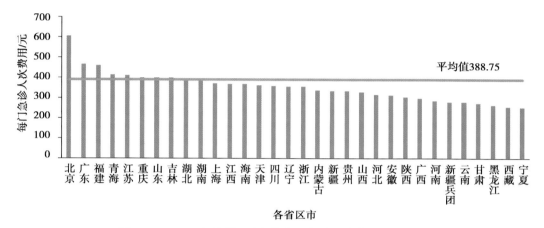

图 1-76 2018 年抽样医疗机构每门急诊人次费用省际比较

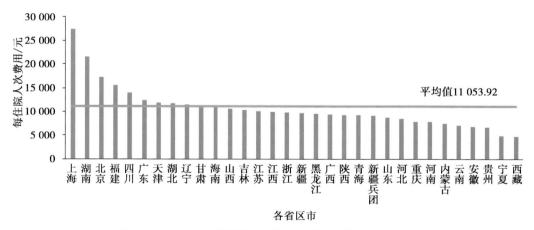

图 1-77 2018 年抽样医疗机构每住院人次费用省际比较

六、2017—2018 年同样本医疗机构口腔质控数据比较

为了增强 2017 年和 2018 年数据的可比性,对 2 年数据进行筛选,保留同一医疗机构数据,由于 2017 年部分综合医疗机构的数据无法分清是否仅来源于口腔专业,在管理类指标分析时筛选国家级口腔医疗质控哨点医院和口腔专科医疗机构进行分析。最终 1 308 家医疗机构纳入 2017—2018 年口腔门诊重点病种、重点技术指标的比较分析,228 家医疗机构纳入 2017—2018 年口腔门诊管理类指标的比较分析,

471 家医疗机构纳入 2017—2018 年口腔住院重点病种、重点手术及操作指标的比较分析,126 家医疗机构纳入 2017—2018 年口腔住院管理类指标的比较分析。

（一）口腔门诊治疗相关指标比较

1. **门诊重点病种相关指标比较**　与 2017 年相比,2018 年 1 308 家医疗机构口腔门诊 10 个重点病种中,慢性牙周炎、下颌阻生第三磨牙、慢性根尖周炎 3 个重点病种平均就诊人次明显上升(图 1-78);各重点病种就诊人次占比没有明显变化(图 1-79)。

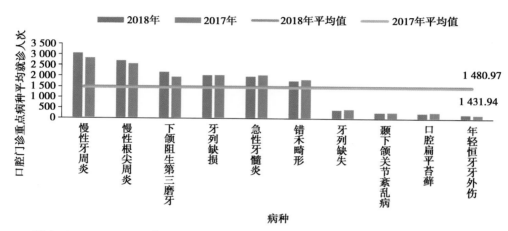

图 1-78　2017—2018 年 1 308 家医疗机构口腔门诊 10 个重点病种平均就诊人次比较

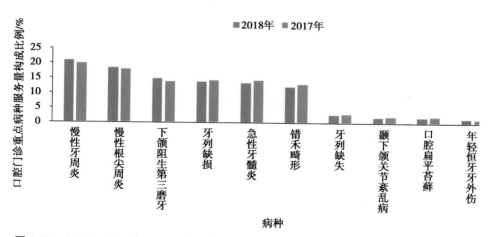

图 1-79　2017—2018 年 1 308 家医疗机构口腔门诊 10 个重点病种服务量构成比例比较

2. **门诊重点技术相关指标比较**　与 2017 年相比,2018 年 1 308 家医疗机构口腔门诊 9 个重点技术中,除烤瓷冠修复技术、可摘局部义齿修复技术外,其余 7 个重点技术平均就诊人次均有上升(图 1-80);各重点技术就诊人次占比没有明显变化(图 1-81)。

3. **门诊患者安全类指标比较**　与 2017 年相比,2018 年 228 家医疗机构年门诊人次平均值由 131 863.75 人次上升至 135 398.04 人次,口腔门诊 7 类常见并发症平均发生人次由 96.00 人次下降至 67.19 人次(表 1-23),7 类常见并发症发生率由 0.73‰下降至 0.50‰。

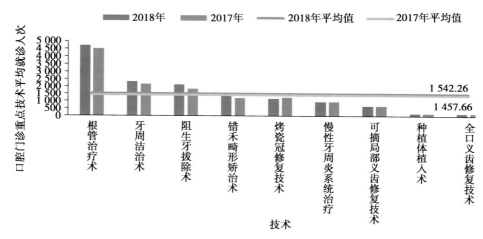

图 1-80　2017—2018 年 1 308 家医疗机构口腔门诊 9 个重点技术平均就诊人次比较

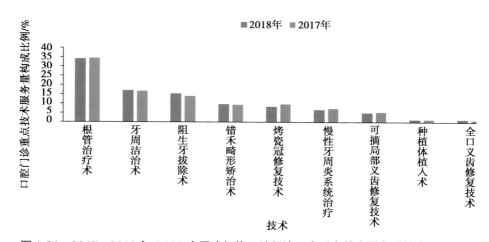

图 1-81　2017—2018 年 1 308 家医疗机构口腔门诊 9 个重点技术服务量构成比例比较

表 1-23　228 家医疗机构口腔门诊常见并发症在不同年份中的年平均发生人次比较

分类	质控指标	2018 年	2017 年	增量	变化趋势
门诊患者安全类指标	口腔软组织损伤	23.07	45.29	−22.22	↓
	门诊手术并发症	21.84	21.20	0.64	↑
	根管内器械分离（根管治疗断针）	12.97	20.32	−7.34	↓
	种植体脱落	8.66	8.57	0.10	↑
	误吞或误吸异物	0.27	0.27	0.00	—
	治疗牙位错误	0.22	0.19	0.03	↑
	拔牙错误	0.16	0.18	−0.02	↓
	合计	67.19	96.00	−28.81	↓

（二）口腔住院诊疗数据比较

1. **住院死亡类、重返类指标比较**　与 2017 年相比，2018 年 126 家医疗机构口腔住院患者住院死亡率、住院患者出院后 31 天内非预期再住院率、术后 31 天内非计划重返手术室再次手术率下降，非医嘱离院率上升（表 1-24）。

表 1-24　126 家医疗机构住院死亡类、重返类指标在不同年份中的年平均值（年发生率）比较

分类	质控指标	2018 年	2017 年	增量	增长比例 /%	变化趋势
住院死亡类指标	年出院患者人数平均值 / 人次	1 243.14	1 242.25	0.90	0.07	↑
	住院死亡率 /‰	0.17	0.19	−0.02	—	↓
	非医嘱离院率 /%	2.18	1.96	0.22	—	↑
	出院手术患者人数平均值	1 079.62	1 036.16	43.46	4.19	↑
	手术患者住院死亡率 /‰	0.12	0.15	−0.03	—	↓
	手术患者非医嘱离院率 /%	1.36	1.17	0.20	—	↑
	住院择期手术患者死亡率 /‰	0.07	0.09	−0.01	—	↓
重返类指标	住院患者出院后 31 天内非预期再住院率 /‰	3.65	6.63	−2.99	—	↓
	住院患者出院当天非预期再住院率 /‰	0.09	0.04	0.05	—	↑
	住院患者出院 2~15 天内非预期再住院率 /‰	1.67	4.38	−2.72	—	↓
	住院患者出院 16~31 天内非预期再住院率 /‰	1.89	2.21	−0.32	—	↓
	术后 31 天内非计划重返手术室再次手术率 /‰	3.37	5.98	−2.62	—	↓
	术后 48 小时以内非计划重返手术室再次手术率 /‰	1.83	1.63	0.20	—	↑
	术后 3~31 天以内非计划重返手术室再次手术率 /‰	1.54	4.35	−2.81	—	↓

2. **住院患者安全类指标比较**　与 2017 年相比，2018 年 126 家医疗机构出院手术患者人数平均值由 1 036.16 人次上升至 1 079.62 人次，口腔住院手术患者 8 类常见并发症平均发生人次由 12.29 人次下降至 12.10 人次，手术患者 8 类常见并发症发生率由 1.19% 下降至 1.12%；口腔住院手术患者围手术期 9 类常见并发症平均发生人次由 9.37 人次下降至 7.77 人次，手术患者围手术期 9 类常见并发症发生率由 0.90% 下降至 0.72%（表 1-25）。

表 1-25　126 家医疗机构口腔住院患者围手术期常见并发症在不同年份中的年平均发生人次比较

分类		质控指标	2018 年	2017 年	增量	变化趋势
患者安全类指标	手术患者 8 类常见并发症	手术并发症	8.51	8.17	0.33	↑
		各系统术后并发症例数（唾液腺瘘、下牙槽神经损伤、面神经损伤）	1.52	1.63	−0.10	↓
		植入物的并发症（不包括脓毒血症）	0.72	0.64	0.08	↑
		输注、输血反应	0.38	0.91	−0.53	↓
		麻醉并发症	0.37	0.44	−0.07	↓
		住院患者发生压疮	0.29	0.25	0.05	↑
		移植的并发症（骨移植失败、皮肤移植失败）	0.27	0.22	0.05	↑
		手术患者猝死（手术后 24 小时内死亡）	0.02	0.02	0.01	↑
		合计	12.10	12.29	−0.19	↓

续表

分类	质控指标	2018 年	2017 年	增量	变化趋势
手术患者 围手术期 9 类常见 并发症	与手术 / 操作相关感染	2.87	2.53	0.34	↑
	手术后出血或血肿	2.89	2.14	0.75	↑
	手术后呼吸道并发症	0.76	1.82	−1.06	↓
	手术后生理 / 代谢紊乱	0.37	1.46	−1.10	↓
	手术伤口裂开	0.57	0.92	−0.35	↓
	手术后深静脉血栓	0.15	0.15	0.00	—
	手术后败血症	0.06	0.21	−0.16	↓
	手术后肺栓塞	0.10	0.07	0.02	↑
	手术过程中异物遗留	0.01	0.06	−0.05	↓
	合计	7.77	9.37	−1.60	↓

3. **住院重点病种相关指标比较** 与 2017 年相比,2018 年 471 家医疗机构口腔住院 6 个重点病种中,除先天性唇裂外,其余 5 个重点病种平均出院患者例数均有上升(图 1-82,图 1-83);先天性唇裂患者例数占比下降;除先天性唇裂外,其余 5 个重点病种平均住院日均有下降(图 1-84);上颌骨骨折、牙颌面畸形、先天性唇裂平均住院费用上升(图 1-85)。

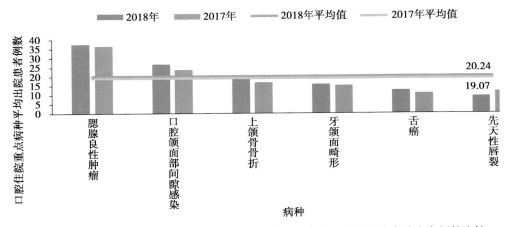

图 1-82 2017—2018 年 471 家医疗机构口腔住院 6 个重点病种平均出院患者例数比较

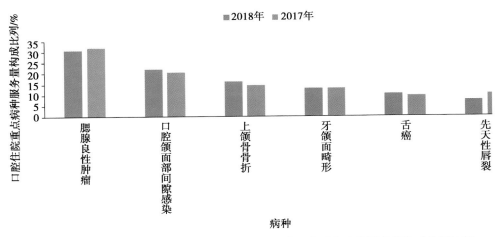

图 1-83 2017—2018 年 471 家医疗机构口腔住院 6 个重点病种服务量构成比例比较

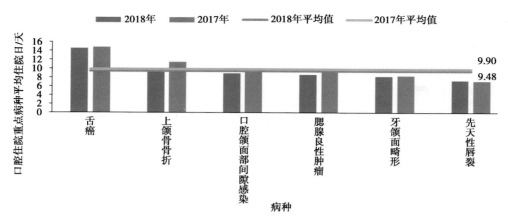

图 1-84　2017—2018 年 471 家医疗机构口腔住院 6 个重点病种平均住院日比较

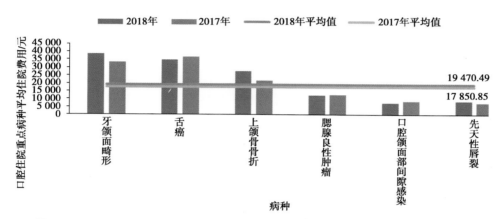

图 1-85　2017—2018 年 471 家医疗机构口腔住院 6 个重点病种平均住院费用比较

4. **住院重点手术及操作相关指标比较**　与 2017 年相比,2018 年 471 家医疗机构口腔住院 7 个重点手术及操作中,舌癌扩大切除术 + 颈淋巴清扫术、牙颌面畸形矫正术:上颌 LeFort Ⅰ型截骨术 + 双侧下颌升支劈开截骨术平均手术例数略有上升,其余 5 个重点手术及操作平均手术例数下降(图 1-86,图 1-87);口腔颌面部肿瘤切除整复术占比明显下降;游离腓骨复合组织瓣移植术、口腔颌面部肿瘤切除整复术平均住院日上升,其余 5 个重点手术及操作平均住院日下降(图 1-88);游离腓骨复合组织瓣移植术、口腔颌面部肿瘤切除整复术、牙颌面畸形矫正术:上颌 LeFort Ⅰ型截骨术 + 双侧下颌升支劈开截骨术、唇裂修复术平均住院费用上升(图 1-89)。

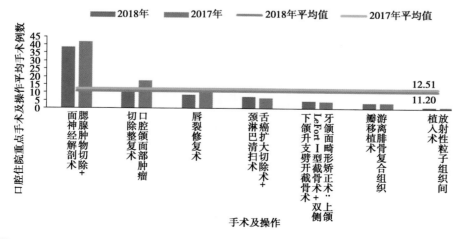

图 1-86　2017—2018 年 471 家医疗机构口腔住院 7 个重点手术及操作平均手术例数比较

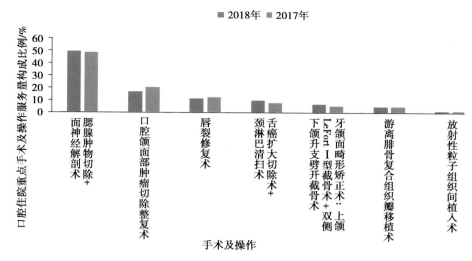

图 1-87　2017—2018 年 471 家医疗机构口腔 7 个住院重点手术及操作服务量构成比例比较

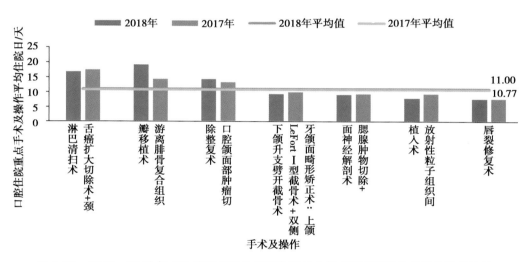

图 1-88　2017—2018 年 471 家医疗机构口腔住院 7 个重点手术及操作平均住院日比较

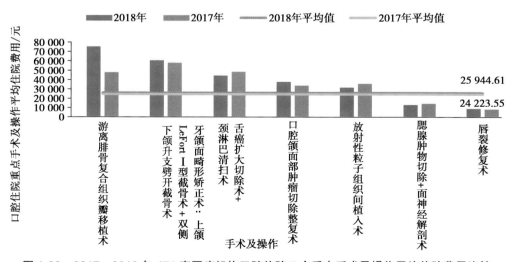

图 1-89　2017—2018 年 471 家医疗机构口腔住院 7 个重点手术及操作平均住院费用比较

（三）医院运行管理类指标比较

与 2017 年相比，2018 年口腔门诊 228 家医疗机构中，实际开放牙椅（口腔综合治疗台）数、卫生技术人员占全院员工比例上升，年门急诊人次、年门诊手术例数上升，每门急诊人次费用、每门急诊人次药费、门急诊药占比上升，全院开展优质护理单元比例下降；口腔住院 126 家医疗机构中，实际开放床位（包括加床数据）下降，年入院人次上升，每住院人次费用上升，每住院人次药费、住院药占比下降（表 1-26）。

表 1-26　门诊 228 家（含住院 126 家）医疗机构运行管理类指标在不同年份中的平均值比较

分类	质控指标	2018 年	2017 年	增量	增长比例 /%	变化趋势
资源配置	实际开放床位（包括加床数据）平均值 / 床	37.22	39.01	−1.79	−4.58	↓
	实际开放牙椅（口腔综合治疗台）数平均值 / 台	69.66	67.06	2.60	3.87	↑
	全院员工总数平均值 / 人	173.64	189.07	−15.43	−8.16	↓
	卫生技术人员数平均值 / 人	142.06	147.25	−5.19	−3.52	↓
	卫生技术人员占全院员工比例 /%	81.81	77.88	3.93	—	↑
	全院护理单元设置个数平均值	4.84	4.46	0.37	8.35	↑
	全院开展优质护理单元个数平均值	3.63	3.54	0.08	2.35	↑
	全院开展优质护理单元比例 /%	74.98	79.37	−4.39	—	↓
工作负荷	年门诊人次平均值	135 398.04	131 863.75	3 534.29	2.68	↑
	年急诊人次平均值	3 565.90	2 924.06	641.85	21.95	↑
	年门急诊人次平均值	138 963.94	134 787.80	4 176.14	3.10	↑
	年急诊人次占门急诊人次比例 /%	2.57	2.17	0.40	—	↑
	年门诊手术例数平均值	9 651.96	6 604.62	3 047.34	46.14	↑
	年门诊手术例数占门诊人次比例 /%	7.13	5.01	2.12	—	↑
	年入院人次平均值	1 234.57	1 233.52	1.05	0.08	↑
患者负担	每门急诊人次费用 / 元	500.07	486.92	13.15	2.70	↑
	其中的药费 / 元	16.77	14.05	2.72	19.35	↑
	门急诊药占比 /%	3.35	2.89	0.47	—	↑
	每住院人次费用 / 元	15 171.85	14 364.13	807.73	5.62	↑
	其中的药费 / 元	2 360.56	2 956.12	−595.56	−20.15	↓
	住院药占比 /%	15.56	20.58	−5.02	—	↓

第二章

各省、自治区、直辖市医疗质控报告口腔专业部分

一、安　徽　省

（一）口腔门诊工作量统计

1. 2018 年重点病种工作量统计　在安徽省的 74 家医疗机构中,2018 年门诊共治疗 10 个重点病种患者 795 469 人次,按照平均就诊人次排序,排名前 5 位的病种依次为:慢性牙周炎、慢性根尖周炎、急性牙髓炎、下颌阻生第三磨牙、牙列缺损(表 2-1,图 2-1)。

表 2-1　2018 年安徽省口腔门诊 10 个重点病种在不同医疗机构中的年平均就诊人次比较

重点病种	三级公立 (30 家)	三级民营 (6 家)	二级公立 (29 家)	二级民营 (9 家)	平均值 (74 家)
慢性牙周炎	3 998.13	1 391.17	972.03	1 567.78	2 305.27
慢性根尖周炎	3 343.10	1 698.00	1 179.24	1 258.00	2 108.12
急性牙髓炎	2 604.73	1 656.33	1 262.72	674.78	1 767.19
下颌阻生第三磨牙	2 705.17	1 081.67	979.41	652.44	1 647.57
牙列缺损	1 864.97	1 206.33	1 103.86	758.44	1 378.72
错𬌗畸形	1 257.50	579.33	279.72	139.11	683.31
牙列缺失	346.87	289.50	249.17	558.78	329.70
颞下颌关节紊乱病	310.87	104.50	152.79	24.78	197.39
年轻恒牙牙外伤	315.27	136.00	110.66	23.78	185.09
口腔扁平苔藓	285.47	153.17	45.45	10.33	147.22
合计	17 032.07	8 296.00	6 335.07	5 668.22	10 749.58

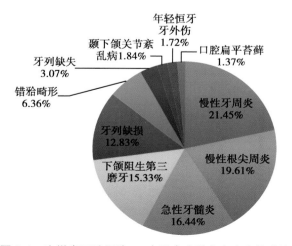

图 2-1　安徽省口腔门诊 10 个重点病种患者人次构成比

2. 2018 年重点技术工作量统计　在安徽省的 74 家医疗机构中，2018 年门诊 9 个重点技术患者服务总量 716 438 人次，按照平均就诊人次排序，排名前 5 位的技术依次为：根管治疗术、阻生牙拔除术、牙周洁治术、烤瓷冠修复技术、可摘局部义齿修复技术（表 2-2，图 2-2）。

表 2-2　2018 年安徽省口腔门诊 9 个重点技术在不同医疗机构中的年平均就诊人次比较

重点技术	三级公立 （30 家）	三级民营 （6 家）	二级公立 （29 家）	二级民营 （9 家）	平均值 （74 家）
根管治疗术	5 694.97	3 420.00	1 790.03	959.89	3 404.31
阻生牙拔除术	3 156.83	990.17	816.86	445.11	1 734.34
牙周洁治术	2 871.93	877.17	738.24	879.89	1 631.74
烤瓷冠修复技术	1 708.37	808.00	764.72	439.78	1 111.27
可摘局部义齿修复技术	932.07	349.00	345.10	149.11	559.54
慢性牙周炎系统治疗	1 165.67	249.67	137.41	61.33	554.12
错𬌗畸形矫治术	766.73	147.33	132.21	87.33	385.22
全口义齿修复技术	263.90	128.50	129.10	37.22	172.53
种植体植入术	242.67	40.83	31.34	119.67	128.53
合计	16 803.13	7 010.67	4 885.03	3 179.33	9 681.59

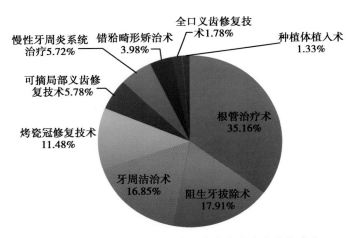

图 2-2　安徽省口腔门诊 9 个重点技术患者人次构成比

（二）口腔住院医疗质量数据统计

1. 2018 年重点病种数据统计　在安徽省的 40 家医疗机构中，2018 年住院共治疗 6 个重点病种患者 3 616 例。按照平均出院患者例数排序，排名前 3 位的病种依次为：口腔颌面部间隙感染、腮腺良性肿瘤、上颌骨骨折。其中舌癌平均住院日最长，先天性唇裂平均住院日最短。舌癌平均住院费用最高，先天性唇裂平均住院费用最低（表 2-3）。

表 2-3 2018 年安徽省口腔住院 6 个重点病种的 3 项质控指标年平均值比较

重点病种	平均出院患者例数	平均住院日 / 天	平均住院费用 / 元
口腔颌面部间隙感染	34.13	9.92	6 708.77
腮腺良性肿瘤	31.53	11.14	11 487.79
上颌骨骨折	12.88	13.08	17 634.91
舌癌	8.03	19.86	19 674.47
先天性唇裂	2.38	9.80	5 219.12
牙颌面畸形	1.48	12.93	12 976.00

2. 2018 年重点手术及操作数据统计 在安徽省的 40 家医疗机构中,2018 年住院共治疗 7 个重点手术及操作患者 1 748 例。按照平均手术例数排序,排名前 3 位的手术及操作依次为:腮腺肿物切除 + 面神经解剖术、口腔颌面部肿瘤切除整复术、舌癌扩大切除术 + 颈淋巴清扫术。其中游离腓骨复合组织瓣移植术平均住院日最长,放射性粒子组织间植入术平均住院日最短。游离腓骨复合组织瓣移植术平均住院费用最高,放射性粒子组织间植入术平均住院费用最低(表 2-4)。

表 2-4 2018 年安徽省口腔住院 7 个重点手术及操作的 3 项质控指标年平均值比较

重点手术及操作	平均手术例数	平均住院日 / 天	平均住院费用 / 元
腮腺肿物切除 + 面神经解剖术	26.60	10.28	10 829.05
口腔颌面部肿瘤切除整复术	5.55	18.72	34 465.89
舌癌扩大切除术 + 颈淋巴清扫术	5.35	20.93	24 936.58
唇裂修复术	4.25	8.03	5 618.18
游离腓骨复合组织瓣移植术	1.30	24.23	39 599.72
牙颌面畸形矫正术:上颌 LeFort Ⅰ 型截骨术 + 双侧下颌升支劈开截骨术	0.58	12.88	34 777.62
放射性粒子组织间植入术	0.08	8.00	3 000.00

(三)2017—2018 年医疗质量数据比较

2017—2018 年医疗质量数据比较见表 2-5,表 2-6。

表 2-5 安徽省 34 家医疗机构口腔门诊重点病种、重点技术在不同年份中的年服务量构成比比较

分类	质控指标	2018 年 /%	2017 年 /%	增量 /%	变化趋势
门诊重点病种	慢性牙周炎	23.61	17.99	5.63	↑
	慢性根尖周炎	18.55	15.68	2.87	↑
	下颌阻生第三磨牙	16.37	14.08	2.29	↑
	错𬌗畸形	7.68	18.46	−10.78	↓
	急性牙髓炎	14.18	11.50	2.68	↑
	牙列缺损	10.96	13.00	−2.05	↓
	牙列缺失	2.60	2.83	−0.23	↓
	口腔扁平苔藓	1.89	2.41	−0.52	↓
	年轻恒牙牙外伤	2.30	1.92	0.38	↑
	颞下颌关节紊乱病	1.85	2.14	−0.29	↓

续表

分类	质控指标	2018 年 /%	2017 年 /%	增量 /%	变化趋势
门诊重点技术	根管治疗术	33.45	26.94	6.50	↑
	牙周洁治术	17.87	14.05	3.82	↑
	阻生牙拔除术	18.65	12.95	5.71	↑
	烤瓷冠修复技术	10.09	13.28	−3.19	↓
	错𬌗畸形矫治术	4.16	16.84	−12.67	↓
	慢性牙周炎系统治疗	7.18	6.65	0.53	↑
	可摘局部义齿修复技术	5.38	6.18	−0.80	↓
	全口义齿修复技术	1.81	1.86	−0.05	↓
	种植体植入术	1.41	1.25	0.16	↑

表 2-6　安徽省 21 家医疗机构口腔住院重点病种、重点手术及操作在不同年份中的年服务量构成比比较

分类	质控指标	2018 年 /%	2017/%	增量 /%	变化趋势
住院重点病种	口腔颌面部间隙感染	37.46	32.72	4.74	↑
	腮腺良性肿瘤	35.75	34.77	0.98	↑
	上颌骨骨折	12.05	17.63	−5.58	↓
	舌癌	10.55	9.87	0.68	↑
	先天性唇裂	2.44	3.94	−1.49	↓
	牙颌面畸形	1.75	1.08	0.67	↑
住院重点手术及操作	腮腺肿物切除 + 面神经解剖术	54.97	58.87	−3.89	↓
	口腔颌面部肿瘤切除整复术	13.44	19.41	−5.96	↓
	舌癌扩大切除术 + 颈淋巴清扫术	12.98	11.61	1.38	↑
	唇裂修复术	12.89	6.41	6.48	↑
	游离腓骨复合组织瓣移植术	3.50	2.51	0.99	↑
	牙颌面畸形矫正术:上颌 LeFort Ⅰ 型截骨术 + 双侧下颌升支劈开截骨术	1.93	1.02	0.91	↑
	放射性粒子组织间植入术	0.28	0.19	0.09	↑

二、北　京　市

(一) 口腔门诊工作量统计

1. **2018 年重点病种工作量统计**　在北京市的 61 家医疗机构中,2018 年门诊共治疗 10 个重点病种患者 1 973 213 人次,按照平均就诊人次排序,排名前 5 位的病种依次为:慢性牙周炎、牙列缺损、下颌阻生第三磨牙、慢性根尖周炎、错𬌗畸形(表 2-7,图 2-3)。

表 2-7 2018 年北京市口腔门诊 10 个重点病种在不同医疗机构中的年平均就诊人次比较

重点病种	三级公立 （29 家）	三级民营 （3 家）	二级公立 （22 家）	二级民营 （7 家）	平均值 （61 家）
慢性牙周炎	20 164.55	3 544.00	3 146.59	4 206.57	11 378.28
牙列缺损	9 357.38	1 973.00	1 687.36	1 390.29	5 313.72
下颌阻生第三磨牙	7 387.86	2 370.33	1 629.45	972.57	4 328.11
慢性根尖周炎	6 561.79	2 146.00	2 413.82	1 979.71	4 322.82
错𬌗畸形	4 644.93	2 401.67	871.50	203.86	2 664.07
急性牙髓炎	2 716.34	1 765.67	2 620.32	393.29	2 368.38
牙列缺失	1 152.28	350.00	1 183.95	147.43	1 008.93
口腔扁平苔藓	1 210.21	34.33	52.14	6.00	596.52
颞下颌关节紊乱病	387.41	138.67	150.50	18.71	247.43
年轻恒牙牙外伤	155.14	46.00	85.18	111.14	119.49
合计	53 737.90	14 769.67	13 840.82	9 429.57	32 347.75

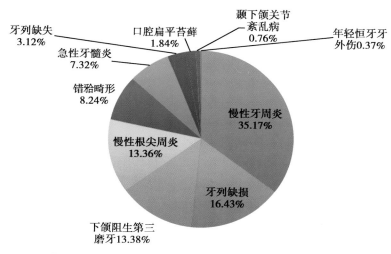

图 2-3 北京市口腔门诊 10 个重点病种患者人次构成比

2. 2018 年重点技术工作量统计 在北京市的 61 家医疗机构中，2018 年门诊 9 个重点技术患者服务总量 1 807 654 人次，按照平均就诊人次排序，排名前 5 位的技术依次为：根管治疗术、牙周洁治术、阻生牙拔除术、慢性牙周炎系统治疗、错𬌗畸形矫治术（表 2-8，图 2-4）。

表 2-8 2018 年北京市口腔门诊 9 个重点技术在不同医疗机构中的年平均就诊人次比较

重点技术	三级公立 （29 家）	三级民营 （3 家）	二级公立 （22 家）	二级民营 （7 家）	平均值 （61 家）
根管治疗术	11 459.86	4 587.00	5 690.45	5 264.29	8 330.11
牙周洁治术	9 566.93	3 949.00	2 483.36	3 282.57	6 014.75
阻生牙拔除术	7 832.45	2 641.33	2 104.05	1 499.57	4 784.44
慢性牙周炎系统治疗	6 181.07	1 500.00	530.95	966.57	3 314.72
错𬌗畸形矫治术	4 587.14	1 619.00	565.00	1 393.43	2 624.07

续表

重点技术	三级公立 (29 家)	三级民营 (3 家)	二级公立 (22 家)	二级民营 (7 家)	平均值 (61 家)
烤瓷冠修复技术	2 586.28	2 132.33	729.73	1 329.14	1 750.11
可摘局部义齿修复技术	2 529.38	1 181.33	737.55	597.86	1 595.20
种植体植入术	1 519.72	160.33	56.95	201.71	774.07
全口义齿修复技术	793.90	244.00	135.73	68.14	446.20
合计	47 056.72	18 014.33	13 033.77	14 603.29	29 633.67

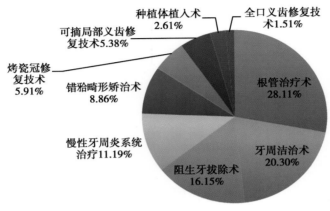

图 2-4 北京市口腔门诊 9 个重点技术患者人次构成比

(二) 口腔住院医疗质量数据统计

1. 2018 年重点病种数据统计 在北京市的 16 家医疗机构中,2018 年住院共治疗 6 个重点病种患者
3 346 例。按照平均出院患者例数排序,排名前 3 位的病种依次为:腮腺良性肿瘤、牙颌面畸形、先天性唇
裂。其中舌癌平均住院日最长,腮腺良性肿瘤平均住院日最短。牙颌面畸形平均住院费用最高,先天性
唇裂平均住院费用最低(表 2-9)。

表 2-9 2018 年北京市口腔住院 6 个重点病种的 3 项质控指标年平均值比较

重点病种	平均出院患者例数	平均住院日 / 天	平均住院费用 / 元
腮腺良性肿瘤	61.44	6.84	11 369.15
牙颌面畸形	59.31	10.21	46 093.09
先天性唇裂	44.69	8.11	10 207.71
舌癌	29.25	11.32	30 618.85
口腔颌面部间隙感染	8.44	8.04	15 219.48
上颌骨骨折	6.00	8.04	17 877.85

2. 2018 年重点手术及操作数据统计 在北京市的 16 家医疗机构中,2018 年住院共治疗 7 个重点手
术及操作患者 4 173 例。按照平均手术例数排序,排名前 3 位的手术及操作依次为:腮腺肿物切除 + 面神
经解剖术、口腔颌面部肿瘤切除整复术、牙颌面畸形矫正术(上颌 Le Fort Ⅰ 型截骨术 + 双侧下颌升支劈
开截骨术)。其中游离腓骨复合组织瓣移植术平均住院日最长,放射性粒子组织间植入术平均住院日最短。
游离腓骨复合组织瓣移植术平均住院费用最高,唇裂修复术平均住院费用最低(表 2-10)。

表 2-10 2018 年北京市口腔住院 7 个重点手术及操作的 3 项质控指标年平均值比较

重点手术及操作	平均手术例数	平均住院日/天	平均住院费用/元
腮腺肿物切除 + 面神经解剖术	66.00	7.08	12 127.55
口腔颌面部肿瘤切除整复术	57.69	16.34	58 393.56
牙颌面畸形矫正术：上颌 LeFort Ⅰ型截骨术 + 双侧下颌升支劈开截骨术	43.00	10.97	53 808.31
唇裂修复术	34.81	8.00	10 972.75
游离腓骨复合组织瓣移植术	24.06	17.13	64 922.06
舌癌扩大切除术 + 颈淋巴清扫术	21.13	13.29	40 781.06
放射性粒子组织间植入术	14.13	5.03	26 469.31

（三）2017—2018 年医疗质量数据比较

2017—2018 年医疗质量数据比较见表 2-11，表 2-12。

表 2-11 北京市 38 家医疗机构口腔门诊重点病种、重点技术在不同年份中的年服务量构成比比较

分类	质控指标	2018 年 /%	2017 年 /%	增量 /%	变化趋势
门诊重点病种	慢性牙周炎	36.93	31.43	5.50	↑
	牙列缺损	16.99	19.73	−2.74	↓
	慢性根尖周炎	13.67	13.56	0.11	↑
	下颌阻生第三磨牙	12.70	12.27	0.43	↑
	急性牙髓炎	6.44	10.05	−3.61	↓
	错𬌗畸形	8.12	7.82	0.30	↑
	牙列缺失	2.11	2.56	−0.45	↓
	口腔扁平苔藓	2.07	1.70	0.37	↑
	颞下颌关节紊乱病	0.64	0.64	0.00	—
	年轻恒牙牙外伤	0.33	0.24	0.09	↑
门诊重点技术	根管治疗术	26.85	28.53	−1.68	↓
	牙周洁治术	20.22	18.36	1.86	↑
	阻生牙拔除术	16.54	16.26	0.28	↑
	慢性牙周炎系统治疗	12.48	10.44	2.04	↑
	错𬌗畸形矫治术	8.61	8.17	0.44	↑
	烤瓷冠修复技术	5.35	8.81	−3.46	↓
	可摘局部义齿修复技术	5.53	5.52	0.02	↑
	种植体植入术	2.89	2.65	0.25	↑
	全口义齿修复技术	1.52	1.26	0.25	↑

表 2-12 北京市 12 家医疗机构口腔门诊重点病种、重点技术在不同年份中的年服务量构成比比较

分类	质控指标	2018/%	2017/%	增量 /%	变化趋势
住院重点病种	牙颌面畸形	29.74	27.38	2.36	↑
	腮腺良性肿瘤	28.10	29.03	−0.92	↓
	先天性唇裂	21.75	23.04	−1.29	↓
	舌癌	14.24	13.52	0.72	↑
	口腔颌面部间隙感染	3.30	3.67	−0.37	↓
	上颌骨骨折	2.86	3.36	−0.50	↓
住院重点手术及操作	腮腺肿物切除 + 面神经解剖术	23.24	25.54	−2.30	↓
	口腔颌面部肿瘤切除整复术	22.84	20.56	2.28	↑
	牙颌面畸形矫正术:上颌 LeFort Ⅰ 型截骨术 + 双侧下颌升支劈开截骨术	17.16	15.82	1.34	↑
	唇裂修复术	13.36	15.37	−2.01	↓
	游离腓骨复合组织瓣移植术	9.56	8.74	0.81	↑
	舌癌扩大切除术 + 颈淋巴清扫术	8.18	7.47	0.71	↑
	放射性粒子组织间植入术	5.65	6.49	−0.84	↓

三、重 庆 市

(一)口腔门诊工作量统计

1. 2018 年重点病种工作量统计 在重庆市的 60 家医疗机构中,2018 年门诊共治疗 10 个重点病种患者 627 778 人次,按照平均就诊人次排序,排名前 5 位的病种依次为:牙列缺损、慢性牙周炎、下颌阻生第三磨牙、慢性根尖周炎、错𬌗畸形(表 2-13,图 2-5)。

表 2-13 2018 年重庆市口腔门诊 10 个重点病种在不同医疗机构中的年平均就诊人次比较

重点病种	三级公立(17 家)	三级民营(2 家)	二级公立(30 家)	二级民营(11 家)	平均值(60 家)
牙列缺损	4 196.59	404.50	982.60	1 233.00	1 919.87
慢性牙周炎	4 342.53	733.50	903.13	601.91	1 816.75
下颌阻生第三磨牙	3 641.41	950.00	1 065.27	481.55	1 684.32
慢性根尖周炎	2 122.65	400.50	1 610.17	499.82	1 511.48
错𬌗畸形	3 633.76	424.00	409.80	469.64	1 334.70
急性牙髓炎	1 996.88	375.00	1 255.53	348.09	1 269.87
牙列缺失	475.65	30.00	220.07	354.09	310.72
口腔扁平苔藓	650.76	65.00	97.13	2.91	235.65
颞下颌关节紊乱病	543.35	66.00	70.23	65.27	203.23
年轻恒牙牙外伤	400.41	17.50	117.23	20.36	176.38
合计	22 004.00	3 466.00	6 731.17	4 076.64	10 462.97

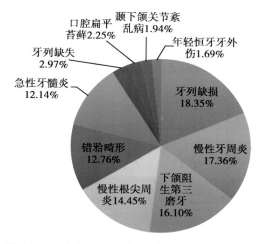

图 2-5 重庆市口腔门诊 10 个重点病种患者人次构成比

2. 2018 年重点技术工作量统计 在重庆市的 60 家医疗机构中,2018 年门诊 9 个重点技术患者服务总量 699 651 人次,按照平均就诊人次排序,排名前 5 位的技术依次为:根管治疗术、牙周洁治术、阻生牙拔除术、烤瓷冠修复技术、错𬌗畸形矫治术(表 2-14,图 2-6)。

表 2-14 2018 年重庆市口腔门诊 9 个重点技术在不同医疗机构中的年平均就诊人次比较

重点技术	三级公立 (17 家)	三级民营 (2 家)	二级公立 (30 家)	二级民营 (11 家)	平均值 (60 家)
根管治疗术	8 961.59	763.50	2 934.73	1 217.00	4 255.05
牙周洁治术	4 695.47	803.00	987.13	1 282.64	2 085.87
阻生牙拔除术	4 900.71	1 203.00	1 146.90	434.82	2 081.80
烤瓷冠修复技术	1 955.76	398.00	597.67	781.18	1 009.45
错𬌗畸形矫治术	2 209.29	42.00	232.83	236.36	787.12
慢性牙周炎系统治疗	1 670.29	83.00	206.63	103.73	598.35
可摘局部义齿修复技术	804.18	140.00	545.83	252.27	551.68
种植体植入术	385.53	45.00	68.67	288.09	197.88
全口义齿修复技术	89.29	82.50	92.70	105.00	93.65
合计	25 672.12	3 560.00	6 813.10	4 701.09	11 660.85

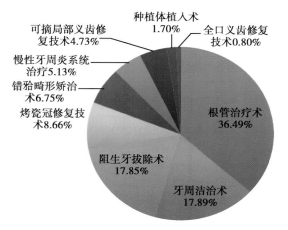

图 2-6 重庆市口腔门诊 9 个重点技术患者人次构成比

（二）口腔住院医疗质量数据统计

1. 2018 年重点病种数据统计　在重庆市的 15 家医疗机构中，2018 年住院共治疗 6 个重点病种患者 1 316 例。按照平均出院患者例数排序，排名前 3 位的病种依次为：口腔颌面部间隙感染、牙颌面畸形、腮腺良性肿瘤。其中舌癌平均住院日最长，牙颌面畸形平均住院日最短。上颌骨骨折平均住院费用最高，口腔颌面部间隙感染平均住院费用最低（表 2-15）。

表 2-15　2018 年重庆市口腔住院 6 个重点病种的 3 项质控指标年平均值比较

重点病种	平均出院患者例数	平均住院日 / 天	平均住院费用 / 元
口腔颌面部间隙感染	27.20	6.89	5 061.91
牙颌面畸形	26.00	4.07	12 643.74
腮腺良性肿瘤	14.20	8.94	15 031.65
上颌骨骨折	12.13	11.17	19 827.55
舌癌	7.40	12.31	17 809.42
先天性唇裂	0.80	7.92	7 625.63

2. 2018 年重点手术及操作数据统计　在重庆市的 15 家医疗机构中，2018 年住院共治疗 7 个重点手术及操作患者 465 例。按照平均手术例数排序，排名前 3 位的手术及操作依次为：腮腺肿物切除 + 面神经解剖术、舌癌扩大切除术 + 颈淋巴清扫术、口腔颌面部肿瘤切除整复术。其中游离腓骨复合组织瓣移植术平均住院日最长，放射性粒子组织间植入术平均住院日最短。牙颌面畸形矫正术：上颌 Le Fort Ⅰ型截骨术 + 双侧下颌升支劈开截骨术平均住院费用最高，唇裂修复术平均住院费用最低（表 2-16）。

表 2-16　2018 年重庆市口腔住院 7 个重点手术及操作的 3 项质控指标年平均值比较

重点手术及操作	平均手术例数	平均住院日 / 天	平均住院费用 / 元
腮腺肿物切除 + 面神经解剖术	16.40	9.96	15 784.07
舌癌扩大切除术 + 颈淋巴清扫术	5.27	16.69	34 548.85
口腔颌面部肿瘤切除整复术	4.67	18.96	37 108.40
牙颌面畸形矫正术：上颌 LeFort Ⅰ型截骨术 + 双侧下颌升支劈开截骨术	2.93	9.69	65 577.77
唇裂修复术	1.20	9.98	10 322.51
游离腓骨复合组织瓣移植术	0.40	29.30	52 354.20
放射性粒子组织间植入术	0.13	7.50	19 878.30

（三）2017—2018 年医疗质量数据比较

2017—2018 年医疗质量数据比较见表 2-17，表 2-18。

表 2-17　重庆市 43 家医疗机构口腔门诊重点病种、重点技术在不同年份中的年服务量构成比比较

分类	质控指标	2018 年 /%	2017 年 /%	增量 /%	变化趋势
门诊重点病种	牙列缺损	18.63	17.62	1.01	↑
	慢性牙周炎	17.50	17.79	−0.29	↓
	下颌阻生第三磨牙	15.81	18.52	−2.71	↓
	慢性根尖周炎	14.10	16.40	−2.30	↓
	错殆畸形	13.02	12.85	0.17	↑
	急性牙髓炎	11.74	10.02	1.72	↑
	牙列缺失	3.02	3.51	−0.49	↓
	颞下颌关节紊乱病	2.08	1.89	0.19	↑
	口腔扁平苔藓	2.33	0.75	1.57	↑
	年轻恒牙牙外伤	1.77	0.64	1.13	↑
门诊重点技术	根管治疗术	36.32	49.20	−12.88	↓
	牙周洁治术	18.34	13.72	4.62	↑
	阻生牙拔除术	17.34	11.77	5.57	↑
	烤瓷冠修复技术	8.56	7.62	0.94	↑
	错殆畸形矫治术	7.23	7.10	0.14	↑
	慢性牙周炎系统治疗	5.30	4.39	0.91	↑
	可摘局部义齿修复技术	4.39	3.92	0.47	↑
	种植体植入术	1.80	1.47	0.33	↑
	全口义齿修复技术	0.71	0.81	−0.10	↓

表 2-18　重庆市 8 家医疗机构口腔住院重点病种、重点手术及操作在不同年份中的年服务量构成比比较

分类	质控指标	2018/%	2017/%	增量 /%	变化趋势
住院重点病种	口腔颌面部间隙感染	43.94	40.08	3.86	↑
	腮腺良性肿瘤	21.59	20.24	1.35	↑
	舌癌	12.37	14.98	−2.61	↓
	上颌骨骨折	10.23	11.88	−1.65	↓
	牙颌面畸形	10.35	10.93	−0.58	↓
	先天性唇裂	1.52	1.89	−0.37	↓
住院重点手术及操作	腮腺肿物切除 + 面神经解剖术	49.88	49.31	0.57	↑
	口腔颌面部肿瘤切除整复术	16.30	27.22	−10.92	↓
	舌癌扩大切除术 5 颈淋巴清扫术	16.79	10.26	6.53	↑
	牙颌面畸形矫正术：上颌 LeFort Ⅰ 型截骨术 + 双侧下颌升支劈开截骨术	10.71	6.51	4.20	↑
	唇裂修复术	4.38	3.94	0.43	↑
	游离腓骨复合组织瓣移植术	1.46	1.58	−0.12	↓
	放射性粒子组织间植入术	0.49	1.18	−0.70	↓

四、福 建 省

(一)口腔门诊工作量统计

1. 2018 年重点病种工作量统计　在福建省的 61 家医疗机构中,2018 年门诊共治疗 10 个重点病种患者 683 187 人次,按照平均就诊人次排序,排名前 5 位的病种依次为:慢性根尖周炎、下颌阻生第三磨牙、慢性牙周炎、急性牙髓炎、牙列缺损(表 2-19,图 2-7)。

表 2-19　2018 年福建省口腔门诊 10 个重点病种在不同医疗机构中的年平均就诊人次比较

重点病种	三级公立 (28 家)	三级民营 (2 家)	二级公立 (27 家)	二级民营 (4 家)	平均值 (61 家)
慢性根尖周炎	4 167.46	930.50	874.67	137.50	2 339.61
下颌阻生第三磨牙	3 821.07	627.50	764.00	168.00	2 123.69
慢性牙周炎	3 062.14	434.50	896.78	180.75	1 828.61
急性牙髓炎	2 750.21	188.00	781.48	221.75	1 629.00
牙列缺损	2 551.64	529.50	517.74	335.00	1 439.74
错𬌗畸形	2 609.96	272.50	138.93	175.00	1 279.92
牙列缺失	292.14	24.00	101.81	796.25	232.16
颞下颌关节紊乱病	274.18	24.50	54.81	6.00	151.31
年轻恒牙牙外伤	117.79	35.00	73.89	98.75	94.39
口腔扁平苔藓	164.93	14.00	10.22	10.25	81.36
合计	19 811.54	3 080.00	4 214.33	2 129.25	11 199.79

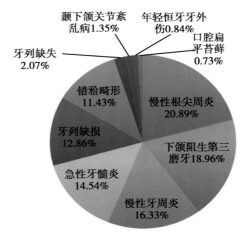

图 2-7　福建省口腔门诊 10 个重点病种患者人次构成比

2. 2018 年重点技术工作量统计　在福建省的 61 家医疗机构中,2018 年门诊 9 个重点技术患者服务总量 624 956 人次,按照平均就诊人次排序,排名前 5 位的技术依次为:根管治疗术、阻生牙拔除术、错𬌗畸形矫治术、牙周洁治术、烤瓷冠修复技术(表 2-20,图 2-8)。

表 2-20　2018 年福建省口腔门诊 9 个重点技术在不同医疗机构中的年平均就诊人次比较

重点技术	三级公立 （28 家）	三级民营 （2 家）	二级公立 （27 家）	二级民营 （4 家）	平均值 （61 家）
根管治疗术	5 232.04	1 219.50	1 298.63	278.75	3 034.66
阻生牙拔除术	3 365.00	354.50	787.37	209.00	1 918.43
错𬌗畸形矫治术	3 641.21	18.00	67.85	122.00	1 710.00
牙周洁治术	2 603.07	248.00	726.41	914.50	1 584.48
烤瓷冠修复技术	1 472.64	261.50	567.30	68.50	940.13
慢性牙周炎系统治疗	809.00	18.50	447.26	39.25	572.49
可摘局部义齿修复技术	429.46	64.50	196.15	15.50	287.08
种植体植入术	303.46	11.00	20.89	21.25	150.30
全口义齿修复技术	71.71	4.50	31.89	6.75	47.62
合计	17 927.61	2 200.00	4 143.74	1 675.50	10 245.18

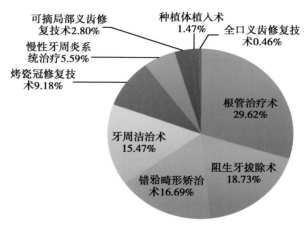

图 2-8　福建省口腔门诊 9 个重点技术患者人次构成比

（二）口腔住院医疗质量数据统计

1. 2018 年重点病种数据统计　在福建省的 21 家医疗机构中，2018 年住院共治疗 6 个重点病种患者 2 011 例。按照平均出院患者例数排序，排名前 3 位的病种依次为：腮腺良性肿瘤、先天性唇裂、口腔颌面部间隙感染。其中舌癌平均住院日最长，先天性唇裂平均住院日最短。牙颌面畸形平均住院费用最高，口腔颌面部间隙感染平均住院费用最低（表 2-21）。

表 2-21　2018 年福建省口腔住院 6 个重点病种的 3 项质控指标年平均值比较

重点病种	平均出院患者例数	平均住院日 / 天	平均住院费用 / 元
腮腺良性肿瘤	33.57	9.07	12 733.37
先天性唇裂	17.43	4.33	8 814.70
口腔颌面部间隙感染	16.29	7.61	8 022.06
上颌骨骨折	12.19	11.65	23 795.38
舌癌	12.10	14.50	34 007.80
牙颌面畸形	4.19	11.71	38 359.80

2. 2018 年重点手术及操作数据统计 在福建省的 21 家医疗机构中,2018 年住院共治疗 7 个重点手术及操作患者 1 625 例。按照平均手术例数排序,排名前 3 位的手术及操作依次为:腮腺肿物切除 + 面神经解剖术、口腔颌面部肿瘤切除整复术、舌癌扩大切除术 + 颈淋巴清扫术。其中游离腓骨复合组织瓣移植术平均住院日最长,唇裂修复术平均住院日最短。游离腓骨复合组织瓣移植术平均住院费用最高,唇裂修复术平均住院费用最低(表 2-22)。

表 2-22 2018 年福建省口腔住院 7 个重点手术及操作的 3 项质控指标年平均值比较

重点手术及操作	平均手术例数	平均住院日 / 天	平均住院费用 / 元
腮腺肿物切除 + 面神经解剖术	36.19	9.53	13 066.00
口腔颌面部肿瘤切除整复术	19.00	13.67	38 002.79
舌癌扩大切除术 + 颈淋巴清扫术	10.10	14.86	35 857.16
游离腓骨复合组织瓣移植术	6.43	19.83	80 646.09
唇裂修复术	3.14	5.77	8 209.12
牙颌面畸形矫正术:上颌 LeFort Ⅰ 型截骨术 + 双侧下颌升支劈开截骨术	1.95	11.87	44 571.67
放射性粒子组织间植入术	0.57	7.58	27 551.05

(三)2017—2018 年医疗质量数据比较

2017—2018 年医疗质量数据比较见表 2-23,表 2-24。

表 2-23 福建省 34 家医疗机构口腔门诊重点病种、重点技术在不同年份中的年服务量构成比比较

分类	质控指标	2018 年 /%	2017 年 /%	增量 /%	变化趋势
门诊重点病种	慢性根尖周炎	21.46	19.39	2.08	↑
	慢性牙周炎	17.32	20.86	−3.54	↓
	错𬌗畸形	16.51	15.12	1.39	↑
	下颌阻生第三磨牙	15.37	14.32	1.04	↑
	牙列缺损	12.15	13.76	−1.62	↓
	急性牙髓炎	12.09	10.11	1.99	↑
	牙列缺失	1.82	2.36	−0.54	↓
	颞下颌关节紊乱病	1.51	1.32	0.19	↑
	年轻恒牙牙外伤	0.95	1.49	−0.54	↓
	口腔扁平苔藓	0.82	1.27	−0.45	↓
门诊重点技术	根管治疗术	34.65	37.91	−3.26	↓
	阻生牙拔除术	17.92	13.85	4.08	↑
	牙周洁治术	16.34	13.93	2.41	↑
	错𬌗畸形矫治术	10.61	12.90	−2.30	↓
	烤瓷冠修复技术	8.58	8.99	−0.41	↓
	慢性牙周炎系统治疗	7.01	7.03	−0.02	↓
	可摘局部义齿修复技术	2.61	3.28	−0.67	↓
	种植体植入术	1.75	1.54	0.21	↑
	全口义齿修复技术	0.53	0.56	−0.03	↓

表 2-24 福建省 11 家医疗机构口腔住院重点病种、重点手术及操作在不同年份中的年服务量构成比比较

分类	质控指标	2018/%	2017/%	增量 /%	变化趋势
住院重点病种	腮腺良性肿瘤	35.73	41.10	−5.37	↓
	口腔颌面部间隙感染	22.67	20.71	1.96	↑
	上颌骨骨折	17.39	16.50	0.88	↑
	舌癌	14.41	12.41	2.00	↑
	先天性唇裂	5.57	5.83	−0.25	↓
	牙颌面畸形	4.23	3.45	0.77	↑
住院重点手术及操作	腮腺肿物切除 + 面神经解剖术	47.44	53.33	−5.90	↓
	口腔颌面部肿瘤切除整复术	22.44	16.45	5.98	↑
	游离腓骨复合组织瓣移植术	11.75	11.63	0.12	↑
	舌癌扩大切除术 + 颈淋巴清扫术	11.75	10.64	1.11	↑
	唇裂修复术	5.56	6.67	−1.11	↓
	牙颌面畸形矫正术：上颌 LeFort Ⅰ 型截骨术 + 双侧下颌升支劈开截骨术	1.07	1.28	−0.21	↓
	放射性粒子组织间植入术	0.00	0.00	0.00	—

五、甘　肃　省

（一）口腔门诊工作量统计

1. **2018 年重点病种工作量统计**　在甘肃省的 40 家医疗机构中，2018 年门诊共治疗 10 个重点病种患者 281 479 人次，按照平均就诊人次排序，排名前 5 位的病种依次为：慢性根尖周炎、急性牙髓炎、慢性牙周炎、错𬌗畸形、牙列缺损（表 2-25，图 2-9）。

表 2-25　2018 年甘肃省口腔门诊 10 个重点病种在不同医疗机构中的年平均就诊人次比较

重点病种	三级公立（17 家）	二级公立（22 家）	二级民营（1 家）	平均值（40 家）
慢性根尖周炎	1 471.47	1 563.77	952.00	1 509.25
急性牙髓炎	1 169.76	1 427.68	480.00	1 294.38
慢性牙周炎	1 464.59	654.18	3 600.00	1 072.25
错𬌗畸形	2 022.24	116.50	1 200.00	953.53
牙列缺损	1 140.94	715.09	1 500.00	915.70
下颌阻生第三磨牙	918.35	408.86	137.00	618.60
牙列缺失	329.41	358.77	400.00	347.33
颞下颌关节紊乱病	178.24	73.68	0.00	116.28
口腔扁平苔藓	180.82	50.41	20.00	105.08
年轻恒牙牙外伤	128.18	85.68	120.00	104.60
合计	9 004.00	5 454.64	8 409.00	7 036.98

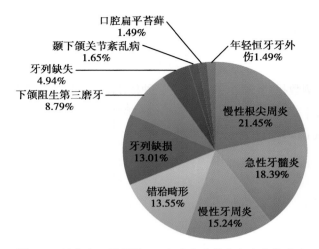

图 2-9　甘肃省口腔门诊 10 个重点病种患者人次构成比

2. 2018 年重点技术工作量统计　在甘肃省的 40 家医疗机构中,2018 年门诊 9 个重点技术患者服务总量 247 849 人次,按照平均就诊人次排序,排名前 5 位的技术依次为:根管治疗术、烤瓷冠修复技术、错𬌗畸形矫治术、牙周洁治术、阻生牙拔除术(表 2-26,图 2-10)。

表 2-26　2018 年甘肃省口腔门诊 9 个重点技术在不同医疗机构中的年平均就诊人次比较

重点技术	三级公立 (17 家)	二级公立 (22 家)	二级民营 (1 家)	平均值 (40 家)
根管治疗术	2 601.53	1 666.91	8 500.00	2 234.95
烤瓷冠修复技术	767.18	534.55	12 714.00	937.90
错𬌗畸形矫治术	1 690.47	69.14	1 000.00	781.48
牙周洁治术	1 179.00	344.09	3 597.00	780.25
阻生牙拔除术	754.65	379.32	137.00	532.78
可摘局部义齿修复技术	477.18	321.05	120.00	382.38
慢性牙周炎系统治疗	605.65	71.23	1 201.00	326.60
全口义齿修复技术	113.82	225.91	400.00	182.63
种植体植入术	47.24	6.73	540.00	37.28
合计	8 236.71	3 618.91	28 209.00	6 196.23

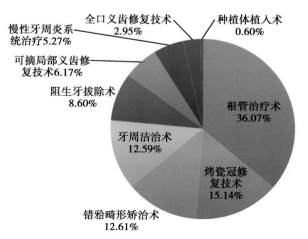

图 2-10　甘肃省口腔门诊 9 个重点技术患者人次构成比

（二）口腔住院医疗质量数据统计

1. 2018 年重点病种数据统计　在甘肃省的 10 家医疗机构中,2018 年住院共治疗 6 个重点病种患者 775 例。按照平均出院患者例数排序,排名前 3 位的病种依次为:口腔颌面部间隙感染、腮腺良性肿瘤、上颌骨骨折。其中舌癌平均住院日最长,先天性唇裂平均住院日最短。上颌骨骨折平均住院费用最高,先天性唇裂平均住院费用最低(表 2-27)。

表 2-27　2018 年甘肃省口腔住院 6 个重点病种的 3 项质控指标年平均值比较

重点病种	平均出院患者例数	平均住院日 / 天	平均住院费用 / 元
口腔颌面部间隙感染	31.20	8.36	7 448.79
腮腺良性肿瘤	16.90	10.26	12 624.79
上颌骨骨折	14.20	11.82	36 558.63
先天性唇裂	8.90	7.26	6 552.70
牙颌面畸形	3.20	9.00	24 933.96
舌癌	3.10	12.77	15 334.52

2. 2018 年重点手术及操作数据统计　在甘肃省的 10 家医疗机构中,2018 年住院共治疗 7 个重点手术及操作患者 349 例。按照平均手术例数排序,排名前 3 位的手术及操作依次为:腮腺肿物切除 + 面神经解剖术、唇裂修复术、口腔颌面部肿瘤切除整复术。其中游离腓骨复合组织瓣移植术平均住院日最长,唇裂修复术平均住院日最短。游离腓骨复合组织瓣移植术平均住院费用最高,唇裂修复术平均住院费用最低(表 2-28)。

表 2-28　2018 年甘肃省口腔住院 7 个重点手术及操作的 3 项质控指标年平均值比较

重点手术及操作	平均手术例数	平均住院日 / 天	平均住院费用 / 元
腮腺肿物切除 + 面神经解剖术	14.10	10.57	13 269.33
唇裂修复术	8.20	7.16	6 855.96
口腔颌面部肿瘤切除整复术	8.10	15.21	25 239.56
舌癌扩大切除术 + 颈淋巴清扫术	2.90	15.52	27 310.12
游离腓骨复合组织瓣移植术	1.30	22.23	54 101.97
牙颌面畸形矫正术:上颌 LeFort I 型截骨术 + 双侧下颌升支劈开截骨术	0.30	10.00	48 740.53
放射性粒子组织间植入术	0.00	—	—

（三）2017—2018 年医疗质量数据比较

2017—2018 年医疗质量数据比较见表 2-29,表 2-30。

表 2-29　甘肃省 10 家医疗机构口腔门诊重点病种、重点技术在不同年份中的年服务量构成比比较

分类	质控指标	2018 年 /%	2017 年 /%	增量 /%	变化趋势
门诊重点病种	慢性根尖周炎	31.30	32.40	−1.10	↓
	急性牙髓炎	17.24	27.06	−9.82	↓
	慢性牙周炎	17.30	12.60	4.70	↑
	牙列缺损	9.07	14.01	−4.94	↓
	下颌阻生第三磨牙	10.98	4.75	6.23	↑
	错𬌗畸形	6.86	2.01	4.85	↑
	牙列缺失	3.28	4.97	−1.69	↓
	口腔扁平苔藓	1.92	0.53	1.38	↑
	颞下颌关节紊乱病	1.21	0.75	0.45	↑
	年轻恒牙牙外伤	0.86	0.93	−0.07	↓
门诊重点技术	根管治疗术	40.86	63.45	−22.59	↓
	烤瓷冠修复技术	15.51	8.41	7.10	↑
	牙周洁治术	12.64	9.78	2.86	↑
	阻生牙拔除术	10.46	5.79	4.66	↑
	可摘局部义齿修复技术	4.77	5.90	−1.13	↓
	慢性牙周炎系统治疗	6.68	2.02	4.67	↑
	错𬌗畸形矫治术	6.21	2.13	4.08	↑
	全口义齿修复技术	2.66	2.22	0.44	↑
	种植体植入术	0.20	0.29	−0.09	↓

表 2-30　甘肃省 1 家医疗机构口腔住院重点病种、重点手术及操作在不同年份中的年服务量构成比比较

分类	质控指标	2018/%	2017/%	增量 /%	变化趋势
住院重点病种	上颌骨骨折	34.22	38.54	−4.31	↓
	腮腺良性肿瘤	28.89	40.46	−11.57	↓
	口腔颌面部间隙感染	22.67	13.87	8.79	↑
	先天性唇裂	8.89	3.47	5.42	↑
	舌癌	5.33	3.66	1.67	↑
	牙颌面畸形	0.00	0.00	0.00	—
住院重点手术及操作	腮腺肿物切除 + 面神经解剖术	65.85	89.40	−23.55	↓
	唇裂修复术	15.85	2.32	13.54	↑
	口腔颌面部肿瘤切除整复术	6.10	3.31	2.79	↑
	游离腓骨复合组织瓣移植术	6.10	3.31	2.79	↑
	舌癌扩大切除术 + 颈淋巴清扫术	6.10	1.66	4.44	↑
	牙颌面畸形矫正术：上颌 LeFort Ⅰ 型截骨术 + 双侧下颌升支劈开截骨术	0.00	0.00	0.00	—
	放射性粒子组织间植入术	0.00	0.00	0.00	—

六、广　东　省

（一）口腔门诊工作量统计

1. 2018 年重点病种工作量统计　在广东省的 234 家医疗机构中，2018 年门诊共治疗 10 个重点病种患者 3 106 117 人次，按照平均就诊人次排序，排名前 5 位的病种依次为：慢性牙周炎、下颌阻生第三磨牙、慢性根尖周炎、急性牙髓炎、牙列缺损（表 2-31，图 2-11）。

表 2-31　2018 年广东省口腔门诊 10 个重点病种在不同医疗机构中的年平均就诊人次比较

重点病种	三级公立 （95 家）	三级民营 （9 家）	二级公立 （88 家）	二级民营 （42 家）	平均值 （234 家）
慢性牙周炎	4 542.33	2 377.89	1 288.30	803.02	2 564.18
下颌阻生第三磨牙	4 151.76	1 523.33	1 373.06	640.05	2 375.38
慢性根尖周炎	3 690.68	1 658.67	1 872.14	570.38	2 368.58
急性牙髓炎	3 089.37	1 462.11	1 642.47	978.81	2 103.83
牙列缺损	3 041.92	580.11	914.65	877.43	1 758.74
错𬌗畸形	2 673.85	359.44	309.97	484.50	1 302.89
牙列缺失	431.64	244.44	214.41	377.00	332.94
颞下颌关节紊乱病	388.86	140.22	91.22	17.98	200.79
口腔扁平苔藓	289.01	102.11	40.32	9.26	138.09
年轻恒牙牙外伤	204.91	212.56	80.56	38.62	128.59
合计	22 504.33	8 660.89	7 827.07	4 797.05	13 274.00

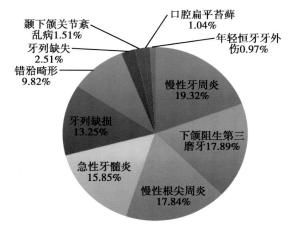

图 2-11　广东省口腔门诊 10 个重点病种患者人次构成比

2. 2018 年重点技术工作量统计　在广东省的 234 家医疗机构中，2018 年门诊 9 个重点技术患者服务总量 3 283 902 人次，按照平均就诊人次排序，排名前 5 位的技术依次为：根管治疗术、牙周洁治术、阻生牙拔除术、错𬌗畸形矫治术、烤瓷冠修复技术（表 2-32，图 2-12）。

表2-32 2018年广东省口腔门诊9个重点技术在不同医疗机构中的年平均就诊人次比较

重点技术	三级公立 (95家)	三级民营 (9家)	二级公立 (88家)	二级民营 (42家)	平均值 (234家)
根管治疗术	7 172.14	3 830.33	3 038.49	1 920.12	4 546.40
牙周洁治术	4 390.44	2 614.44	1 117.18	1 365.71	2 548.26
阻生牙拔除术	3 838.01	1 366.22	1 450.68	506.74	2 247.22
错𬌗畸形矫治术	2 986.33	109.78	259.15	337.62	1 374.68
烤瓷冠修复技术	2 168.03	1 294.33	706.52	740.98	1 328.66
慢性牙周炎系统治疗	2 100.54	636.33	414.58	269.67	1 081.57
可摘局部义齿修复技术	981.03	287.56	295.06	149.55	547.15
种植体植入术	401.78	120.56	27.82	372.21	245.02
全口义齿修复技术	172.93	133.00	76.94	58.79	114.81
合计	24 211.22	10 392.56	7 386.42	5 721.38	14 033.77

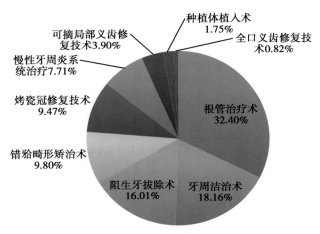

图2-12 广东省口腔门诊9个重点技术患者人次构成比

（二）口腔住院医疗质量数据统计

1. 2018年重点病种数据统计 在广东省的75家医疗机构中,2018年住院共治疗6个重点病种患者6 187例。按照平均出院患者例数排序,排名前3位的病种依次为:腮腺良性肿瘤、口腔颌面部间隙感染、舌癌。其中舌癌平均住院日最长,先天性唇裂平均住院日最短。牙颌面畸形平均住院费用最高,口腔颌面部间隙感染平均住院费用最低(表2-33)。

表2-33 2018年广东省口腔住院6个重点病种的3项质控指标年平均值比较

重点病种	平均出院患者例数	平均住院日/天	平均住院费用/元
腮腺良性肿瘤	23.23	8.98	13 040.95
口腔颌面部间隙感染	16.88	8.04	7 014.09
舌癌	13.17	15.29	34 338.87
牙颌面畸形	13.08	8.42	37 520.95
上颌骨骨折	12.25	12.67	26 328.16
先天性唇裂	3.88	7.66	9 738.59

2. 2018 年重点手术及操作数据统计　在广东省的 75 家医疗机构中,2018 年住院共治疗 7 个重点手术及操作患者 3 666 例。按照平均手术例数排序,排名前 3 位的手术及操作依次为:腮腺肿物切除 + 面神经解剖术、口腔颌面部肿瘤切除整复术、舌癌扩大切除术 + 颈淋巴清扫术。其中游离腓骨复合组织瓣移植术平均住院日最长,唇裂修复术平均住院日最短。游离腓骨复合组织瓣移植术平均住院费用最高,唇裂修复术平均住院费用最低(表 2-34)。

表 2-34　2018 年广东省口腔住院 7 个重点手术及操作的 3 项质控指标年平均值比较

重点手术及操作	平均手术例数	平均住院日 / 天	平均住院费用 / 元
腮腺肿物切除 + 面神经解剖术	22.95	9.62	13 807.81
口腔颌面部肿瘤切除整复术	7.83	17.12	45 977.59
舌癌扩大切除术 + 颈淋巴清扫术	5.69	19.85	54 627.49
唇裂修复术	5.39	8.62	10 189.46
牙颌面畸形矫正术:上颌 LeFort I 型截骨术 + 双侧下颌升支劈开截骨术	4.92	10.36	57 028.47
游离腓骨复合组织瓣移植术	1.47	21.93	83 320.94
放射性粒子组织间植入术	0.64	9.86	51 754.96

(三)2017—2018 年医疗质量数据比较

2017—2018 年医疗质量数据比较见表 2-35,表 2-36。

表 2-35　广东省 95 家医疗机构口腔门诊重点病种、重点技术在不同年份中的年服务量构成比比较

分类	质控指标	2018 年 /%	2017 年 /%	增量 /%	变化趋势
门诊重点病种	慢性牙周炎	20.65	18.50	2.15	↑
	慢性根尖周炎	17.56	18.01	−0.45	↓
	下颌阻生第三磨牙	17.44	15.86	1.59	↑
	牙列缺损	12.79	14.81	−2.02	↓
	急性牙髓炎	14.84	11.70	3.14	↑
	错𬌗畸形	11.56	15.10	−3.54	↓
	牙列缺失	1.62	2.06	−0.44	↓
	颞下颌关节紊乱病	1.54	1.71	−0.17	↓
	口腔扁平苔藓	1.35	1.42	−0.07	↓
	年轻恒牙牙外伤	0.64	0.83	−0.19	↓
门诊重点技术	根管治疗术	30.11	29.07	1.04	↑
	牙周洁治术	17.97	18.24	−0.27	↓
	阻生牙拔除术	14.37	17.00	−2.63	↓
	错𬌗畸形矫治术	12.63	12.83	−0.19	↓
	烤瓷冠修复技术	9.54	9.33	0.21	↑
	慢性牙周炎系统治疗	8.59	6.61	1.98	↑
	可摘局部义齿修复技术	4.16	4.43	−0.27	↓
	种植体植入术	1.82	1.68	0.14	↑
	全口义齿修复技术	0.80	0.80	0.00	—

表2-36　广东省39家医疗机构口腔住院重点病种、重点手术及操作在不同年份中的年服务量构成比比较

分类	质控指标	2018/%	2017/%	增量/%	变化趋势
住院重点病种	牙颌面畸形	23.22	27.40	−4.17	↓
	口腔颌面部间隙感染	21.11	19.49	1.62	↑
	腮腺良性肿瘤	20.91	18.28	2.62	↑
	舌癌	16.04	13.62	2.42	↑
	上颌骨骨折	13.29	12.07	1.22	↑
	先天性唇裂	5.43	9.14	−3.71	↓
住院重点手术及操作	腮腺肿物切除＋面神经解剖术	41.14	31.57	9.57	↑
	唇裂修复术	13.18	21.78	−8.60	↓
	口腔颌面部肿瘤切除整复术	12.88	18.93	−6.05	↓
	舌癌扩大切除术＋颈淋巴清扫术	12.40	14.69	−2.29	↓
	牙颌面畸形矫正术：上颌 LeFort Ⅰ 型截骨术＋双侧下颌升支劈开截骨术	14.69	8.59	6.10	↑
	游离腓骨复合组织瓣移植术	4.10	4.45	−0.35	↓
	放射性粒子组织间植入术	1.61	0.00	1.61	↑

七、广西壮族自治区

（一）口腔门诊工作量统计

1. 2018年重点病种工作量统计　在广西壮族自治区的69家医疗机构中,2018年门诊共治疗10个重点病种患者690 144人次,按照平均就诊人次排序,排名前5位的病种依次为:慢性根尖周炎、急性牙髓炎、下颌阻生第三磨牙、慢性牙周炎、牙列缺损(表2-37,图2-13)。

表2-37　2018年广西壮族自治区口腔门诊10个重点病种在不同医疗机构中的年平均就诊人次比较

重点病种	三级公立（30家）	二级公立（37家）	二级民营（2家）	平均值（69家）
慢性根尖周炎	3 824.20	1 330.00	6 198.50	2 555.55
急性牙髓炎	2 539.53	1 083.97	1 026.00	1 715.14
下颌阻生第三磨牙	2 648.93	665.32	429.00	1 520.91
慢性牙周炎	2 046.63	682.51	3 332.00	1 352.41
牙列缺损	1 866.57	660.41	867.00	1 190.81
错𬌗畸形	1 975.83	210.49	375.00	982.80
牙列缺失	516.97	195.16	1 296.50	367.00
年轻恒牙牙外伤	152.43	104.05	18.00	122.59
颞下颌关节紊乱病	188.20	59.97	9.50	114.26
口腔扁平苔藓	160.53	20.16	0.00	80.61
合计	15 919.83	5 012.05	13 551.50	10 002.09

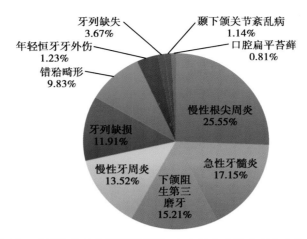

图 2-13 广西壮族自治区口腔门诊 10 个重点病种患者人次构成比

2. 2018 年重点技术工作量统计 在广西壮族自治区的 69 家医疗机构中,2018 年门诊 9 个重点技术患者服务总量 744 501 人次,按照平均就诊人次排序,排名前 5 位的技术依次为:根管治疗术、牙周洁治术、错𬌗畸形矫治术、阻生牙拔除术、烤瓷冠修复技术(表 2-38,图 2-14)。

表 2-38 2018 年广西壮族自治区口腔门诊 9 个重点技术在不同医疗机构中的年平均就诊人次比较

重点技术	三级公立 (30 家)	二级公立 (37 家)	二级民营 (2 家)	平均值 (69 家)
根管治疗术	5 953.43	2 498.57	5 873.00	4 098.49
牙周洁治术	3 087.63	745.00	2 515.00	1 814.84
错𬌗畸形矫治术	3 060.47	152.22	374.00	1 423.10
阻生牙拔除术	2 347.93	677.78	737.00	1 405.65
烤瓷冠修复技术	1 317.80	649.62	1 667.00	969.62
慢性牙周炎系统治疗	781.47	201.46	1 995.50	505.64
可摘局部义齿修复技术	602.13	237.65	178.00	394.39
全口义齿修复技术	148.53	80.89	11.00	108.28
种植体植入术	139.77	5.84	205.50	69.86
合计	17 439.17	5 249.03	13 556.00	10 789.87

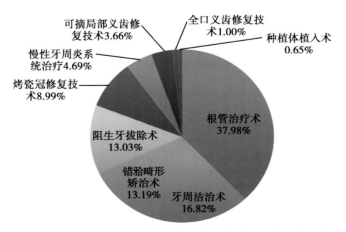

图 2-14 广西壮族自治区口腔门诊 9 个重点技术患者人次构成比

（二）口腔住院医疗质量数据统计

1. 2018 年重点病种数据统计　在广西壮族自治区的 30 家医疗机构中，2018 年住院共治疗 6 个重点病种患者 2 749 例。按照平均出院患者例数排序，排名前 3 位的病种依次为：口腔颌面部间隙感染、腮腺良性肿瘤、舌癌。其中舌癌平均住院日最长，先天性唇裂平均住院日最短。舌癌平均住院费用最高，口腔颌面部间隙感染平均住院费用最低（表 2-39）。

表 2-39　2018 年广西壮族自治区口腔住院 6 个重点病种的 3 项质控指标年平均值比较

重点病种	平均出院患者例数	平均住院日 / 天	平均住院费用 / 元
口腔颌面部间隙感染	34.03	9.01	6 915.21
腮腺良性肿瘤	19.67	9.23	9 477.95
舌癌	12.10	17.02	26 443.99
上颌骨骨折	11.63	11.75	16 633.96
先天性唇裂	11.10	6.89	8 414.44
牙颌面畸形	3.10	12.02	20 981.00

2. 2018 年重点手术及操作数据统计　在广西壮族自治区的 30 家医疗机构中，2018 年住院共治疗 7 个重点手术及操作患者 1 439 例。按照平均手术例数排序，排名前 3 位的手术及操作依次为：腮腺肿物切除＋面神经解剖术、唇裂修复术、口腔颌面部肿瘤切除整复术。其中游离腓骨复合组织瓣移植术平均住院日最长，唇裂修复术平均住院日最短。游离腓骨复合组织瓣移植术平均住院费用最高，唇裂修复术平均住院费用最低（表 2-40）。

表 2-40　2018 年广西壮族自治区口腔住院 7 个重点手术及操作的 3 项质控指标年平均值比较

重点手术及操作	平均手术例数	平均住院日 / 天	平均住院费用 / 元
腮腺肿物切除＋面神经解剖术	20.57	10.30	10 674.41
唇裂修复术	10.33	7.24	9 284.54
口腔颌面部肿瘤切除整复术	9.80	12.51	20 306.85
舌癌扩大切除术＋颈淋巴清扫术	5.50	24.11	45 345.48
游离腓骨复合组织瓣移植术	1.67	28.08	57 738.01
牙颌面畸形矫正术：上颌 LeFort Ⅰ 型截骨术 ＋ 双侧下颌升支劈开截骨术	0.10	9.67	27 207.79
放射性粒子组织间植入术	0.00	—	—

（三）2017—2018 年医疗质量数据比较

2017—2018 年医疗质量数据比较见表 2-41，表 2-42。

表 2-41　广西壮族自治区 31 家医疗机构口腔门诊重点病种、重点技术在不同年份中的年服务量构成比比较

分类	质控指标	2018/%	2017 年 /%	增量 /%	变化趋势
门诊重点病种	慢性根尖周炎	25.09	27.48	−2.39	↓
	下颌阻生第三磨牙	16.25	13.58	2.67	↑
	慢性牙周炎	12.95	17.43	−4.49	↓
	急性牙髓炎	14.58	13.80	0.78	↑
	牙列缺损	10.96	13.18	−2.22	↓
	错𬌗畸形	13.29	8.56	4.73	↑
	牙列缺失	3.54	3.02	0.53	↑
	颞下颌关节紊乱病	1.14	1.10	0.04	↑
	年轻恒牙牙外伤	1.21	0.86	0.36	↑
	口腔扁平苔藓	0.98	1.00	−0.02	↓
门诊重点技术	根管治疗术	33.93	41.68	−7.75	↓
	牙周洁治术	17.16	13.63	3.53	↑
	错𬌗畸形矫治术	19.06	6.16	12.90	↑
	阻生牙拔除术	13.48	12.97	0.51	↑
	烤瓷冠修复技术	7.49	11.29	−3.80	↓
	慢性牙周炎系统治疗	3.85	7.12	−3.27	↓
	可摘局部义齿修复技术	3.34	5.42	−2.08	↓
	全口义齿修复技术	0.88	0.92	−0.04	↓
	种植体植入术	0.80	0.80	0.00	—

表 2-42　广西壮族自治区 12 家医疗机构口腔住院重点病种、重点手术及操作在不同年份中的年服务量构成比比较

分类	质控指标	2018/%	2017 年 /%	增量 /%	变化趋势
住院重点病种	口腔颌面部间隙感染	26.91	24.76	2.15	↑
	先天性唇裂	19.61	22.84	−3.23	↓
	舌癌	17.57	20.23	−2.67	↓
	腮腺良性肿瘤	17.63	15.50	2.13	↑
	上颌骨骨折	12.30	12.55	−0.25	↓
	牙颌面畸形	5.99	4.12	1.87	↑
住院重点手术及操作	口腔颌面部肿瘤切除整复术	20.52	36.74	−16.22	↓
	唇裂修复术	29.17	25.34	3.83	↑
	腮腺肿物切除 + 面神经解剖术	31.35	20.39	10.97	↑
	舌癌扩大切除术 + 颈淋巴清扫术	13.54	13.51	0.03	↑
	游离腓骨复合组织瓣移植术	5.10	4.03	1.08	↑
	牙颌面畸形矫正术：上颌 LeFort Ⅰ型截骨术 + 双侧下颌升支劈开截骨术	0.31	0.00	0.31	↑
	放射性粒子组织间植入术	0.00	0.00	0.00	—

八、贵 州 省

(一)口腔门诊工作量统计

1. 2018 年重点病种工作量统计　在贵州省的 59 家医疗机构中,2018 年门诊共治疗 10 个重点病种患者 392 126 人次,按照平均就诊人次排序,排名前 5 位的病种依次为:慢性根尖周炎、慢性牙周炎、急性牙髓炎、下颌阻生第三磨牙、牙列缺损(表 2-43,图 2-15)。

表 2-43　2018 年贵州省口腔门诊 10 个重点病种在不同医疗机构中的年平均就诊人次比较

重点病种	三级公立 (22 家)	二级公立 (34 家)	二级民营 (3 家)	平均值 (59 家)
慢性根尖周炎	2 402.36	898.41	1 651.67	1 497.51
慢性牙周炎	2 091.59	476.85	1 285.67	1 120.08
急性牙髓炎	1 427.91	827.12	2 047.33	1 113.19
下颌阻生第三磨牙	1 652.55	507.71	1 216.67	970.64
牙列缺损	1 267.50	606.68	1 438.00	895.36
错𬌗畸形	865.91	161.18	2 223.33	528.81
牙列缺失	247.32	140.21	896.00	218.58
年轻恒牙牙外伤	217.50	70.29	204.33	132.00
颞下颌关节紊乱病	146.00	45.74	289.00	95.49
口腔扁平苔藓	168.86	16.41	41.67	74.54
合计	10 487.50	3 750.59	11 293.67	6 646.20

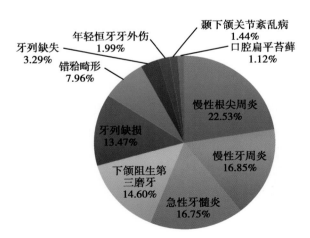

图 2-15　贵州省口腔门诊 10 个重点病种患者人次构成比

2. 2018 年重点技术工作量统计　在贵州省的 59 家医疗机构中,2018 年门诊 9 个重点技术患者服务总量 377 067 人次,按照平均就诊人次排序,排名前 5 位的技术依次为:根管治疗术、牙周洁治术、阻生牙拔除术、烤瓷冠修复技术、可摘局部义齿修复技术(表 2-44,图 2-16)。

表 2-44 2018 年贵州省口腔门诊 9 个重点技术在不同医疗机构中的年平均就诊人次比较

重点技术	三级公立 （22 家）	二级公立 （34 家）	二级民营 （3 家）	平均值 （59 家）
根管治疗术	3 961.95	1 458.59	2 571.67	2 448.64
牙周洁治术	2 081.36	435.18	3 461.67	1 202.90
阻生牙拔除术	1 712.36	470.29	1 268.33	974.02
烤瓷冠修复技术	790.00	394.68	1 401.00	593.25
可摘局部义齿修复技术	461.36	267.21	1 212.67	387.68
错𬌗畸形矫治术	481.27	103.50	2 364.00	359.31
慢性牙周炎系统治疗	563.73	51.85	230.33	251.80
全口义齿修复技术	117.50	76.97	760.67	126.85
种植体植入术	85.59	5.18	228.67	46.53
合计	10 255.14	3 263.44	13 499.00	6 390.97

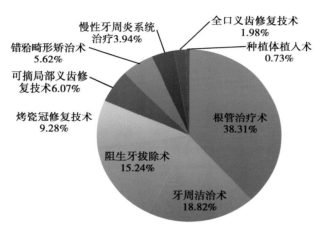

图 2-16 贵州省口腔门诊 9 个重点技术患者人次构成比

（二）口腔住院医疗质量数据统计

1. 2018 年重点病种数据统计 在贵州省的 12 家医疗机构中,2018 年住院共治疗 6 个重点病种患者 1 561 例。按照平均出院患者例数排序,排名前 3 位的病种依次为:口腔颌面部间隙感染、先天性唇裂、腮腺良性肿瘤。其中牙颌面畸形平均住院日最长,先天性唇裂平均住院日最短。牙颌面畸形平均住院费用最高,口腔颌面部间隙感染平均住院费用最低(表 2-45)。

表 2-45 2018 年贵州省口腔住院 6 个重点病种的 3 项质控指标年平均值比较

重点病种	平均出院患者例数	平均住院日 / 天	平均住院费用 / 元
口腔颌面部间隙感染	63.33	8.45	5 998.28
先天性唇裂	27.92	8.04	6 476.22
腮腺良性肿瘤	17.83	8.63	9 167.77
上颌骨骨折	14.25	10.22	13 379.36
舌癌	3.83	11.70	13 990.40
牙颌面畸形	2.92	11.81	27 634.87

2. 2018 年重点手术及操作数据统计　在贵州省的 12 家医疗机构中,2018 年住院共治疗 7 个重点手术及操作患者 719 例。按照平均手术例数排序,排名前 3 位的手术及操作依次为:唇裂修复术、腮腺肿物切除 + 面神经解剖术、口腔颌面部肿瘤切除整复术。其中游离腓骨复合组织瓣移植术平均住院日最长,唇裂修复术平均住院日最短。游离腓骨复合组织瓣移植术平均住院费用最高,唇裂修复术平均住院费用最低(表 2-46)。

表 2-46　2018 年贵州省口腔住院 7 个重点手术及操作的 3 项质控指标年平均值比较

重点手术及操作	平均手术例数	平均住院日 / 天	平均住院费用 / 元
唇裂修复术	31.33	8.36	7 616.05
腮腺肿物切除 + 面神经解剖术	22.50	9.17	9 779.26
口腔颌面部肿瘤切除整复术	3.17	18.95	31 652.12
舌癌扩大切除术 + 颈淋巴清扫术	1.33	14.09	14 408.47
牙颌面畸形矫正术:上颌 LeFort Ⅰ 型截骨术 + 双侧下颌升支劈开截骨术	0.92	14.66	36 526.98
游离腓骨复合组织瓣移植术	0.67	39.58	86 446.41
放射性粒子组织间植入术	0.00	—	—

（三）2017—2018 年医疗质量数据比较

2017—2018 年医疗质量数据比较见表 2-47,表 2-48。

表 2-47　贵州省 33 家医疗机构口腔门诊重点病种、重点技术在不同年份中的年服务量构成比比较

分类	质控指标	2018 年 /%	2017/%	增量 /%	变化趋势
门诊重点病种	慢性根尖周炎	19.92	19.48	0.44	↑
	慢性牙周炎	19.96	18.18	1.78	↑
	下颌阻生第三磨牙	16.72	17.20	−0.48	↓
	急性牙髓炎	14.69	16.93	−2.24	↓
	牙列缺损	11.87	11.23	0.64	↑
	错𬌗畸形	10.18	8.31	1.87	↑
	牙列缺失	2.72	3.05	−0.33	↓
	年轻恒牙牙外伤	1.58	2.19	−0.61	↓
	颞下颌关节紊乱病	1.76	1.75	0.01	↑
	口腔扁平苔藓	0.59	1.67	−1.08	↓
门诊重点技术	根管治疗术	32.79	34.52	−1.73	↓
	阻生牙拔除术	17.41	20.83	−3.42	↓
	牙周洁治术	19.71	17.37	2.34	↑
	烤瓷冠修复技术	9.49	8.88	0.60	↑
	错𬌗畸形矫治术	7.58	5.95	1.64	↑
	可摘局部义齿修复技术	6.81	6.67	0.15	↑
	慢性牙周炎系统治疗	3.45	2.87	0.58	↑
	全口义齿修复技术	1.92	2.06	−0.14	↓
	种植体植入术	0.85	0.85	0.00	—

表 2-48　贵州省 7 家医疗机构口腔住院重点病种、重点手术及操作在不同年份中的年服务量构成比比较

分类	质控指标	2018/%	2017/%	增量/%	变化趋势
住院重点病种	口腔颌面部间隙感染	45.15	39.73	5.42	↑
	先天性唇裂	26.99	22.27	4.72	↑
	上颌骨骨折	12.97	16.09	−3.12	↓
	腮腺良性肿瘤	9.41	10.78	−1.36	↓
	牙颌面畸形	2.88	8.33	−5.45	↓
	舌癌	2.59	2.80	−0.21	↓
住院重点手术及操作	唇裂修复术	61.35	56.92	4.44	↑
	腮腺肿物切除 + 面神经解剖术	27.58	31.16	−3.58	↓
	口腔颌面部肿瘤切除整复术	7.13	6.68	0.45	↑
	舌癌扩大切除术 + 颈淋巴清扫术	0.75	4.93	−4.18	↓
	牙颌面畸形矫正术：上颌 LeFort Ⅰ 型截骨术 + 双侧下颌升支劈开截骨术	1.69	0.32	1.37	↑
	游离腓骨复合组织瓣移植术	1.50	0.00	1.50	↑
	放射性粒子组织间植入术	0.00	0.00	0.00	—

九、海　南　省

（一）口腔门诊工作量统计

1. **2018 年重点病种工作量统计**　在海南省的 17 家医疗机构中，2018 年门诊共治疗 10 个重点病种患者 167 933 人次，按照平均就诊人次排序，排名前 5 位的病种依次为：慢性根尖周炎、牙列缺损、下颌阻生第三磨牙、急性牙髓炎、慢性牙周炎（表 2-49，图 2-17）。

表 2-49　2018 年海南省口腔门诊 10 个重点病种在不同医疗机构中的年平均就诊人次比较

重点病种	三级公立（6 家）	三级民营（1 家）	二级公立（8 家）	二级民营（2 家）	平均值（17 家）
慢性根尖周炎	3 701.17	6 430.00	896.00	748.00	2 194.18
牙列缺损	2 758.83	5 236.00	989.38	456.50	1 801.00
下颌阻生第三磨牙	2 976.83	1 706.00	650.50	619.00	1 529.94
急性牙髓炎	2 565.50	1 399.00	676.63	560.00	1 372.06
慢性牙周炎	2 055.17	3 326.00	431.13	846.50	1 223.47
错𬌗畸形	1 679.17	289.00	368.13	583.50	851.53
年轻恒牙牙外伤	189.17	4 262.00	32.88	102.50	345.00
牙列缺失	469.67	574.00	161.63	533.00	338.29
颞下颌关节紊乱病	229.00	80.00	27.38	206.00	122.65
口腔扁平苔藓	221.50	45.00	28.00	53.50	100.29
合计	16 846.00	23 347.00	4 261.63	4 708.50	9 878.41

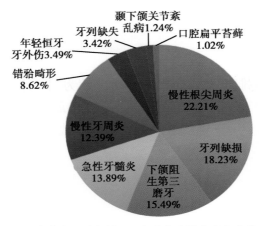

图 2-17　海南省口腔门诊 10 个重点病种患者人次构成比

2. 2018 年重点技术工作量统计　在海南省的 17 家医疗机构中,2018 年门诊 9 个重点技术患者服务总量 173 878 人次。按照平均就诊人次排序,排名前 5 位的技术依次为:根管治疗术、牙周洁治术、阻生牙拔除术、烤瓷冠修复技术、错𬌗畸形矫治术(表 2-50,图 2-18)。

表 2-50　2018 年海南省口腔门诊 9 个重点技术在不同医疗机构中的年平均就诊人次比较

重点技术	三级公立 (6 家)	三级民营 (1 家)	二级公立 (8 家)	二级民营 (2 家)	平均值 (17 家)
根管治疗术	7 324.17	8 615.00	1 608.13	1 151.50	3 984.00
牙周洁治术	2 258.17	10 143.00	429.00	1 568.00	1 780.00
阻生牙拔除术	2 659.50	4 049.00	685.13	891.50	1 604.12
烤瓷冠修复技术	1 793.67	1 930.00	445.00	1 087.00	1 083.88
错𬌗畸形矫治术	1 471.67	289.00	46.88	371.50	602.18
可摘局部义齿修复技术	780.00	562.00	217.25	420.50	460.06
慢性牙周炎系统治疗	655.00	2 045.00	100.50	434.00	449.82
全口义齿修复技术	209.33	189.00	35.63	264.00	132.82
种植体植入术	72.67	935.00	8.75	395.00	131.24
合计	17 224.17	28 757.00	3 576.25	6 583.00	10 228.12

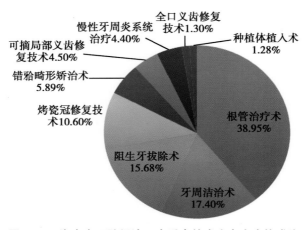

图 2-18　海南省口腔门诊 9 个重点技术患者人次构成比

（二）口腔住院医疗质量数据统计

1. 2018年重点病种数据统计 在海南省的6家医疗机构中，2018年住院共治疗6个重点病种患者471例。按照平均出院患者例数排序，排名前3位的病种依次为：上颌骨骨折、口腔颌面部间隙感染、腮腺良性肿瘤。其中舌癌平均住院日最长，先天性唇裂平均住院日最短。舌癌平均住院费用最高，先天性唇裂平均住院费用最低（表2-51）。

表2-51 2018年海南省口腔住院6个重点病种的3项质控指标年平均值比较

重点病种	平均出院患者例数	平均住院日/天	平均住院费用/元
上颌骨骨折	31.83	9.47	23 988.20
口腔颌面部间隙感染	24.67	11.09	7 460.34
腮腺良性肿瘤	12.67	8.41	14 479.42
舌癌	4.33	19.08	31 769.89
先天性唇裂	4.00	7.92	6 396.48
牙颌面畸形	1.00	10.33	14 661.74

2. 2018年重点手术及操作数据统计 在海南省的6家医疗机构中，2018年住院共治疗7个重点手术及操作患者177例。按照平均手术例数排序，排名前3位的手术及操作依次为：腮腺肿物切除＋面神经解剖术、唇裂修复术、舌癌扩大切除术＋颈淋巴清扫术。其中游离腓骨复合组织瓣移植术平均住院日最长，唇裂修复术平均住院日最短。游离腓骨复合组织瓣移植术平均住院费用最高，唇裂修复术平均住院费用最低（表2-52）。

表2-52 2018年海南省口腔住院7个重点手术及操作的3项质控指标年平均值比较

重点手术及操作	平均手术例数	平均住院日/天	平均住院费用/元
腮腺肿物切除＋面神经解剖术	19.00	7.61	12 681.44
唇裂修复术	3.83	7.30	6 959.30
舌癌扩大切除术＋颈淋巴清扫术	3.17	23.79	44 128.73
口腔颌面部肿瘤切除整复术	3.17	22.11	42 030.30
游离腓骨复合组织瓣移植术	0.33	36.50	64 032.28
牙颌面畸形矫正术：上颌 LeFort Ⅰ型截骨术＋双侧下颌升支劈开截骨术	0.00	—	—
放射性粒子组织间植入术	0.00	—	—

（三）2017—2018年医疗质量数据比较

2017—2018年医疗质量数据比较见表2-53，表2-54。

表 2-53　海南省 8 家医疗机构口腔门诊重点病种、重点技术在不同年份中的年服务量构成比比较

分类	质控指标	2018 年 /%	2017 年 /%	增量 /%	变化趋势
门诊重点病种	慢性根尖周炎	21.12	20.59	0.53	↑
	牙列缺损	17.08	14.36	2.73	↑
	急性牙髓炎	14.31	14.12	0.18	↑
	下颌阻生第三磨牙	14.27	14.06	0.21	↑
	慢性牙周炎	14.59	12.92	1.68	↑
	错𬌗畸形	8.02	11.10	−3.08	↓
	牙列缺失	3.10	8.59	−5.49	↓
	年轻恒牙牙外伤	4.96	0.91	4.06	↑
	颞下颌关节紊乱病	1.39	2.49	−1.09	↓
	口腔扁平苔藓	1.15	0.87	0.28	↑
门诊重点技术	根管治疗术	33.62	33.05	0.57	↑
	牙周洁治术	20.88	14.66	6.21	↑
	阻生牙拔除术	18.06	14.25	3.81	↑
	烤瓷冠修复技术	10.02	12.41	−2.38	↓
	错𬌗畸形矫治术	5.31	7.59	−2.28	↓
	可摘局部义齿修复技术	4.35	7.82	−3.47	↓
	慢性牙周炎系统治疗	4.71	6.82	−2.11	↓
	全口义齿修复技术	1.42	2.08	−0.65	↓
	种植体植入术	1.63	1.32	0.30	↑

表 2-54　海南省 3 家医疗机构口腔住院重点病种、重点手术及操作在不同年份中的年服务量构成比比较

分类	质控指标	2018/%	2017 年 /%	增量 /%	变化趋势
住院重点病种	上颌骨骨折	40.13	19.81	20.32	↑
	口腔颌面部间隙感染	31.93	13.84	18.09	↑
	腮腺良性肿瘤	15.96	28.62	−12.65	↓
	舌癌	5.32	20.75	−15.43	↓
	先天性唇裂	5.32	15.72	−10.40	↓
	牙颌面畸形	1.33	1.26	0.07	↑
住院重点手术及操作	腮腺肿物切除 + 面神经解剖术	64.85	62.37	2.48	↑
	唇裂修复术	13.94	16.49	−2.56	↓
	口腔颌面部肿瘤切除整复术	9.09	9.79	−0.70	↓
	舌癌扩大切除术 + 颈淋巴清扫术	10.91	7.22	3.69	↑
	游离腓骨复合组织瓣移植术	1.21	4.12	−2.91	↓
	牙颌面畸形矫正术：上颌 LeFort Ⅰ型截骨术 + 双侧下颌升支劈开截骨术	0.00	0.00	0.00	—
	放射性粒子组织间植入术	0.00	0.00	0.00	—

十、河北省

(一)口腔门诊工作量统计

1. **2018年重点病种工作量统计** 在河北省的172家医疗机构中,2018年门诊共治疗10个重点病种患者1 097 084人次,按照平均就诊人次排序,排名前5位的病种依次为:慢性根尖周炎、急性牙髓炎、慢性牙周炎、下颌阻生第三磨牙、牙列缺损(表2-55,图2-19)。

表2-55 2018年河北省口腔门诊10个重点病种在不同医疗机构中的年平均就诊人次比较

重点病种	三级公立 (40家)	三级民营 (2家)	二级公立 (106家)	二级民营 (24家)	平均值 (172家)
慢性根尖周炎	2 040.60	72.50	1 072.07	1 026.21	1 279.28
急性牙髓炎	1 551.53	641.50	1 062.96	807.04	1 135.97
慢性牙周炎	2 040.48	666.00	788.35	682.83	1 063.40
下颌阻生第三磨牙	1 912.45	106.00	746.64	601.50	990.06
牙列缺损	938.20	255.00	666.69	574.88	712.23
错𬌗畸形	1 744.63	15.00	262.43	292.04	608.38
牙列缺失	210.60	32.50	199.22	316.21	216.25
口腔扁平苔藓	463.33	67.50	54.45	19.21	144.77
颞下颌关节紊乱病	209.40	106.00	110.56	56.88	126.00
年轻恒牙牙外伤	196.08	97.50	80.32	41.67	102.05
合计	11 307.28	2 059.50	5 043.69	4 418.46	6 378.40

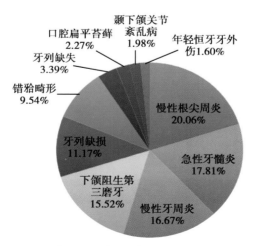

图2-19 河北省口腔门诊10个重点病种患者人次构成比

2. **2018年重点技术工作量统计** 在河北省的172家医疗机构中,2018年门诊9个重点技术患者服务总量1 104 358人次,按照平均就诊人次排序,排名前5位的技术依次为:根管治疗术、牙周洁治术、阻生牙拔除术、烤瓷冠修复技术、错𬌗畸形矫治术(表2-56,图2-20)。

表 2-56 2018 年河北省口腔门诊 9 个重点技术在不同医疗机构中的年平均就诊人次比较

重点技术	三级公立 (40 家)	三级民营 (2 家)	二级公立 (106 家)	二级民营 (24 家)	平均值 (172 家)
根管治疗术	4 313.15	971.50	1 820.45	1 603.04	2 359.94
牙周洁治术	1 861.53	862.50	628.43	1 546.75	1 046.06
阻生牙拔除术	1 788.05	148.00	782.27	584.63	981.22
烤瓷冠修复技术	1 066.50	164.50	542.39	620.83	670.83
错𬌗畸形矫治术	1 706.30	11.00	155.60	223.75	524.06
慢性牙周炎系统治疗	911.80	195.00	163.38	184.63	340.76
可摘局部义齿修复技术	462.35	197.00	311.03	154.33	323.03
全口义齿修复技术	127.75	21.00	91.00	91.08	98.74
种植体植入术	130.03	4.00	31.45	189.04	76.05
合计	12 367.45	2 574.50	4 526.01	5 198.08	6 420.69

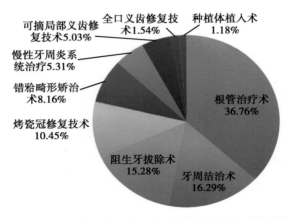

图 2-20 河北省口腔门诊 9 个重点技术患者人次构成比

（二）口腔住院医疗质量数据统计

1. 2018 年重点病种数据统计 在河北省的 62 家医疗机构中,2018 年住院共治疗 6 个重点病种患者 4 111 例。按照平均出院患者例数排序,排名前 3 位的病种依次为:腮腺良性肿瘤、口腔颌面部间隙感染、上颌骨骨折。其中舌癌平均住院日最长,牙颌面畸形平均住院日最短。舌癌平均住院费用最高,先天性唇裂平均住院费用最低(表 2-57)。

表 2-57 2018 年河北省口腔住院 6 个重点病种的 3 项质控指标年平均值比较

重点病种	平均出院患者例数	平均住院日 / 天	平均住院费用 / 元
腮腺良性肿瘤	25.84	8.95	9 900.36
口腔颌面部间隙感染	22.39	9.07	6 485.87
上颌骨骨折	10.29	11.63	18 888.00
舌癌	3.63	14.86	22 412.51
先天性唇裂	2.74	6.88	5 595.12
牙颌面畸形	1.42	6.67	6 574.48

2. 2018 年重点手术及操作数据统计　在河北省的 62 家医疗机构中，2018 年住院共治疗 7 个重点手术及操作患者 1 922 例。按照平均手术例数排序，排名前 3 位的手术及操作依次为：腮腺肿物切除 + 面神经解剖术、口腔颌面部肿瘤切除整复术、舌癌扩大切除术 + 颈淋巴清扫术。其中游离腓骨复合组织瓣移植术平均住院日最长，唇裂修复术平均住院日最短。游离腓骨复合组织瓣移植术平均住院费用最高，唇裂修复术平均住院费用最低（表 2-58）。

表 2-58　2018 年河北省口腔住院 7 个重点手术及操作的 3 项质控指标年平均值比较

重点手术及操作	平均手术例数	平均住院日 / 天	平均住院费用 / 元
腮腺肿物切除 + 面神经解剖术	21.69	9.28	11 390.72
口腔颌面部肿瘤切除整复术	2.89	17.68	37 887.36
舌癌扩大切除术 + 颈淋巴清扫术	2.69	16.48	30 194.56
唇裂修复术	2.56	7.64	6 452.80
放射性粒子组织间植入术	0.69	17.12	42 121.44
游离腓骨复合组织瓣移植术	0.29	20.89	67 555.56
牙颌面畸形矫正术：上颌 LeFort Ⅰ 型截骨术 + 双侧下颌升支劈开截骨术	0.18	10.64	12 370.80

（三）2017—2018 年医疗质量数据比较

2017—2018 年医疗质量数据比较见表 2-59，表 2-60。

表 2-59　河北省 97 家医疗机构口腔门诊重点病种、重点技术在不同年份中的年服务量构成比比较

分类	质控指标	2018 年 /%	2017 年 /%	增量 /%	变化趋势
门诊重点病种	慢性根尖周炎	20.98	23.00	−2.03	↓
	急性牙髓炎	17.67	16.58	1.10	↑
	慢性牙周炎	16.53	17.62	−1.09	↓
	下颌阻生第三磨牙	15.01	13.44	1.57	↑
	牙列缺损	10.59	10.76	−0.17	↓
	错𬌗畸形	10.66	10.25	0.41	↑
	牙列缺失	2.98	3.38	−0.41	↓
	口腔扁平苔藓	2.21	1.61	0.60	↑
	颞下颌关节紊乱病	1.74	2.07	−0.33	↓
	年轻恒牙牙外伤	1.63	1.29	0.35	↑
门诊重点技术	根管治疗术	36.85	38.46	−1.61	↓
	牙周洁治术	17.06	17.68	−0.62	↓
	阻生牙拔除术	14.79	12.89	1.91	↑
	烤瓷冠修复技术	8.92	9.49	−0.58	↓
	错𬌗畸形矫治术	9.62	6.90	2.72	↑
	慢性牙周炎系统治疗	5.57	6.22	−0.64	↓
	可摘局部义齿修复技术	4.61	5.66	−1.06	↓
	全口义齿修复技术	1.30	1.48	−0.18	↓
	种植体植入术	1.28	1.23	0.05	↑

表 2-60 河北省 30 家医疗机构口腔住院重点病种、重点手术及操作在不同年份中的年服务量构成比比较

分类	质控指标	2018 年 /%	2017/%	增量 /%	变化趋势
住院重点病种	腮腺良性肿瘤	37.72	32.23	5.49	↑
	口腔颌面部间隙感染	34.36	31.22	3.15	↑
	上颌骨骨折	14.84	13.79	1.05	↑
	舌癌	7.69	6.62	1.06	↑
	牙颌面畸形	1.24	9.84	−8.60	↓
	先天性唇裂	4.15	6.30	−2.15	↓
住院重点手术及操作	腮腺肿物切除 + 面神经解剖术	66.80	65.66	1.14	↑
	口腔颌面部肿瘤切除整复术	11.07	11.08	−0.01	↓
	唇裂修复术	8.50	11.39	−2.89	↓
	舌癌扩大切除术 + 颈淋巴清扫术	9.86	7.89	1.98	↑
	放射性粒子组织间植入术	3.13	3.82	−0.70	↓
	游离腓骨复合组织瓣移植术	0.40	0.16	0.24	↑
	牙颌面畸形矫正术：上颌 LeFort Ⅰ 型截骨术 + 双侧下颌升支劈开截骨术	0.24	0.00	0.24	↑

十一、河 南 省

（一）口腔门诊工作量统计

1. **2018 年重点病种工作量统计** 在河南省的 100 家医疗机构中,2018 年门诊共治疗 10 个重点病种患者 859 183 人次,按照平均就诊人次排序,排名前 5 位的病种依次为:错𬌗畸形、慢性根尖周炎、下颌阻生第三磨牙、急性牙髓炎、慢性牙周炎(表 2-61,图 2-21)。

表 2-61 2018 年河南省口腔门诊 10 个重点病种在不同医疗机构中的年平均就诊人次比较

重点病种	三级公立 (27 家)	三级民营 (2 家)	二级公立 (56 家)	二级民营 (15 家)	平均值 (100 家)
错𬌗畸形	4 869.52	230.00	380.25	473.80	1 603.38
慢性根尖周炎	3 201.70	825.00	759.36	819.40	1 429.11
下颌阻生第三磨牙	3 011.19	610.00	703.48	836.73	1 344.68
急性牙髓炎	2 181.22	707.50	894.16	1 005.87	1 254.69
慢性牙周炎	2 627.74	725.00	592.23	1 078.53	1 217.42
牙列缺损	1 738.11	1 080.00	614.43	1 348.20	1 037.20
牙列缺失	454.96	509.00	184.95	144.20	258.22
颞下颌关节紊乱病	407.96	30.00	105.27	47.13	176.77
年轻恒牙牙外伤	240.04	276.00	120.93	55.93	146.44
口腔扁平苔藓	337.33	151.00	47.36	22.00	123.92
合计	19 069.78	5 143.50	4 402.41	5 831.80	8 591.83

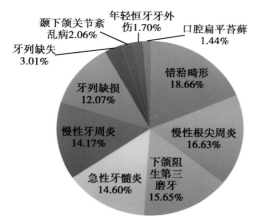

图 2-21　河南省口腔门诊 10 个重点病种患者人次构成比

2. 2018 年重点技术工作量统计　在河南省的 100 家医疗机构中,2018 年门诊 9 个重点技术患者服务总量 872 734 人次,按照平均就诊人次排序,排名前 5 位的技术依次为:根管治疗术、阻生牙拔除术、牙周洁治术、错殆畸形矫治术、烤瓷冠修复技术(表 2-62,图 2-22)。

表 2-62　2018 年河南省口腔门诊 9 个重点技术在不同医疗机构中的年平均就诊人次比较

重点技术	三级公立 (27 家)	三级民营 (2 家)	二级公立 (56 家)	二级民营 (15 家)	平均值 (100 家)
根管治疗术	7 584.67	1 100.00	1 173.54	1 626.27	2 970.98
阻生牙拔除术	3 352.37	405.00	594.34	1 198.00	1 425.77
牙周洁治术	2 912.48	575.00	572.77	1 611.87	1 360.40
错殆畸形矫治术	3 579.07	125.00	238.54	279.40	1 144.34
烤瓷冠修复技术	1 498.44	640.00	370.14	542.47	706.03
慢性牙周炎系统治疗	1 357.04	255.00	161.77	133.73	482.15
可摘局部义齿修复技术	965.63	570.00	235.21	238.20	439.57
全口义齿修复技术	161.00	255.00	85.21	72.87	107.22
种植体植入术	168.74	0.00	15.55	244.07	90.88
合计	21 579.44	3 925.00	3 447.07	5 946.87	8 727.34

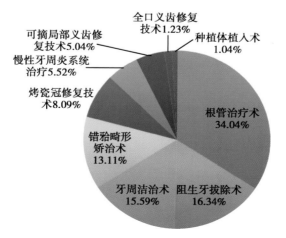

图 2-22　河南省口腔门诊 9 个重点技术患者人次构成比

（二）口腔住院医疗质量数据统计

1. 2018 年重点病种数据统计　在河南省的 36 家医疗机构中，2018 年住院共治疗 6 个重点病种患者 4 207 例。按照平均出院患者例数排序，排名前 3 位的病种依次为：口腔颌面部间隙感染、腮腺良性肿瘤、上颌骨骨折。其中舌癌平均住院日最长，先天性唇裂平均住院日最短。牙颌面畸形平均住院费用最高，先天性唇裂平均住院费用最低（表 2-63）。

表 2-63　2018 年河南省口腔住院 6 个重点病种的 3 项质控指标年平均值比较

重点病种	平均出院患者例数	平均住院日 / 天	平均住院费用 / 元
口腔颌面部间隙感染	36.00	9.65	7 016.64
腮腺良性肿瘤	34.19	8.78	9 109.48
上颌骨骨折	17.19	10.91	19 511.13
舌癌	15.28	13.43	23 862.62
先天性唇裂	10.81	8.24	4 700.03
牙颌面畸形	3.39	10.68	25 649.90

2. 2018 年重点手术及操作数据统计　在河南省的 36 家医疗机构中，2018 年住院共治疗 7 个重点手术及操作患者 2 789 例。按照平均手术例数排序，排名前 3 位的手术及操作依次为：腮腺肿物切除 + 面神经解剖术、口腔颌面部肿瘤切除整复术、唇裂修复术。其中游离腓骨复合组织瓣移植 + 术平均住院日最长，唇裂修复术平均住院日最短。游离腓骨复合组织瓣移植术平均住院费用最高，唇裂修复术平均住院费用最低（表 2-64）。

表 2-64　2018 年河南省口腔住院 7 个重点手术及操作的 3 项质控指标年平均值比较

重点手术及操作	平均手术例数	平均住院日 / 天	平均住院费用 / 元
腮腺肿物切除 + 面神经解剖术	39.64	9.40	10 355.17
口腔颌面部肿瘤切除整复术	11.08	12.71	24 951.90
唇裂修复术	10.25	7.53	5 004.36
舌癌扩大切除术 + 颈淋巴清扫术	9.33	13.54	33 638.85
放射性粒子组织间植入术	3.97	9.18	33 526.38
游离腓骨复合组织瓣移植术	2.17	21.23	67 518.51
牙颌面畸形矫正术：上颌 LeFort Ⅰ 型截骨术 + 双侧下颌升支劈开截骨术	1.03	11.90	45 845.12

（三）2017—2018 年医疗质量数据比较

2017—2018 年医疗质量数据比较见表 2-65，表 2-66。

表 2-65　河南省 48 家医疗机构口腔门诊重点病种、重点技术在不同年份中的年服务量构成比比较

分类	质控指标	2018 年 /%	2017 年 /%	增量 /%	变化趋势
门诊重点病种	错牙合畸形	25.12	17.29	7.82	↑
	下颌阻生第三磨牙	15.79	15.70	0.08	↑
	慢性牙周炎	13.35	16.31	−2.96	↓
	慢性根尖周炎	14.81	14.15	0.66	↑
	急性牙髓炎	12.44	13.81	−1.38	↓
	牙列缺损	11.18	10.81	0.37	↑
	牙列缺失	2.10	3.73	−1.64	↓
	颞下颌关节紊乱病	2.08	2.87	−0.79	↓
	年轻恒牙牙外伤	1.47	3.28	−1.81	↓
	口腔扁平苔藓	1.68	2.04	−0.35	↓
门诊重点技术	根管治疗术	32.86	26.71	6.15	↑
	阻生牙拔除术	16.98	14.81	2.17	↑
	牙周洁治术	14.58	16.24	−1.66	↓
	错牙合畸形矫治术	17.12	12.67	4.45	↑
	烤瓷冠修复技术	6.42	10.50	−4.08	↓
	慢性牙周炎系统治疗	5.73	10.18	−4.45	↓
	可摘局部义齿修复技术	4.14	5.76	−1.62	↓
	全口义齿修复技术	0.98	2.25	−1.27	↓
	种植体植入术	1.19	0.89	0.31	↑

表 2-66　河南省 18 家医疗机构口腔住院重点病种、重点手术及操作在不同年份中的年服务量构成比比较

分类	质控指标	2018/%	2017/%	增量 /%	变化趋势
住院重点病种	腮腺良性肿瘤	27.84	37.33	−9.49	↓
	口腔颌面部间隙感染	28.40	19.63	8.77	↑
	先天性唇裂	10.50	17.73	−7.23	↓
	上颌骨骨折	14.33	11.88	2.45	↑
	舌癌	16.03	7.01	9.01	↑
	牙颌面畸形	2.91	6.42	−3.51	↓
住院重点手术及操作	腮腺肿物切除 + 面神经解剖术	50.71	57.78	−7.07	↓
	唇裂修复术	14.93	18.07	−3.14	↓
	舌癌扩大切除术 + 颈淋巴清扫术	14.22	7.84	6.39	↑
	口腔颌面部肿瘤切除整复术	12.04	6.29	5.75	↑
	放射性粒子组织间植入术	3.34	4.37	−1.03	↓
	游离腓骨复合组织瓣移植术	3.01	3.73	−0.72	↓
	牙颌面畸形矫正术：上颌 LeFort Ⅰ 型截骨术 + 双侧下颌升支劈开截骨术	1.75	1.92	−0.17	↓

十二、黑龙江省

(一)口腔门诊工作量统计

1. 2018年重点病种工作量统计 在黑龙江省的48家医疗机构中,2018年门诊共治疗10个重点病种患者306 974人次,按照平均就诊人次排序,排名前5位的病种依次为:慢性根尖周炎、牙列缺损、急性牙髓炎、错𬌗畸形、慢性牙周炎(表2-67,图2-23)。

表2-67 2018年黑龙江省口腔门诊10个重点病种在不同医疗机构中的年平均就诊人次比较

重点病种	三级公立 (23家)	三级民营 (3家)	二级公立 (20家)	二级民营 (2家)	平均值 (48家)
慢性根尖周炎	2 578.09	775.00	739.45	361.50	1 606.94
牙列缺损	1 429.52	471.67	599.60	61.00	966.83
急性牙髓炎	1 134.87	806.67	849.00	256.00	958.63
错𬌗畸形	1 277.87	73.33	680.40	0.00	900.40
慢性牙周炎	1 195.30	760.00	382.25	403.00	796.31
下颌阻生第三磨牙	1 036.09	540.67	227.30	151.50	631.27
牙列缺失	275.70	220.00	124.95	23.00	198.88
口腔扁平苔藓	229.04	108.00	14.30	1.00	122.50
颞下颌关节紊乱病	184.30	110.00	51.30	26.50	117.67
年轻恒牙牙外伤	168.65	46.33	27.60	16.00	95.88
合计	9 509.43	3 911.67	3 696.15	1 299.50	6 395.29

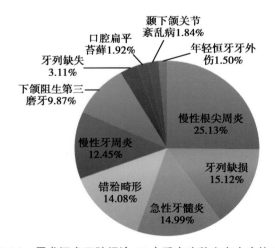

图2-23 黑龙江省口腔门诊10个重点病种患者人次构成比

2. 2018年重点技术工作量统计 在黑龙江省的48家医疗机构中,2018年门诊9个重点技术患者服务总量307 859人次,按照平均就诊人次排序,排名前5位的技术依次为:根管治疗术、牙周洁治术、错𬌗畸形矫治术、烤瓷冠修复技术、阻生牙拔除术(表2-68,图2-24)。

表 2-68 2018 年黑龙江省口腔门诊 9 个重点技术在不同医疗机构中的年平均就诊人次比较

重点技术	三级公立 （23 家）	三级民营 （3 家）	二级公立 （20 家）	二级民营 （2 家）	平均值 （48 家）
根管治疗术	4 857.83	926.67	1 072.95	111.00	2 837.31
牙周洁治术	1 171.96	1 086.67	296.45	280.50	764.69
错𬌗畸形矫治术	877.65	70.67	645.90	0.00	694.08
烤瓷冠修复技术	954.70	420.00	401.75	53.00	653.31
阻生牙拔除术	801.35	476.67	262.20	59.50	525.50
可摘局部义齿修复技术	671.96	253.33	218.85	25.00	430.04
慢性牙周炎系统治疗	602.13	466.67	99.65	103.00	363.50
全口义齿修复技术	168.96	86.67	70.75	16.00	116.52
种植体植入术	45.83	40.00	10.35	0.00	28.77
合计	10 152.35	3 827.33	3 078.85	648.00	6 413.73

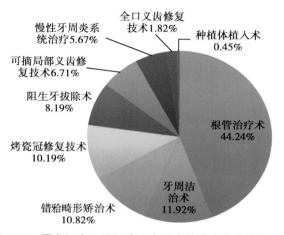

图 2-24 黑龙江省口腔门诊 9 个重点技术患者人次构成比

（二）口腔住院医疗质量数据统计

1. **2018 年重点病种数据统计** 在黑龙江省的 16 家医疗机构中，2018 年住院共治疗 6 个重点病种患者 1 480 例。按照平均出院患者例数排序，排名前 3 位的病种依次为：腮腺良性肿瘤、口腔颌面部间隙感染、上颌骨骨折。其中上颌骨骨折平均住院日最长，先天性唇裂平均住院日最短。上颌骨骨折平均住院费用最高，先天性唇裂平均住院费用最低（表 2-69）。

表 2-69 2018 年黑龙江省口腔住院 6 个重点病种的 3 项质控指标年平均值比较

重点病种	平均出院患者例数	平均住院日 / 天	平均住院费用 / 元
腮腺良性肿瘤	41.31	8.38	10 525.16
口腔颌面部间隙感染	27.50	10.98	9 959.19
上颌骨骨折	12.56	12.40	31 467.26
舌癌	4.94	11.83	25 996.60
牙颌面畸形	4.44	7.35	29 478.45
先天性唇裂	1.75	5.11	2 906.29

2. 2018 年重点手术及操作数据统计　在黑龙江省的 16 家医疗机构中,2018 年住院共治疗 7 个重点手术及操作患者 729 例。按照平均手术例数排序,排名前 3 位的手术及操作依次为:腮腺肿物切除 + 面神经解剖术、口腔颌面部肿瘤切除整复术、舌癌扩大切除术 + 颈淋巴清扫术。其中游离腓骨复合组织瓣移植术平均住院日最长,唇裂修复术平均住院日最短。游离腓骨复合组织瓣移植术平均住院费用最高,唇裂修复术平均住院费用最低(表 2-70)。

表 2-70　2018 年黑龙江省口腔住院 7 个重点手术及操作的 3 项质控指标年平均值比较

重点手术及操作	平均手术例数	平均住院日 / 天	平均住院费用 / 元
腮腺肿物切除 + 面神经解剖术	31.31	7.32	10 652.77
口腔颌面部肿瘤切除整复术	5.25	8.69	27 600.00
舌癌扩大切除术 + 颈淋巴清扫术	3.94	9.82	25 464.21
唇裂修复术	2.63	4.76	3 009.62
游离腓骨复合组织瓣移植术	1.38	19.82	136 600.00
牙颌面畸形矫正术:上颌 LeFort Ⅰ 型截骨术 + 双侧下颌升支劈开截骨术	1.06	9.17	75 876.27
放射性粒子组织间植入术	0.00	—	—

(三) 2017—2018 年医疗质量数据比较

2017—2018 年医疗质量数据比较见表 2-71,表 2-72。

表 2-71　黑龙江省 24 家医疗机构口腔门诊重点病种、重点技术在不同年份中的年服务量构成比比较

分类	质控指标	2018 年 /%	2017 年 /%	增量 /%	变化趋势
门诊重点病种	慢性根尖周炎	27.70	20.21	7.49	↑
	慢性牙周炎	13.35	16.15	−2.80	↓
	急性牙髓炎	12.97	15.18	−2.21	↓
	牙列缺损	14.18	13.94	0.25	↑
	错𬌗畸形	11.16	8.06	3.10	↑
	下颌阻生第三磨牙	12.01	6.43	5.58	↑
	口腔扁平苔藓	1.45	7.79	−6.33	↓
	颞下颌关节紊乱病	1.94	6.61	−4.67	↓
	牙列缺失	3.32	4.29	−0.97	↓
	年轻恒牙牙外伤	1.90	1.34	0.56	↑
门诊重点技术	根管治疗术	48.67	49.67	−0.99	↓
	烤瓷冠修复技术	9.41	12.51	−3.10	↓
	牙周洁治术	10.61	9.95	0.66	↑
	阻生牙拔除术	8.52	6.99	1.53	↑
	错𬌗畸形矫治术	8.70	5.37	3.33	↑
	慢性牙周炎系统治疗	6.14	6.08	0.06	↑
	可摘局部义齿修复技术	5.99	6.02	−0.03	↓
	全口义齿修复技术	1.47	3.20	−1.73	↓
	种植体植入术	0.50	0.22	0.28	↑

表 2-72　黑龙江省 7 家医疗机构口腔住院重点病种、重点手术及操作在不同年份中的年服务量构成比比较

分类	质控指标	2018/%	2017 年 /%	增量 /%	变化趋势
住院重点病种	腮腺良性肿瘤	49.03	55.10	−6.07	↓
	口腔颌面部间隙感染	25.30	14.67	10.63	↑
	上颌骨骨折	7.75	9.75	−2.00	↓
	舌癌	8.11	6.53	1.58	↑
	先天性唇裂	3.27	9.75	−6.48	↓
	牙颌面畸形	6.54	4.20	2.33	↑
住院重点手术及操作	腮腺肿物切除 + 面神经解剖术	58.32	45.10	13.22	↑
	口腔颌面部肿瘤切除整复术	15.51	38.67	−23.16	↓
	唇裂修复术	7.48	7.97	−0.49	↓
	舌癌扩大切除术 + 颈淋巴清扫术	11.40	4.90	6.50	↑
	牙颌面畸形矫正术:上颌 LeFort Ⅰ 型截骨术 + 双侧下颌升支劈开截骨术	3.18	1.97	1.20	↑
	游离腓骨复合组织瓣移植术	4.11	1.39	2.72	↑
	放射性粒子组织间植入术	0.00	0.00	0.00	—

十三、湖 北 省

(一)口腔门诊工作量统计

1. **2018 年重点病种工作量统计**　在湖北省的 90 家医疗机构中,2018 年门诊共治疗 10 个重点病种患者 1 143 019 人次,按照平均就诊人次排序,排名前 5 位的病种依次为:慢性根尖周炎、慢性牙周炎、牙列缺损、下颌阻生第三磨牙、急性牙髓炎(表 2-73,图 2-25)。

表 2-73　2018 年湖北省口腔门诊 10 个重点病种在不同医疗机构中的年平均就诊人次比较

重点病种	三级公立(47 家)	三级民营(5 家)	二级公立(34 家)	二级民营(4 家)	平均值(90 家)
慢性根尖周炎	3 463.21	1 083.20	1 076.32	123.25	2 280.83
慢性牙周炎	3 451.62	1 824.60	818.12	252.00	2 224.14
牙列缺损	3 060.34	498.80	927.85	64.00	1 979.26
下颌阻生第三磨牙	3 014.51	1 003.60	830.32	164.75	1 951.00
急性牙髓炎	2 584.91	933.00	1 247.74	188.25	1 881.47
错𬌗畸形	2 280.19	214.80	343.32	96.50	1 336.69
牙列缺失	653.11	118.00	211.26	69.25	430.51
颞下颌关节紊乱病	528.87	48.40	76.53	4.00	307.97
年轻恒牙牙外伤	248.21	31.80	69.35	11.00	158.08
口腔扁平苔藓	256.34	15.00	40.65	4.75	150.27
合计	19 541.32	5 771.20	5 641.47	977.75	12 700.21

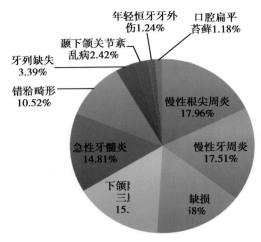

图 2-25 湖北省口腔门诊 10 个重点病种患者人次构成比

2. 2018 年重点技术工作量统计 在湖北省的 90 家医疗机构中,2018 年门诊 9 个重点技术患者服务总量 1 151 570 人次,按照平均就诊人次排序,排名前 5 位的技术依次为:根管治疗术、错拾畸形矫治术、牙周洁治术、阻生牙拔除术、烤瓷冠修复技术(表 2-74,图 2-26)。

表 2-74 2018 年湖北省口腔门诊 9 个重点技术在不同医疗机构中的年平均就诊人次比较

重点技术	三级公立 (47 家)	三级民营 (5 家)	二级公立 (34 家)	二级民营 (4 家)	平均值 (90 家)
根管治疗术	6 377.87	1 217.00	2 173.35	365.00	4 235.54
错拾畸形矫治术	3 963.34	158.00	236.35	93.50	2 171.97
牙周洁治术	2 943.77	517.00	720.53	456.75	1 858.52
阻生牙拔除术	2 813.23	1 072.60	753.21	187.75	1 821.61
烤瓷冠修复技术	1 755.81	328.60	753.65	235.00	1 230.33
可摘局部义齿修复技术	848.62	70.00	378.35	40.25	591.78
慢性牙周炎系统治疗	940.72	153.60	190.56	44.75	573.78
种植体植入术	293.28	94.60	38.18	50.50	175.08
全口义齿修复技术	168.17	59.20	116.41	34.25	136.61
合计	20 104.81	3 670.60	5 360.59	1 507.75	12 795.22

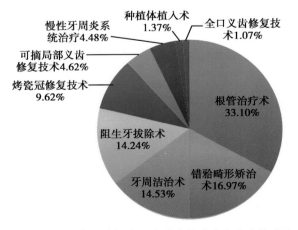

图 2-26 湖北省口腔门诊 9 个重点技术患者人次构成比

（二）口腔住院医疗质量数据统计

1. 2018 年重点病种数据统计 在湖北省的 48 家医疗机构中，2018 年住院共治疗 6 个重点病种患者 4 643 例。按照平均出院患者例数排序，排名前 3 位的病种依次为：口腔颌面部间隙感染、腮腺良性肿瘤、牙颌面畸形。其中舌癌平均住院日最长，口腔颌面部间隙感染平均住院日最短。舌癌平均住院费用最高，口腔颌面部间隙感染平均住院费用最低（表 2-75）。

表 2-75 2018 年湖北省口腔住院 6 个重点病种的 3 项质控指标年平均值比较

重点病种	平均出院患者例数	平均住院日 / 天	平均住院费用 / 元
口腔颌面部间隙感染	28.17	7.94	6 980.79
腮腺良性肿瘤	26.27	9.70	13 211.98
牙颌面畸形	13.13	9.93	26 763.39
上颌骨骨折	10.83	13.19	24 278.49
舌癌	9.75	13.46	36 521.55
先天性唇裂	8.58	8.43	10 087.37

2. 2018 年重点手术及操作数据统计 在湖北省的 48 家医疗机构中，2018 年住院共治疗 7 个重点手术及操作患者 3 047 例。按照平均手术例数排序，排名前 3 位的手术及操作依次为：腮腺肿物切除 + 面神经解剖术、口腔颌面部肿瘤切除整复术、唇裂修复术。其中游离腓骨复合组织瓣移植术平均住院日最长，唇裂修复术平均住院日最短。游离腓骨复合组织瓣移植术平均住院费用最高，唇裂修复术平均住院费用最低（表 2-76）。

表 2-76 2018 年湖北省口腔住院 7 个重点手术及操作的 3 项质控指标年平均值比较

重点手术及操作	平均手术例数	平均住院日 / 天	平均住院费用 / 元
腮腺肿物切除 + 面神经解剖术	35.50	9.79	14 616.41
口腔颌面部肿瘤切除整复术	11.40	14.29	37 990.33
唇裂修复术	8.21	8.92	10 673.03
舌癌扩大切除术 + 颈淋巴清扫术	5.35	16.39	47 617.16
牙颌面畸形矫正术：上颌 LeFort Ⅰ型截骨术 + 双侧下颌升支劈开截骨术	2.21	10.08	50 658.81
游离腓骨复合组织瓣移植术	0.50	23.45	93 546.51
放射性粒子组织间植入术	0.31	12.67	39 062.99

（三）2017—2018 年医疗质量数据比较

2017—2018 年医疗质量数据比较见表 2-77，表 2-78。

表 2-77 湖北省 51 家医疗机构口腔门诊重点病种、重点技术在不同年份中的年服务量构成比比较

分类	质控指标	2018 年 /%	2017 年 /%	增量 /%	变化趋势
门诊重点病种	慢性根尖周炎	18.55	18.49	0.05	↑
	慢性牙周炎	17.47	18.32	−0.85	↓
	牙列缺损	15.46	17.24	−1.78	↓
	下颌阻生第三磨牙	16.89	15.71	1.17	↑
	急性牙髓炎	13.73	14.76	−1.03	↓
	错𬌗畸形	8.56	5.63	2.93	↑
	牙列缺失	3.57	3.56	0.02	↑
	颞下颌关节紊乱病	2.90	3.47	−0.57	↓
	口腔扁平苔藓	1.40	1.66	−0.27	↓
	年轻恒牙牙外伤	1.48	1.15	0.33	↑
门诊重点技术	根管治疗术	31.68	37.44	−5.75	↓
	牙周洁治术	14.24	18.87	−4.63	↓
	阻生牙拔除术	13.90	12.97	0.93	↑
	错𬌗畸形矫治术	20.44	4.04	16.40	↑
	烤瓷冠修复技术	8.39	12.41	−4.02	↓
	可摘局部义齿修复技术	4.11	6.71	−2.60	↓
	慢性牙周炎系统治疗	5.07	4.97	0.10	↑
	种植体植入术	1.36	1.41	−0.06	↓
	全口义齿修复技术	0.82	1.18	−0.36	↓

表 2-78 湖北省 27 家医疗机构口腔住院重点病种、重点手术及操作在不同年份中的年服务量构成比比较

分类	质控指标	2018/%	2017/%	增量 /%	变化趋势
住院重点病种	腮腺良性肿瘤	24.34	27.07	−2.74	↓
	口腔颌面部间隙感染	27.40	23.51	3.89	↑
	牙颌面畸形	16.49	13.54	2.96	↑
	上颌骨骨折	10.42	13.35	−2.93	↓
	先天性唇裂	10.39	12.59	−2.20	↓
	舌癌	10.96	9.94	1.02	↑
住院重点手术及操作	腮腺肿物切除 + 面神经解剖术	52.92	42.43	10.50	↑
	口腔颌面部肿瘤切除整复术	17.23	21.00	−3.78	↓
	唇裂修复术	14.74	19.60	−4.85	↓
	舌癌扩大切除术 + 颈淋巴清扫术	9.42	11.02	−1.60	↓
	牙颌面畸形矫正术:上颌 LeFort Ⅰ型截骨术 + 双侧下颌升支劈开截骨术	4.21	3.23	0.97	↑
	游离腓骨复合组织瓣移植术	0.88	1.36	−0.48	↓
	放射性粒子组织间植入术	0.60	1.36	−0.76	↓

十四、湖　南　省

（一）口腔门诊工作量统计

1. 2018 年重点病种工作量统计　在湖南省的 55 家医疗机构中,2018 年门诊共治疗 10 个重点病种患者 601 433 人次,按照平均就诊人次排序,排名前 5 位的病种依次为:慢性牙周炎、慢性根尖周炎、急性牙髓炎、牙列缺损、下颌阻生第三磨牙(表 2-79,图 2-27)。

表 2-79　2018 年湖南省口腔门诊 10 个重点病种在不同医疗机构中的年平均就诊人次比较

重点病种	三级公立 （25 家）	三级民营 （1 家）	二级公立 （26 家）	二级民营 （3 家）	平均值 （55 家）
慢性牙周炎	4 583.28	952.00	690.04	284.00	2 442.31
慢性根尖周炎	3 550.72	1 807.00	674.81	360.67	1 985.49
急性牙髓炎	3 405.40	2 870.00	663.46	368.00	1 933.80
牙列缺损	2 679.88	150.00	794.88	992.00	1 650.73
下颌阻生第三磨牙	2 609.68	0.00	478.23	467.33	1 437.78
错𬌗畸形	1 270.80	470.00	138.08	788.00	694.44
牙列缺失	566.60	310.00	164.50	94.67	346.11
颞下颌关节紊乱病	235.96	128.00	100.00	14.67	157.65
年轻恒牙牙外伤	267.92	0.00	52.23	14.33	147.25
口腔扁平苔藓	268.92	56.00	34.35	1.67	139.58
合计	19 439.16	6 743.00	3 790.58	3 385.33	10 935.15

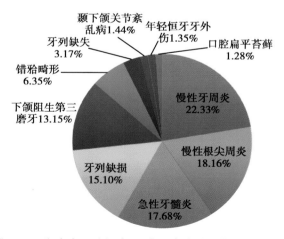

图 2-27　湖南省口腔门诊 10 个重点病种患者人次构成比

2. 2018 年重点技术工作量统计　在湖南省的 55 家医疗机构中,2018 年门诊 9 个重点技术患者服务总量 440 399 人次,按照平均就诊人次排序,排名前 5 位的技术依次为:根管治疗术、牙周洁治术、阻生牙拔除术、烤瓷冠修复技术、慢性牙周炎系统治疗(表 2-80,图 2-28)。

表 2-80　湖南省口腔门诊 9 个重点技术在不同医疗机构中的年平均就诊人次比较

重点技术	三级公立 （25 家）	三级民营 （1 家）	二级公立 （26 家）	二级民营 （3 家）	平均值 （55 家）
根管治疗术	4 481.80	1 230.00	1 355.12	1 238.33	2 767.69
牙周洁治术	2 789.80	129.00	347.15	509.67	1 462.35
阻生牙拔除术	2 014.28	651.00	519.27	744.00	1 213.47
烤瓷冠修复技术	1 383.80	205.00	564.23	761.33	940.98
慢性牙周炎系统治疗	1 235.28	0.00	126.19	179.67	630.95
错𬌗畸形矫治术	676.72	51.00	81.54	771.33	389.15
可摘局部义齿修复技术	581.92	24.00	238.62	99.67	383.18
全口义齿修复技术	185.36	0.00	65.54	51.00	118.02
种植体植入术	197.72	17.00	6.77	148.33	101.47
合计	13 546.68	2 307.00	3 304.42	4 503.33	8 007.25

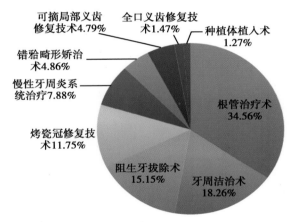

图 2-28　湖南省口腔门诊 9 个重点技术患者人次构成比

（二）口腔住院医疗质量数据统计

1. 2018 年重点病种数据统计　在湖南省的 21 家医疗机构中,2018 年住院共治疗 6 个重点病种患者 1 960 例。按照平均出院患者例数排序,排名前 3 位的病种依次为:舌癌、腮腺良性肿瘤、口腔颌面部间隙感染。其中舌癌平均住院日最长,先天性唇裂平均住院日最短。舌癌平均住院费用最高,口腔颌面部间隙感染平均住院费用最低(表 2-81)。

表 2-81　2018 年湖南省口腔住院 6 个重点病种的 3 项质控指标年平均值比较

重点病种	平均出院患者例数	平均住院日 / 天	平均住院费用 / 元
舌癌	28.95	17.35	62 901.06
腮腺良性肿瘤	23.19	9.59	13 268.23
口腔颌面部间隙感染	22.00	7.54	4 941.21
上颌骨骨折	10.57	13.95	20 314.96
先天性唇裂	6.05	5.69	7 375.73
牙颌面畸形	2.57	10.18	24 734.59

2. 2018年重点手术及操作数据统计　在湖南省的21家医疗机构中,2018年住院共治疗7个重点手术及操作患者1 599例。按照平均手术例数排序,排名前3位的手术及操作依次为:腮腺肿物切除＋面神经解剖术、舌癌扩大切除术＋颈淋巴清扫术、口腔颌面部肿瘤切除整复术。其中舌癌扩大切除术＋颈淋巴清扫术平均住院日最长,唇裂修复术平均住院日最短。舌癌扩大切除术＋颈淋巴清扫术平均住院费用最高,唇裂修复术平均住院费用最低(表2-82)。

表2-82　2018年湖南省口腔住院7个重点手术及操作的3项质控指标年平均值比较

重点手术及操作	平均手术例数	平均住院日/天	平均住院费用/元
腮腺肿物切除＋面神经解剖术	28.52	10.72	19 234.71
舌癌扩大切除术＋颈淋巴清扫术	25.86	18.38	78 564.41
口腔颌面部肿瘤切除整复术	11.48	13.85	26 127.01
唇裂修复术	5.90	6.08	8 363.57
游离腓骨复合组织瓣移植术	3.48	17.33	67 419.82
牙颌面畸形矫正术:上颌LeFort I型截骨术＋双侧下颌升支劈开截骨术	0.81	12.96	54 056.57
放射性粒子组织间植入术	0.10	11.50	35 667.55

(三)2017—2018年医疗质量数据比较

2017—2018年医疗质量数据比较见表2-83,表2-84。

表2-83　湖南省24家医疗机构口腔门诊重点病种、重点技术在不同年份中的年服务量构成比比较

分类	质控指标	2018年/%	2017年/%	增量/%	变化趋势
门诊重点病种	慢性牙周炎	23.52	22.14	1.38	↑
	急性牙髓炎	18.21	18.81	−0.60	↓
	慢性根尖周炎	17.84	13.48	4.36	↑
	错𬌗畸形	5.38	19.59	−14.22	↓
	牙列缺损	15.39	9.17	6.21	↑
	下颌阻生第三磨牙	13.01	10.66	2.35	↑
	牙列缺失	2.96	2.83	0.12	↑
	年轻恒牙牙外伤	1.27	1.23	0.04	↑
	口腔扁平苔藓	1.33	1.17	0.15	↑
	颞下颌关节紊乱病	1.11	0.91	0.20	↑
门诊重点技术	根管治疗术	34.89	18.71	16.18	↑
	牙周洁治术	20.36	23.68	−3.32	↓
	慢性牙周炎系统治疗	8.47	17.79	−9.33	↓
	错𬌗畸形矫治术	4.09	18.90	−14.81	↓
	阻生牙拔除术	14.73	10.67	4.07	↑
	烤瓷冠修复技术	9.90	6.11	3.79	↑
	可摘局部义齿修复技术	4.64	2.37	2.27	↑
	全口义齿修复技术	1.37	0.96	0.41	↑
	种植体植入术	1.56	0.81	0.75	↑

表 2-84　湖南省 10 家医疗机构口腔住院重点病种、重点手术及操作在不同年份中的年服务量构成比比较

分类	质控指标	2018/%	2017/%	增量 /%	变化趋势
住院重点病种	舌癌	30.71	28.82	1.89	↑
	腮腺良性肿瘤	25.02	19.79	5.23	↑
	口腔颌面部间隙感染	23.32	20.04	3.28	↑
	上颌骨骨折	8.82	14.97	−6.15	↓
	先天性唇裂	8.91	14.72	−5.81	↓
	牙颌面畸形	3.22	1.67	1.55	↑
住院重点手术及操作	腮腺肿物切除 + 面神经解剖术	38.45	36.27	2.18	↑
	舌癌扩大切除术 + 颈淋巴清扫术	30.19	30.79	−0.60	↓
	口腔颌面部肿瘤切除整复术	14.97	16.83	−1.86	↓
	唇裂修复术	10.71	12.22	−1.51	↓
	游离腓骨复合组织瓣移植术	4.77	2.70	2.08	↑
	牙颌面畸形矫正术：上颌 LeFort Ⅰ型截骨术 + 双侧下颌升支劈开截骨术	0.65	0.79	−0.15	↓
	放射性粒子组织间植入术	0.26	0.40	−0.14	↓

十五、吉　林　省

（一）口腔门诊工作量统计

1. **2018 年重点病种工作量统计**　在吉林省的 35 家医疗机构中，2018 年门诊共治疗 10 个重点病种患者 380 939 人次，按照平均就诊人次排序，排名前 5 位的病种依次为：错𬌗畸形、慢性根尖周炎、慢性牙周炎、急性牙髓炎、牙列缺损（表 2-85，图 2-29）。

表 2-85　2018 年吉林省口腔门诊 10 个重点病种在不同医疗机构中的年平均就诊人次比较

重点病种	三级公立（16 家）	三级民营（2 家）	二级公立（16 家）	二级民营（1 家）	平均值（35 家）
错𬌗畸形	4 240.88	25.00	89.50	389.00	1 992.14
慢性根尖周炎	3 318.88	635.00	662.81	566.00	1 872.66
慢性牙周炎	3 389.13	430.50	232.31	996.00	1 708.57
急性牙髓炎	2 294.88	418.00	1 083.81	1 133.00	1 600.80
牙列缺损	2 628.63	432.50	377.56	2 848.00	1 480.34
下颌阻生第三磨牙	1 886.31	446.00	224.56	391.00	1 001.63
牙列缺失	1 224.00	85.50	110.63	22.00	615.63
口腔扁平苔藓	567.63	65.50	74.31	8.00	297.43
颞下颌关节紊乱病	358.81	240.50	67.25	0.00	208.51
年轻恒牙牙外伤	198.88	33.50	29.13	4.00	106.26
合计	20 108.00	2 812.00	2 951.88	6 357.00	10 883.97

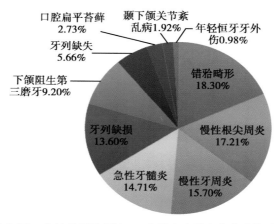

图 2-29 吉林省口腔门诊 10 个重点病种患者人次构成比

2. 2018 年重点技术工作量统计 在吉林省的 35 家医疗机构中,2018 年门诊 9 个重点技术患者服务总量 271 574 人次,按照平均就诊人次排序,排名前 5 位的技术依次为:根管治疗术、牙周洁治术、阻生牙拔除术、烤瓷冠修复技术、错殆畸形矫治术(表 2-86,图 2-30)。

表 2-86 2018 年吉林省口腔门诊 9 个重点技术在不同医疗机构中的年平均就诊人次比较

重点技术	三级公立 (16 家)	三级民营 (2 家)	二级公立 (16 家)	二级民营 (1 家)	平均值 (35 家)
根管治疗术	4 518.44	664.00	1 476.94	5 100.00	2 924.40
牙周洁治术	1 940.69	274.50	260.31	3 193.00	1 113.09
阻生牙拔除术	2 071.31	436.00	263.88	481.00	1 106.17
烤瓷冠修复技术	1 593.81	206.50	348.88	1 319.00	937.57
错殆畸形矫治术	969.81	5.00	49.06	295.00	474.49
可摘局部义齿修复技术	863.88	251.50	121.63	235.00	471.60
慢性牙周炎系统治疗	907.38	5.00	40.56	277.00	441.54
全口义齿修复技术	348.81	50.50	52.75	16.00	186.91
种植体植入术	187.50	0.50	14.13	395.00	103.49
合计	13 401.63	1 893.50	2 628.13	11 311.00	7 759.26

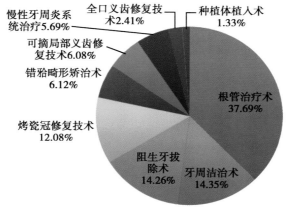

图 2-30 吉林省口腔门诊 9 个重点技术患者人次构成比

（二）口腔住院医疗质量数据统计

1. 2018 年重点病种数据统计　在吉林省的 15 家医疗机构中，2018 年住院共治疗 6 个重点病种患者 1 067 例。按照平均出院患者例数排序，排名前 3 位的病种依次为：腮腺良性肿瘤、口腔颌面部间隙感染、上颌骨骨折。其中舌癌平均住院日最长，先天性唇裂平均住院日最短。牙颌面畸形平均住院费用最高，先天性唇裂平均住院费用最低（表 2-87）。

表 2-87　2018 年吉林省口腔住院 6 个重点病种的 3 项质控指标年平均值比较

重点病种	平均出院患者例数	平均住院日 / 天	平均住院费用 / 元
腮腺良性肿瘤	32.80	7.43	8 128.55
口腔颌面部间隙感染	13.53	9.59	6 199.18
上颌骨骨折	10.60	8.94	20 420.04
牙颌面畸形	6.60	8.18	39 362.83
舌癌	5.67	12.20	21 607.36
先天性唇裂	1.93	7.21	4 562.28

2. 2018 年重点手术及操作数据统计　在吉林省的 15 家医疗机构中，2018 年住院共治疗 7 个重点手术及操作患者 714 例。按照平均手术例数排序，排名前 3 位的手术及操作依次为：腮腺肿物切除 + 面神经解剖术、牙颌面畸形矫正术（上颌 Le Fort Ⅰ 型截骨术 + 双侧下颌升支劈开截骨术）、口腔颌面部肿瘤切除整复术。其中口腔颌面部肿瘤切除整复术平均住院日最长，放射性粒子组织间植入术平均住院日最短。游离腓骨复合组织瓣移植术平均住院费用最高，唇裂修复术平均住院费用最低（表 2-88）。

表 2-88　2018 年吉林省口腔住院 7 个重点手术及操作的 3 项质控指标年平均值比较

重点手术及操作	平均手术例数	平均住院日 / 天	平均住院费用 / 元
腮腺肿物切除 + 面神经解剖术	31.87	10.03	10 362.50
牙颌面畸形矫正术：上颌 LeFort Ⅰ 型截骨术 + 双侧下颌升支劈开截骨术	4.33	10.25	54 216.14
口腔颌面部肿瘤切除整复术	4.07	25.81	62 046.66
舌癌扩大切除术 + 颈淋巴清扫术	3.40	16.57	35 607.31
唇裂修复术	1.73	8.07	6 321.00
游离腓骨复合组织瓣移植术	1.20	15.00	70 000.00
放射性粒子组织间植入术	1.00	4.00	20 000.00

（三）2017—2018 年医疗质量数据比较

2017—2018 年医疗质量数据比较见表 2-89，表 2-90。

表 2-89 吉林省 19 家医疗机构口腔门诊重点病种、重点技术在不同年份中的年服务量构成比比较

分类	质控指标	2018 年 /%	2017 年 /%	增量 /%	变化趋势
门诊重点病种	慢性根尖周炎	17.67	20.55	−2.87	↓
	错𬌗畸形	20.44	17.56	2.88	↑
	急性牙髓炎	14.92	19.79	−4.87	↓
	慢性牙周炎	15.89	16.99	−1.10	↓
	牙列缺损	11.91	8.17	3.74	↑
	下颌阻生第三磨牙	8.15	3.90	4.25	↑
	口腔扁平苔藓	2.56	7.75	−5.19	↓
	牙列缺失	6.00	2.99	3.01	↑
	颞下颌关节紊乱病	1.63	1.81	−0.18	↓
	年轻恒牙牙外伤	0.81	0.48	0.33	↑
门诊重点技术	根管治疗术	35.40	33.35	2.05	↑
	牙周洁治术	14.12	21.02	−6.90	↓
	阻生牙拔除术	14.95	11.90	3.06	↑
	烤瓷冠修复技术	12.33	12.39	−0.06	↓
	可摘局部义齿修复技术	6.64	7.49	−0.84	↓
	慢性牙周炎系统治疗	6.18	4.77	1.40	↑
	错𬌗畸形矫治术	6.06	4.02	2.03	↑
	全口义齿修复技术	2.90	2.93	−0.03	↓
	种植体植入术	1.42	2.13	−0.71	↓

表 2-90 吉林省 8 家医疗机构口腔住院重点病种、重点手术及操作在不同年份中的年服务量构成比比较

分类	质控指标	2018 年 /%	2017/%	增量 /%	变化趋势
住院重点病种	腮腺良性肿瘤	40.42	45.65	−5.23	↓
	口腔颌面部间隙感染	19.31	21.07	−1.76	↓
	上颌骨骨折	13.57	12.37	1.20	↑
	牙颌面畸形	14.18	6.52	7.66	↑
	舌癌	8.14	7.69	0.45	↑
	先天性唇裂	4.37	6.69	−2.31	↓
住院重点手术及操作	腮腺肿物切除 + 面神经解剖术	61.01	77.63	−16.62	↓
	口腔颌面部肿瘤切除整复术	11.01	11.00	0.01	↑
	牙颌面畸形矫正术:上颌 LeFort Ⅰ型截骨术 + 双侧下颌升支劈开截骨术	14.91	1.73	13.18	↑
	舌癌扩大切除术 + 颈淋巴清扫术	7.11	5.44	1.67	↑
	唇裂修复术	5.96	3.46	2.50	↑
	游离腓骨复合组织瓣移植术	0.00	0.74	−0.74	↓
	放射性粒子组织间植入术	0.00	0.00	0.00	—

十六、江　苏　省

（一）口腔门诊工作量统计

1. 2018 年重点病种工作量统计　在江苏省的 148 家医疗机构中,2018 年门诊共治疗 10 个重点病种患者 2 406 501 人次,按照平均就诊人次排序,排名前 5 位的病种依次为:慢性牙周炎、慢性根尖周炎、下颌阻生第三磨牙、急性牙髓炎、牙列缺损（表 2-91,图 2-31）。

表 2-91　2018 年江苏省口腔门诊 10 个重点病种在不同医疗机构中的年平均就诊人次比较

重点病种	三级公立 （62 家）	三级民营 （9 家）	二级公立 （51 家）	二级民营 （26 家）	平均值 （148 家）
慢性牙周炎	5 201.66	1 635.67	2 704.61	1 411.92	3 458.57
慢性根尖周炎	3 986.03	2 754.44	2 607.02	1 370.42	2 976.44
下颌阻生第三磨牙	3 773.37	1 325.22	1 605.96	1 565.50	2 489.75
急性牙髓炎	2 873.95	1 592.56	2 809.49	891.23	2 425.50
牙列缺损	3 460.61	1 970.22	1 836.37	1 264.62	2 424.49
错𬌗畸形	2 006.94	606.33	833.18	593.15	1 268.93
牙列缺失	576.63	93.44	448.14	382.27	468.82
颞下颌关节紊乱病	521.97	199.78	164.41	46.38	295.61
口腔扁平苔藓	464.89	118.89	201.90	28.27	276.52
年轻恒牙牙外伤	265.94	92.00	136.08	66.08	175.50
合计	23 131.98	10 388.56	13 347.16	7 619.85	16 260.14

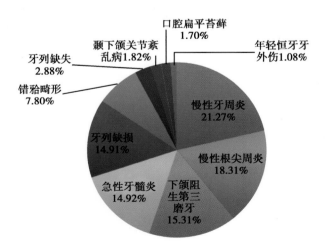

图 2-31　江苏省口腔门诊 10 个重点病种患者人次构成比

2. 2018 年重点技术工作量统计　在江苏省的 148 家医疗机构中,2018 年门诊 9 个重点技术患者服务总量 2 166 392 人次,按照平均就诊人次排序,排名前 5 位的技术依次为:根管治疗术、阻生牙拔除术、牙周洁治术、烤瓷冠修复技术、慢性牙周炎系统治疗（表 2-92,图 2-32）。

表 2-92　2018 年江苏省口腔门诊 9 个重点技术在不同医疗机构中的年平均就诊人次比较

重点技术	三级公立 （62 家）	三级民营 （9 家）	二级公立 （51 家）	二级民营 （26 家）	平均值 （148 家）
根管治疗术	6 858.44	5 559.33	4 658.94	3 002.12	5 344.04
阻生牙拔除术	3 404.39	1 611.00	1 967.75	1 938.62	2 542.77
牙周洁治术	3 115.21	1 802.78	1 826.22	2 072.96	2 408.12
烤瓷冠修复技术	1 708.56	1 352.67	1 200.29	1 282.77	1 436.97
慢性牙周炎系统治疗	1 224.52	322.78	742.14	417.00	861.59
错𬌗畸形矫治术	1 284.68	332.56	755.51	229.58	859.07
可摘局部义齿修复技术	1 034.32	465.44	718.61	451.77	788.59
种植体植入术	327.21	93.11	146.96	132.69	216.69
全口义齿修复技术	219.77	61.33	201.49	83.65	179.93
合计	19 177.10	11 601.00	12 217.90	9 611.15	14 637.78

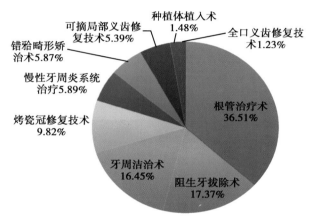

图 2-32　江苏省口腔门诊 9 个重点技术患者人次构成比

（二）口腔住院医疗质量数据统计

1. **2018 年重点病种数据统计**　在江苏省的 82 家医疗机构中，2018 年住院共治疗 6 个重点病种患者 6 698 例。按照平均出院患者例数排序，排名前 3 位的病种依次为：腮腺良性肿瘤、口腔颌面部间隙感染、上颌骨骨折。其中舌癌平均住院日最长，牙颌面畸形平均住院日最短。舌癌平均住院费用最高，先天性唇裂平均住院费用最低（表 2-93）。

表 2-93　2018 年江苏省口腔住院 6 个重点病种的 3 项质控指标年平均值比较

重点病种	平均出院患者例数	平均住院日 / 天	平均住院费用 / 元
腮腺良性肿瘤	37.50	8.53	12 931.92
口腔颌面部间隙感染	17.61	8.31	8 735.69
上颌骨骨折	11.74	10.69	23 658.31
舌癌	7.78	14.64	32 179.06
牙颌面畸形	5.56	7.72	30 708.35
先天性唇裂	1.49	8.25	8 247.82

2. 2018 年重点手术及操作数据统计　在江苏省的 82 家医疗机构中,2018 年住院共治疗 7 个重点手术及操作患者 4 581 例。按照平均手术例数排序,排名前 3 位的手术及操作依次为腮腺肿物切除 + 面神经解剖术、口腔颌面部肿瘤切除整复术、舌癌扩大切除术 + 颈淋巴清扫术。其中游离腓骨复合组织瓣移植术平均住院日最长,牙颌面畸形矫正术:上颌 LeFort Ⅰ 型截骨术 + 双侧下颌升支劈开截骨术平均住院日最短。游离腓骨复合组织瓣移植术平均住院费用最高,唇裂修复术平均住院费用最低(表 2-94)。

表 2-94　2018 年江苏省口腔住院 7 个重点手术及操作的 3 项质控指标年平均值比较

重点手术及操作	平均手术例数	平均住院日 / 天	平均住院费用 / 元
腮腺肿物切除 + 面神经解剖术	39.93	8.79	13 067.00
口腔颌面部肿瘤切除整复术	5.54	18.78	49 381.67
舌癌扩大切除术 + 颈淋巴清扫术	5.17	16.82	39 493.89
牙颌面畸形矫正术:上颌 LeFort Ⅰ 型截骨术 + 双侧下颌升支劈开截骨术	2.05	8.55	43 928.45
唇裂修复术	1.41	8.59	11 024.40
游离腓骨复合组织瓣移植术	1.24	18.89	54 204.15
放射性粒子组织间植入术	0.52	11.50	34 846.83

（三）2017—2018 年医疗质量数据比较

2017—2018 年医疗质量数据比较见表 2-95,表 2-96。

表 2-95　江苏省 78 家医疗机构口腔门诊重点病种、重点技术在不同年份中的年服务量构成比比较

分类	质控指标	2018 年 /%	2017 年 /%	增量 /%	变化趋势
门诊重点病种	慢性牙周炎	23.20	21.25	1.95	↑
	慢性根尖周炎	17.33	17.96	−0.64	↓
	急性牙髓炎	14.67	17.45	−2.78	↓
	下颌阻生第三磨牙	14.48	13.66	0.82	↑
	牙列缺损	14.12	12.80	1.32	↑
	错𬌗畸形	9.02	9.15	−0.13	↓
	牙列缺失	2.67	2.97	−0.30	↓
	口腔扁平苔藓	1.91	1.91	0.00	——
	颞下颌关节紊乱病	1.60	1.83	−0.24	↓
	年轻恒牙牙外伤	1.01	1.01	0.00	——
门诊重点技术	根管治疗术	35.80	37.79	−2.00	↓
	牙周洁治术	16.69	16.34	0.35	↑
	阻生牙拔除术	16.84	15.17	1.67	↑
	烤瓷冠修复技术	7.82	9.50	−1.68	↓
	慢性牙周炎系统治疗	6.87	7.19	−0.32	↓
	错𬌗畸形矫治术	7.58	5.79	1.80	↑
	可摘局部义齿修复技术	5.36	5.39	−0.03	↓
	种植体植入术	1.68	1.37	0.31	↑
	全口义齿修复技术	1.36	1.46	−0.09	↓

表 2-96　江苏省 45 家医疗机构口腔住院重点病种、重点手术及操作在不同年份中的年服务量构成比比较

分类	质控指标	2018 年 /%	2017/%	增量 /%	变化趋势
住院重点病种	腮腺良性肿瘤	44.75	42.62	2.13	↑
	口腔颌面部间隙感染	18.67	18.65	0.02	↑
	上颌骨骨折	13.82	17.56	−3.74	↓
	舌癌	11.05	10.77	0.28	↑
	牙颌面畸形	10.23	8.23	2.00	↑
	先天性唇裂	1.49	2.17	−0.68	↓
住院重点手术及操作	腮腺肿物切除 + 面神经解剖术	66.92	69.09	−2.17	↓
	口腔颌面部肿瘤切除整复术	10.71	12.79	−2.08	↓
	舌癌扩大切除术 + 颈淋巴清扫术	10.50	8.91	1.59	↑
	牙颌面畸形矫正术：上颌 LeFort Ⅰ 型截骨术 + 双侧下颌升支劈开截骨术	5.65	3.31	2.34	↑
	唇裂修复术	3.02	3.37	−0.35	↓
	游离腓骨复合组织瓣移植术	2.21	1.53	0.68	↑
	放射性粒子组织间植入术	0.98	0.99	−0.01	↓

十七、江　西　省

（一）口腔门诊工作量统计

1. 2018 年重点病种工作量统计　在江西省的 66 家医疗机构中，2018 年门诊共治疗 10 个重点病种患者 475 175 人次，按照平均就诊人次排序，排名前 5 位的病种依次为：慢性根尖周炎、慢性牙周炎、下颌阻生第三磨牙、牙列缺损、急性牙髓炎（表 2-97，图 2-33）。

表 2-97　2018 年江西省口腔门诊 10 个重点病种在不同医疗机构中的年平均就诊人次比较

重点病种	三级公立（19 家）	二级公立（42 家）	二级民营（5 家）	平均值（66 家）
慢性根尖周炎	2 397.11	873.21	802.00	1 306.52
慢性牙周炎	2 656.89	668.45	621.00	1 237.29
下颌阻生第三磨牙	2 665.89	536.90	1 079.80	1 190.92
牙列缺损	1 904.58	660.31	1 096.20	1 051.53
急性牙髓炎	1 556.16	791.14	571.80	994.76
错𬌗畸形	2 195.84	172.33	1 118.80	826.56
牙列缺失	405.16	215.81	936.40	324.91
年轻恒牙牙外伤	156.79	78.52	38.20	98.00
颞下颌关节紊乱病	130.11	80.45	8.80	89.32
口腔扁平苔藓	193.58	37.10	6.40	79.82
合计	14 262.11	4 114.24	6 279.40	7 199.62

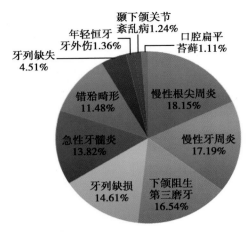

图 2-33　江西省口腔门诊 10 个重点病种患者人次构成比

2. **2018 年重点技术工作量统计**　在江西省的 66 家医疗机构中,2018 年门诊 9 个重点技术患者服务总量 427 593 人次,按照平均就诊人次排序,排名前 5 位的技术依次为:根管治疗术、牙周洁治术、阻生牙拔除术、烤瓷冠修复技术、慢性牙周炎系统治疗(表 2-98,图 2-34)。

表 2-98　2018 年江西省口腔门诊 9 个重点技术在不同医疗机构中的年平均就诊人次比较

重点技术	三级公立 (19 家)	二级公立 (42 家)	二级民营 (5 家)	平均值 (66 家)
根管治疗术	3 490.79	1 292.69	2 182.60	1 992.89
牙周洁治术	2 488.47	499.64	1 323.40	1 134.59
阻生牙拔除术	2 325.32	436.29	846.80	1 011.20
烤瓷冠修复技术	1 560.00	460.98	440.40	775.80
慢性牙周炎系统治疗	1 319.21	193.86	282.00	524.50
可摘局部义齿修复技术	774.68	289.55	337.20	432.82
错𬌗畸形矫治术	997.26	75.12	924.80	404.95
全口义齿修复技术	219.21	78.76	140.40	123.86
种植体植入术	169.79	15.57	254.40	78.06
合计	13 344.74	3 342.45	6 732.00	6 478.68

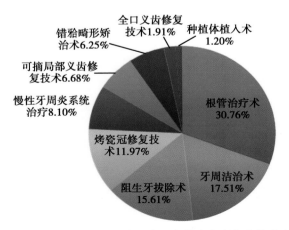

图 2-34　江西省口腔门诊 9 个重点技术患者人次构成比

（二）口腔住院医疗质量数据统计

1. 2018年重点病种数据统计　在江西省的18家医疗机构中，2018年住院共治疗6个重点病种患者1 322例。按照平均出院患者例数排序，排名前3位的病种依次为：腮腺良性肿瘤、口腔颌面部间隙感染、上颌骨骨折。其中舌癌平均住院日最长，先天性唇裂平均住院日最短。舌癌平均住院费用最高，口腔颌面部间隙感染平均住院费用最低（表2-99）。

表2-99　2018年江西省口腔住院6个重点病种的3项质控指标年平均值比较

重点病种	平均出院患者例数	平均住院日/天	平均住院费用/元
腮腺良性肿瘤	24.22	8.69	11 070.52
口腔颌面部间隙感染	17.44	7.19	6 097.03
上颌骨骨折	11.61	12.90	22 988.13
先天性唇裂	10.11	6.79	8 147.69
舌癌	7.50	15.10	25 569.35
牙颌面畸形	2.56	7.52	16 701.42

2. 2018年重点手术及操作数据统计　在江西省的18家医疗机构中，2018年住院共治疗7个重点手术及操作患者901例。按照平均手术例数排序，排名前3位的手术及操作依次为：腮腺肿物切除＋面神经解剖术、唇裂修复术、口腔颌面部肿瘤切除整复术。其中游离腓骨复合组织瓣移植术平均住院日最长，唇裂修复术平均住院日最短。游离腓骨复合组织瓣移植术平均住院费用最高，唇裂修复术平均住院费用最低（表2-100）。

表2-100　2018年江西省口腔住院7个重点手术及操作的3项质控指标年平均值比较

重点手术及操作	平均手术例数	平均住院日/天	平均住院费用/元
腮腺肿物切除＋面神经解剖术	25.11	8.82	13 305.70
唇裂修复术	11.06	6.49	8 033.09
口腔颌面部肿瘤切除整复术	5.22	11.45	16 709.87
舌癌扩大切除术＋颈淋巴清扫术	5.17	19.13	35 468.95
放射性粒子组织间植入术	2.17	14.76	37 941.63
牙颌面畸形矫正术：上颌 LeFort Ⅰ 型截骨术＋双侧下颌升支劈开截骨术	0.83	10.27	34 635.20
游离腓骨复合组织瓣移植术	0.50	30.89	38 058.08

（三）2017—2018年医疗质量数据比较

2017—2018年医疗质量数据比较见表2-101，表2-102。

表2-101　江西省37家医疗机构口腔门诊重点病种、重点技术在不同年份中的年服务量构成比比较

分类	质控指标	2018年/%	2017年/%	增量/%	变化趋势
门诊重点病种	慢性根尖周炎	17.80	20.55	−2.75	↓
	慢性牙周炎	17.40	18.87	−1.47	↓
	下颌阻生第三磨牙	18.41	16.48	1.93	↑
	牙列缺损	14.27	14.12	0.15	↑
	急性牙髓炎	12.17	13.81	−1.64	↓

续表

分类	质控指标	2018 年 /%	2017 年 /%	增量 /%	变化趋势
门诊重点病种	错𬌗畸形	12.67	7.71	4.96	↑
	牙列缺失	3.96	4.02	−0.05	↓
	口腔扁平苔藓	1.23	1.52	−0.30	↓
	年轻恒牙牙外伤	1.24	1.43	−0.20	↓
	颞下颌关节紊乱病	0.85	1.49	−0.64	↓
门诊重点技术	根管治疗术	28.78	33.54	−4.76	↓
	阻生牙拔除术	17.38	18.78	−1.40	↓
	牙周洁治术	18.26	15.02	3.24	↑
	烤瓷冠修复技术	11.06	12.81	−1.75	↓
	慢性牙周炎系统治疗	8.87	5.58	3.29	↑
	可摘局部义齿修复技术	6.00	6.67	−0.68	↓
	错𬌗畸形矫治术	6.51	4.18	2.33	↑
	全口义齿修复技术	1.71	1.91	−0.19	↓
	种植体植入术	1.41	1.50	−0.09	↓

表 2-102　江西省 14 家医疗机构口腔住院重点病种、重点手术及操作在不同年份中的年服务量构成比比较

分类	质控指标	2018/%	2017 年 /%	增量 /%	变化趋势
住院重点病种	腮腺良性肿瘤	35.23	36.80	−1.57	↓
	上颌骨骨折	16.01	26.49	−10.48	↓
	口腔颌面部间隙感染	20.87	14.37	6.50	↑
	先天性唇裂	15.50	12.55	2.94	↑
	舌癌	9.50	7.19	2.32	↑
	牙颌面畸形	2.89	2.60	0.30	↑
住院重点手术及操作	腮腺肿物切除 + 面神经解剖术	50.14	36.83	13.31	↑
	口腔颌面部肿瘤切除整复术	12.81	42.53	−29.72	↓
	唇裂修复术	20.39	12.47	7.92	↑
	舌癌扩大切除术 + 颈淋巴清扫术	7.99	5.28	2.70	↑
	放射性粒子组织间植入术	5.37	0.50	4.88	↑
	游离腓骨复合组织瓣移植术	1.24	2.31	−1.07	↓
	牙颌面畸形矫正术：上颌 LeFort Ⅰ 型截骨术 + 双侧下颌升支劈开截骨术	2.07	0.08	1.98	↑

十八、辽 宁 省

(一) 口腔门诊工作量统计

1. **2018 年重点病种工作量统计**　在辽宁省的 67 家医疗机构中,2018 年门诊共治疗 10 个重点病种患者 762 674 人次,按照平均就诊人次排序,排名前 5 位的病种依次为:慢性牙周炎、慢性根尖周炎、急性牙髓炎、牙列缺损、下颌阻生第三磨牙(表 2-103,图 2-35)。

表 2-103 2018 年辽宁省口腔门诊 10 个重点病种在不同医疗机构中的年平均就诊人次比较

重点病种	三级公立 （42 家）	三级民营 （1 家）	二级公立 （19 家）	二级民营 （5 家）	平均值 （67 家）
慢性牙周炎	2 366.93	1 433.00	2 557.37	1 345.20	2 330.75
慢性根尖周炎	2 225.14	630.00	2 035.42	955.00	2 052.75
急性牙髓炎	1 301.81	162.00	2 633.79	1 494.40	1 676.90
牙列缺损	1 473.88	615.00	1 720.05	839.80	1 483.55
下颌阻生第三磨牙	1 055.17	591.00	1 974.89	1 347.60	1 330.88
错𬌗畸形	982.64	461.00	1 949.05	352.40	1 201.88
牙列缺失	418.21	29.00	895.89	485.00	552.85
颞下颌关节紊乱病	291.93	70.00	339.63	30.60	282.64
口腔扁平苔藓	327.45	52.00	195.58	35.80	264.18
年轻恒牙牙外伤	111.12	66.00	462.53	67.20	206.82
合计	10 554.29	4 109.00	14 764.21	6 953.00	11 383.19

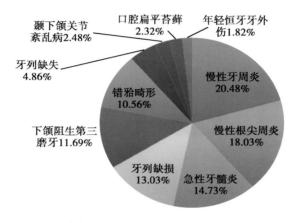

图 2-35 辽宁省口腔门诊 10 个重点病种患者人次构成比

2. **2018 年重点技术工作量统计** 在辽宁省的 67 家医疗机构中，2018 年门诊 9 个重点技术患者服务总量 777 935 人次，按照平均就诊人次排序，排名前 5 位的技术依次为：根管治疗术、牙周洁治术、烤瓷冠修复技术、阻生牙拔除术、可摘局部义齿修复技术（表 2-104，图 2-36）。

表 2-104 2018 年辽宁省口腔门诊 9 个重点技术在不同医疗机构中的年平均就诊人次比较

重点技术	三级公立 （42 家）	三级民营 （1 家）	二级公立 （19 家）	二级民营 （5 家）	平均值 （67 家）
根管治疗术	3 918.12	2 299.00	2 600.16	2 299.20	3 399.39
牙周洁治术	1 927.45	1 603.00	1 648.05	1 111.40	1 782.48
烤瓷冠修复技术	1 565.45	438.00	2 233.89	782.20	1 679.73
阻生牙拔除术	1 671.55	779.00	1 049.05	1 064.60	1 436.40
可摘局部义齿修复技术	814.79	213.00	1 671.53	386.60	1 016.81
慢性牙周炎系统治疗	1 062.17	613.00	943.00	598.80	987.09
错𬌗畸形矫治术	862.14	355.00	446.74	313.00	695.79
全口义齿修复技术	577.38	50.00	543.05	129.80	526.37
种植体植入术	112.02	23.00	20.79	140.00	86.91
合计	12 511.07	6 373.00	11 156.26	6 825.60	11 610.97

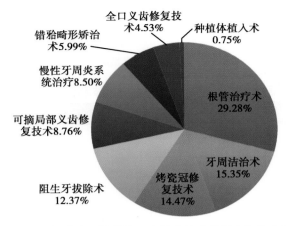

图 2-36　辽宁省口腔门诊 9 个重点技术患者人次构成比

（二）口腔住院医疗质量数据统计

1. **2018 年重点病种数据统计**　在辽宁省的 33 家医疗机构中，2018 年住院共治疗 6 个重点病种患者 3 175 例。按照平均出院患者例数排序，排名前 3 位的病种依次为：腮腺良性肿瘤、口腔颌面部间隙感染、牙颌面畸形。其中舌癌平均住院日最长，先天性唇裂平均住院日最短。牙颌面畸形平均住院费用最高，先天性唇裂平均住院费用最低（表 2-105）。

表 2-105　2018 年辽宁省口腔住院 6 个重点病种的 3 项质控指标年平均值比较

重点病种	平均出院患者例数	平均住院日 / 天	平均住院费用 / 元
腮腺良性肿瘤	45.67	8.21	11 271.50
口腔颌面部间隙感染	17.91	9.77	7 604.78
牙颌面畸形	12.00	9.21	27 298.26
上颌骨骨折	10.45	12.59	18 706.72
舌癌	7.15	14.87	25 531.98
先天性唇裂	3.03	8.18	6 843.91

2. **2018 年重点手术及操作数据统计**　在辽宁省的 33 家医疗机构中，2018 年住院共治疗 7 个重点手术及操作患者 2 322 例。按照平均手术例数排序，排名前 3 位的手术及操作依次为：腮腺肿物切除＋面神经解剖术、口腔颌面部肿瘤切除整复术、舌癌扩大切除术＋颈淋巴清扫术。其中游离腓骨复合组织瓣移植术平均住院日最长，唇裂修复术平均住院日最短。游离腓骨复合组织瓣移植术平均住院费用最高，唇裂修复术平均住院费用最低（表 2-106）。

表 2-106　2018 年辽宁省口腔住院 7 个重点手术及操作的 3 项质控指标年平均值比较

重点手术及操作	平均手术例数	平均住院日 / 天	平均住院费用 / 元
腮腺肿物切除＋面神经解剖术	47.52	9.02	12 671.45
口腔颌面部肿瘤切除整复术	10.73	15.12	35 824.11
舌癌扩大切除术＋颈淋巴清扫术	5.45	16.06	33 533.34
唇裂修复术	3.52	8.32	7 352.79
牙颌面畸形矫正术：上颌 LeFort Ⅰ型截骨术＋双侧下颌升支劈开截骨术	1.85	11.70	47 659.05
游离腓骨复合组织瓣移植术	0.88	18.02	74 221.65
放射性粒子组织间植入术	0.42	10.29	33 560.17

（三）2017—2018 年医疗质量数据比较

2017—2018 年医疗质量数据比较见表 2-107，表 2-108。

表 2-107 辽宁省 37 家医疗机构口腔门诊重点病种、重点技术在不同年份中的年服务量构成比比较

分类	质控指标	2018 年 /%	2017 年 /%	增量 /%	变化趋势
门诊重点病种	慢性牙周炎	20.76	16.99	3.77	↑
	慢性根尖周炎	17.40	16.79	0.61	↑
	牙列缺损	12.81	17.02	−4.21	↓
	错𬌗畸形	12.34	14.73	−2.40	↓
	急性牙髓炎	14.41	11.48	2.92	↑
	下颌阻生第三磨牙	10.64	11.63	−0.99	↓
	牙列缺失	4.97	5.10	−0.13	↓
	口腔扁平苔藓	2.52	2.45	0.07	↑
	颞下颌关节紊乱病	2.17	2.53	−0.36	↓
	年轻恒牙牙外伤	2.00	1.29	0.71	↑
门诊重点技术	根管治疗术	29.69	33.28	−3.59	↓
	牙周洁治术	15.08	16.91	−1.83	↓
	烤瓷冠修复技术	13.93	11.47	2.46	↑
	阻生牙拔除术	11.45	10.77	0.68	↑
	慢性牙周炎系统治疗	8.72	8.29	0.43	↑
	错𬌗畸形矫治术	6.51	9.52	−3.01	↓
	可摘局部义齿修复技术	8.94	6.16	2.78	↑
	全口义齿修复技术	4.86	2.76	2.10	↑
	种植体植入术	0.81	0.84	−0.03	↓

表 2-108 辽宁省 22 家医疗机构口腔住院重点病种、重点手术及操作在不同年份中的年服务量构成比比较

分类	质控指标	2018/%	2017/%	增量 /%	变化趋势
住院重点病种	腮腺良性肿瘤	50.19	56.54	−6.35	↓
	牙颌面畸形	15.83	14.06	1.77	↑
	口腔颌面部间隙感染	14.21	11.39	2.83	↑
	上颌骨骨折	9.41	10.68	−1.27	↓
	舌癌	7.96	3.65	4.31	↑
	先天性唇裂	2.40	3.69	−1.29	↓
住院重点手术及操作	腮腺肿物切除 + 面神经解剖术	67.65	73.12	−5.47	↓
	口腔颌面部肿瘤切除整复术	16.61	7.03	9.58	↑
	舌癌扩大切除术 + 颈淋巴清扫术	7.81	2.92	4.89	↑
	唇裂修复术	3.24	5.85	−2.61	↓
	游离腓骨复合组织瓣移植术	0.98	6.66	−5.67	↓
	牙颌面畸形矫正术：上颌 LeFort Ⅰ 型截骨术 + 双侧下颌升支劈开截骨术	2.89	3.61	−0.72	↓
	放射性粒子组织间植入术	0.81	0.81	0.00	—

十九、内蒙古自治区

（一）口腔门诊工作量统计

1. 2018 年重点病种工作量统计　在内蒙古自治区的 42 家医疗机构中,2018 年门诊共治疗 10 个重点病种患者 171 906 人次,按照平均就诊人次排序,排名前 5 位的病种依次为:慢性牙周炎、慢性根尖周炎、急性牙髓炎、牙列缺损、下颌阻生第三磨牙(表 2-109,图 2-37)。

表 2-109　内蒙古自治区口腔门诊 10 个重点病种在不同医疗机构中的年平均就诊人次比较

重点病种	三级公立 （14 家）	二级公立 （25 家）	二级民营 （3 家）	平均值 （42 家）
慢性牙周炎	2 076.29	276.08	319.33	879.24
慢性根尖周炎	1 334.36	505.28	451.33	777.79
急性牙髓炎	1 293.14	534.60	279.67	769.24
牙列缺损	1 284.29	319.04	94.67	624.76
下颌阻生第三磨牙	978.07	251.40	114.33	483.83
牙列缺失	376.86	104.36	195.67	201.71
错𬌗畸形	440.57	49.20	126.33	185.17
口腔扁平苔藓	212.14	17.36	0.67	81.10
颞下颌关节紊乱病	80.93	45.72	7.67	54.74
年轻恒牙牙外伤	47.71	32.44	3.00	35.43
合计	8 124.36	2 135.48	1 592.67	4 093.00

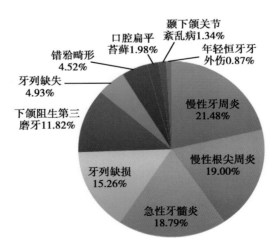

图 2-37　内蒙古自治区口腔门诊 10 个重点病种患者人次构成比

2. 2018 年重点技术工作量统计　在内蒙古自治区的 42 家医疗机构中,2018 年门诊 9 个重点技术患者服务总量 164 964 人次,按照平均就诊人次排序,排名前 5 位的技术依次为根管治疗术、牙周洁治术、阻生牙拔除术、烤瓷冠修复技术、可摘局部义齿修复技术(表 2-110,图 2-38)。

表 2-110 内蒙古自治区口腔门诊 9 个重点技术在不同医疗机构中的年平均就诊人次比较

重点技术	三级公立 (14 家)	二级公立 (25 家)	二级民营 (3 家)	平均值 (42 家)
根管治疗术	2 937.21	820.08	665.67	1 514.76
牙周洁治术	2 034.93	198.08	273.33	815.74
阻生牙拔除术	887.57	199.68	81.00	420.50
烤瓷冠修复技术	714.57	206.92	417.67	391.19
可摘局部义齿修复技术	513.36	148.44	86.33	265.64
慢性牙周炎系统治疗	616.86	49.52	55.33	239.05
错𬌗畸形矫治术	513.93	24.40	82.67	191.74
全口义齿修复技术	132.57	37.52	34.00	68.95
种植体植入术	46.29	5.36	21.33	20.14
合计	8 397.29	1 690.00	1 717.33	3 927.71

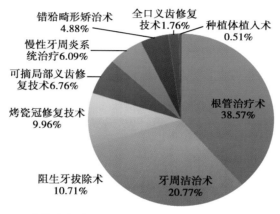

图 2-38 内蒙古自治区口腔门诊 9 个重点技术患者人次构成比

（二）口腔住院医疗质量数据统计

1. **2018 年重点病种数据统计** 在内蒙古自治区的 10 家医疗机构中,2018 年住院共治疗 6 个重点病种患者 869 例。按照平均出院患者例数排序,排名前 3 位的病种依次为:腮腺良性肿瘤、上颌骨骨折、口腔颌面部间隙感染。其中舌癌平均住院日最长,先天性唇裂平均住院日最短。牙颌面畸形平均住院费用最高,先天性唇裂平均住院费用最低(表 2-111)。

表 2-111 内蒙古自治区口腔住院 6 个重点病种的 3 项质控指标年平均值比较

重点病种	平均出院患者例数	平均住院日 / 天	平均住院费用 / 元
腮腺良性肿瘤	35.70	11.69	11 134.49
上颌骨骨折	23.30	15.50	35 677.04
口腔颌面部间隙感染	20.20	10.82	7 704.87
先天性唇裂	4.10	7.87	7 626.88
舌癌	3.50	20.54	23 645.96
牙颌面畸形	0.10	19.80	36 807.00

2. 2018年重点手术及操作数据统计 在内蒙古自治区的10家医疗机构中,2018年住院共治疗7个重点手术及操作患者458例。按照平均手术例数排序,排名前3位的手术及操作依次为:腮腺肿物切除+面神经解剖术、唇裂修复术、舌癌扩大切除术+颈淋巴清扫术。其中舌癌扩大切除术+颈淋巴清扫术平均住院日最长,唇裂修复术平均住院日最短。游离腓骨复合组织瓣移植术平均住院费用最高,腮腺肿物切除+面神经解剖术平均住院费用最低(表2-112)。

表2-112 2018年内蒙古自治区口腔住院7个重点手术及操作的3项质控指标年平均值比较

重点手术及操作	平均手术例数	平均住院日/天	平均住院费用/元
腮腺肿物切除+面神经解剖术	37.00	10.93	4 642.38
唇裂修复术	4.10	7.89	7 626.88
舌癌扩大切除术+颈淋巴清扫术	2.70	23.43	33 775.27
口腔颌面部肿瘤切除整复术	0.90	19.54	29 371.57
游离腓骨复合组织瓣移植术	0.70	21.54	58 246.02
牙颌面畸形矫正术:上颌 LeFort Ⅰ型截骨术+双侧下颌升支劈开截骨术	0.20	18.50	31 062.00
放射性粒子组织间植入术	0.20	13.35	25 376.50

(三)2017—2018年医疗质量数据比较

2017—2018年医疗质量数据比较见表2-113,表2-114。

表2-113 内蒙古自治区22家医疗机构口腔门诊重点病种、重点技术在不同年份中的年服务量构成比比较

分类	质控指标	2018年/%	2017年/%	增量/%	变化趋势
门诊重点病种	急性牙髓炎	21.12	19.20	1.92	↑
	慢性根尖周炎	19.32	19.14	0.18	↑
	牙列缺损	17.12	17.84	−0.71	↓
	慢性牙周炎	17.96	13.37	4.60	↑
	下颌阻生第三磨牙	9.47	14.60	−5.13	↓
	牙列缺失	5.48	6.14	−0.66	↓
	错𬌗畸形	4.83	4.05	0.77	↑
	口腔扁平苔藓	2.95	1.55	1.40	↑
	颞下颌关节紊乱病	0.89	2.16	−1.27	↓
	年轻恒牙牙外伤	0.86	1.95	−1.09	↓
门诊重点技术	根管治疗术	32.27	41.49	−9.22	↓
	牙周洁治术	27.61	11.85	15.76	↑
	烤瓷冠修复技术	10.19	15.06	−4.87	↓
	阻生牙拔除术	8.30	16.10	−7.81	↓
	可摘局部义齿修复技术	6.80	7.42	−0.61	↓
	慢性牙周炎系统治疗	9.29	2.51	6.78	↑
	错𬌗畸形矫治术	3.44	2.22	1.22	↑
	全口义齿修复技术	1.75	2.95	−1.20	↓
	种植体植入术	0.35	0.41	−0.06	↓

表 2-114 内蒙古自治区 5 家医疗机构口腔住院重点病种、重点手术及操作在不同年份中的年服务量构成比比较

分类	质控指标	2018 年 /%	2017/%	增量 /%	变化趋势
住院重点病种	口腔颌面部间隙感染	37.74	38.29	−0.55	↓
	腮腺良性肿瘤	34.34	30.18	4.16	↑
	上颌骨骨折	21.51	14.41	7.10	↑
	先天性唇裂	0.75	12.61	−11.86	↓
	舌癌	5.66	3.60	2.06	↑
	牙颌面畸形	0.00	0.90	−0.90	↓
住院重点手术及操作	腮腺肿物切除 + 面神经解剖术	86.92	73.53	13.39	↑
	唇裂修复术	1.87	19.85	−17.98	↓
	舌癌扩大切除术 + 颈淋巴清扫术	7.48	2.94	4.54	↑
	口腔颌面部肿瘤切除整复术	2.80	3.68	−0.87	↓
	放射性粒子组织间植入术	0.93	0.00	0.93	↑
	牙颌面畸形矫正术:上颌 LeFort Ⅰ 型截骨术 + 双侧下颌升支劈开截骨术	0.00	0.00	0.00	—
	游离腓骨复合组织瓣移植术	0.00	0.00	0.00	—

二十、宁夏回族自治区

(一)口腔门诊工作量统计

1. 2018 年重点病种工作量统计 在宁夏回族自治区的 24 家医疗机构中,2018 年门诊共治疗 10 个重点病种患者 313 887 人次,按照平均就诊人次排序,排名前 5 位的病种依次为:错𬌗畸形、急性牙髓炎、慢性根尖周炎、慢性牙周炎、牙列缺损(表 2-115,图 2-39)。

表 2-115 2018 年宁夏回族自治区口腔门诊 10 个重点病种在不同医疗机构中的年平均就诊人次比较

重点病种	三级公立(8 家)	二级公立(13 家)	二级民营(3 家)	平均值(24 家)
错𬌗畸形	2 662.75	3 652.46	685.00	2 951.63
急性牙髓炎	4 873.00	1 481.31	1 597.67	2 626.42
慢性根尖周炎	3 095.00	2 357.77	2 100.33	2 571.33
慢性牙周炎	2 513.63	1 502.46	470.33	1 710.50
牙列缺损	3 025.63	608.92	1 129.00	1 479.50
下颌阻生第三磨牙	1 847.50	461.77	645.67	946.67
牙列缺失	472.38	299.77	140.67	337.42
年轻恒牙牙外伤	379.38	76.08	76.67	177.25
颞下颌关节紊乱病	383.88	80.08	22.00	174.08
口腔扁平苔藓	271.00	19.38	24.00	103.83
合计	19 524.13	10 540.00	6 891.33	13 078.63

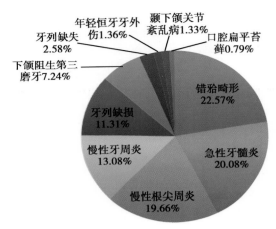

图 2-39　宁夏回族自治区口腔门诊 10 个重点病种患者人次构成比

2. **2018 年重点技术工作量统计**　在宁夏回族自治区的 24 家医疗机构中,2018 年门诊 9 个重点技术患者服务总量 260 787 人次,按照平均就诊人次排序,排名前 5 位的技术依次为:根管治疗术、错𬌗畸形矫治术、牙周洁治术、阻生牙拔除术、烤瓷冠修复技术(表 2-116,图 2-40)。

表 2-116　2018 年宁夏回族自治区口腔门诊 9 个重点技术在不同医疗机构中的年平均就诊人次比较

重点技术	三级公立 (8 家)	二级公立 (13 家)	二级民营 (3 家)	平均值 (24 家)
根管治疗术	7 058.00	2 916.31	2 683.00	4 267.71
错𬌗畸形矫治术	2 165.25	1 220.08	391.67	1 431.58
牙周洁治术	1 702.50	1 266.85	618.33	1 331.00
阻生牙拔除术	1 912.50	957.08	594.00	1 230.17
烤瓷冠修复技术	1 784.75	467.31	373.00	894.67
慢性牙周炎系统治疗	818.50	827.00	25.33	723.96
可摘局部义齿修复技术	718.63	596.38	621.67	640.29
全口义齿修复技术	310.13	214.38	23.00	222.38
种植体植入术	197.25	104.31	17.00	124.38
合计	16 667.50	8 569.69	5 347.00	10 866.13

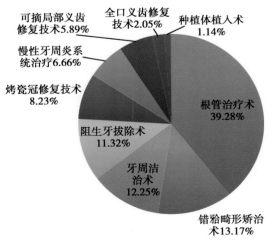

图 2-40　宁夏回族自治区口腔门诊 9 个重点技术患者人次构成比

（二）口腔住院医疗质量数据统计

1. 2018 年重点病种数据统计　在宁夏回族自治区的 10 家医疗机构中,2018 年住院共治疗 6 个重点病种患者 806 例。按照平均出院患者例数排序,排名前 3 位的病种依次为:口腔颌面部间隙感染、腮腺良性肿瘤、上颌骨骨折。其中舌癌平均住院日最长,牙颌面畸形平均住院日最短。舌癌平均住院费用最高,先天性唇裂平均住院费用最低(表 2-117)。

表 2-117　2018 年宁夏回族自治区口腔住院 6 个重点病种的 3 项质控指标年平均值比较

重点病种	平均出院患者例数	平均住院日 / 天	平均住院费用 / 元
口腔颌面部间隙感染	32.60	10.27	5 232.17
腮腺良性肿瘤	22.40	10.17	8 413.16
上颌骨骨折	16.00	12.00	17 327.44
先天性唇裂	6.50	7.01	4 232.09
舌癌	2.60	16.27	18 530.31
牙颌面畸形	0.50	6.80	7 546.72

2. 2018 年重点手术及操作数据统计　在宁夏回族自治区的 10 家医疗机构中,2018 年住院共治疗 7 个重点手术及操作患者 281 例。按照平均手术例数排序,排名前 3 位的手术及操作依次为:腮腺肿物切除 + 面神经解剖术、唇裂修复术、口腔颌面部肿瘤切除整复术。其中牙颌面畸形矫正术:上颌 Le Fort Ⅰ 型截骨术 + 双侧下颌升支劈开截骨术平均住院日最长,唇裂修复术平均住院日最短。口腔颌面部肿瘤切除整复术平均住院费用最高,唇裂修复术平均住院费用最低(表 2-118)。

表 2-118　2018 年宁夏回族自治区口腔住院 7 个重点手术及操作的 3 项质控指标年平均值比较

重点手术及操作	平均手术例数	平均住院日 / 天	平均住院费用 / 元
腮腺肿物切除 + 面神经解剖术	18.80	9.76	8 307.52
唇裂修复术	6.70	8.15	4 943.60
口腔颌面部肿瘤切除整复术	1.50	15.93	19 401.99
舌癌扩大切除术 + 颈淋巴清扫术	1.00	15.90	16 946.41
牙颌面畸形矫正术:上颌 LeFort Ⅰ 型截骨术 + 双侧下颌升支劈开截骨术	0.10	20.00	9 936.41
放射性粒子组织间植入术	0.00	—	—
游离腓骨复合组织瓣移植术	0.00	—	—

（三）2017—2018 年医疗质量数据比较

2017—2018 年医疗质量数据比较见表 2-119,表 2-120。

表 2-119 宁夏回族自治区 10 家医疗机构口腔门诊重点病种、重点技术在不同年份中的年服务量构成比比较

分类	质控指标	2018 年 /%	2017 年 /%	增量 /%	变化趋势
门诊重点病种	错殆畸形	39.14	28.32	10.82	↑
	慢性牙周炎	14.57	19.22	−4.65	↓
	慢性根尖周炎	12.80	12.18	0.62	↑
	急性牙髓炎	12.02	10.51	1.51	↑
	牙列缺损	9.87	11.77	−1.90	↓
	下颌阻生第三磨牙	5.62	10.74	−5.12	↓
	牙列缺失	2.06	3.85	−1.79	↓
	年轻恒牙牙外伤	1.24	1.68	−0.44	↓
	颞下颌关节紊乱病	1.49	1.00	0.49	↑
	口腔扁平苔藓	1.17	0.72	0.46	↑
门诊重点技术	错殆畸形矫治术	21.85	26.88	−5.03	↓
	根管治疗术	26.00	19.20	6.81	↑
	牙周洁治术	15.09	20.87	−5.78	↓
	阻生牙拔除术	13.56	8.88	4.67	↑
	慢性牙周炎系统治疗	9.91	11.47	−1.56	↓
	烤瓷冠修复技术	4.63	5.27	−0.63	↓
	可摘局部义齿修复技术	5.13	4.54	0.59	↑
	全口义齿修复技术	2.05	1.69	0.36	↑
	种植体植入术	1.78	1.21	0.57	↑

表 2-120 宁夏回族自治区 3 家医疗机构口腔住院重点病种、重点手术及操作在不同年份中的年服务量构成比比较

分类	质控指标	2018/%	2017/%	增量 /%	变化趋势
住院重点病种	口腔颌面部间隙感染	66.32	53.64	12.68	↑
	上颌骨骨折	15.54	29.16	−13.61	↓
	腮腺良性肿瘤	7.77	8.41	−0.64	↓
	先天性唇裂	9.33	6.36	2.97	↑
	舌癌	0.52	1.87	−1.35	↓
	牙颌面畸形	0.52	0.56	−0.04	↓
住院重点手术及操作	腮腺肿物切除 + 面神经解剖术	46.51	66.48	−19.97	↓
	唇裂修复术	51.16	21.23	29.93	↑
	口腔颌面部肿瘤切除整复术	2.33	11.17	−8.85	↓
	牙颌面畸形矫正术:上颌 LeFort Ⅰ 型截骨术 + 双侧下颌升支劈开截骨术	0.00	1.12	−1.12	↓
	舌癌扩大切除术 + 颈淋巴清扫术	0.00	0.00	0.00	—
	放射性粒子组织间植入术	0.00	0.00	0.00	—
	游离腓骨复合组织瓣移植术	0.00	0.00	0.00	—

二十一、青　海　省

（一）口腔门诊工作量统计

1. 2018 年重点病种工作量统计　在青海省的 17 家医疗机构中，2018 年门诊共治疗 10 个重点病种患者 136 831 人次，按照平均就诊人次排序，排名前 5 位的病种依次为：急性牙髓炎、慢性根尖周炎、慢性牙周炎、下颌阻生第三磨牙、牙列缺损（表 2-121，图 2-41）。

表 2-121　2018 年青海省口腔门诊 10 个重点病种在不同医疗机构中的年平均就诊人次比较

重点病种	三级公立 （9 家）	二级公立 （6 家）	二级民营 （2 家）	平均值 （17 家）
急性牙髓炎	1 914.00	3 247.00	1 941.00	2 387.65
慢性根尖周炎	1 890.00	3 171.50	880.50	2 223.53
慢性牙周炎	1 062.11	1 205.33	1 146.00	1 122.53
下颌阻生第三磨牙	575.33	1 063.50	1 370.00	841.12
牙列缺损	613.11	883.83	298.00	671.59
错𬌗畸形	344.00	650.83	317.50	449.18
牙列缺失	144.33	307.00	113.50	198.12
颞下颌关节紊乱病	77.78	53.83	14.00	61.82
年轻恒牙牙外伤	43.56	68.50	7.00	48.06
口腔扁平苔藓	50.11	52.17	3.00	45.29
合计	6 714.33	10 703.50	6 090.50	8 048.88

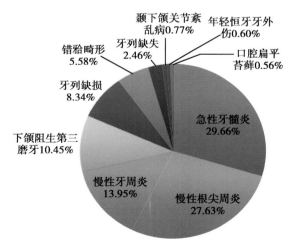

图 2-41　青海省口腔门诊 10 个重点病种患者人次构成比

2. 2018 年重点技术工作量统计　在青海省的 17 家医疗机构中，2018 年门诊 9 个重点技术患者服务总量 158 833 人次，按照平均就诊人次排序，排名前 5 位的技术依次为：根管治疗术、错𬌗畸形矫治术、牙周洁治术、阻生牙拔除术、烤瓷冠修复技术（表 2-122，图 2-42）。

表 2-122　2018 年青海省口腔门诊 9 个重点技术在不同医疗机构中的年平均就诊人次比较

重点技术	三级公立（9 家）	二级公立（6 家）	二级民营（2 家）	平均值（17 家）
根管治疗术	2 713.11	5 991.00	441.50	3 602.76
错𬌗畸形矫治术	237.67	5 817.67	60.50	2 186.24
牙周洁治术	826.22	1 666.50	1 489.00	1 200.76
阻生牙拔除术	725.33	1 734.17	482.50	1 052.82
烤瓷冠修复技术	438.56	558.67	453.00	482.65
可摘局部义齿修复技术	260.44	459.33	153.00	318.00
慢性牙周炎系统治疗	322.44	381.67	40.00	310.12
全口义齿修复技术	72.11	181.33	49.00	107.94
种植体植入术	83.22	80.67	79.00	81.82
合计	5 679.11	16 871.00	3 247.50	9 343.12

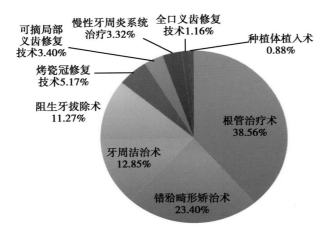

图 2-42　青海省口腔门诊 9 个重点技术患者人次构成比

（二）口腔住院医疗质量数据统计

1. 2018 年重点病种数据统计　在青海省的 5 家医疗机构中，2018 年住院共治疗 6 个重点病种患者 687 例。按照平均出院患者例数排序，排名前 3 位的病种依次为：口腔颌面部间隙感染、上颌骨骨折、腮腺良性肿瘤。其中上颌骨骨折平均住院日最长，先天性唇裂平均住院日最短。上颌骨骨折平均住院费用最高，先天性唇裂平均住院费用最低（表 2-123）。

表 2-123　2018 年青海省口腔住院 6 个重点病种的 3 项质控指标年平均值比较

重点病种	平均出院患者例数	平均住院日 / 天	平均住院费用 / 元
口腔颌面部间隙感染	71.80	9.30	8 312.33
上颌骨骨折	28.00	13.27	34 143.53
腮腺良性肿瘤	23.80	11.36	10 656.58
先天性唇裂	11.60	9.02	5 617.81
牙颌面畸形	1.20	12.17	32 635.27
舌癌	1.00	13.00	11 400.00

2. 2018年重点手术及操作数据统计 在青海省的5家医疗机构中,2018年住院共治疗7个重点手术及操作患者218例。按照平均手术例数排序,排名前3位的手术及操作依次为腮腺肿物切除+面神经解剖术、唇裂修复术、舌癌扩大切除术+颈淋巴清扫术。其中游离腓骨复合组织瓣移植术平均住院日最长,唇裂修复术平均住院日最短。舌癌扩大切除术+颈淋巴清扫术平均住院费用最高,唇裂修复术平均住院费用最低(表2-124)。

表2-124 2018年青海省口腔住院7个重点手术及操作的3项质控指标年平均值比较

重点手术及操作	平均手术例数	平均住院日/天	平均住院费用/元
腮腺肿物切除+面神经解剖术	29.20	12.76	11 548.15
唇裂修复术	13.00	9.25	5 832.75
舌癌扩大切除术+颈淋巴清扫术	1.00	13.00	21 300.00
口腔颌面部肿瘤切除整复术	0.20	19.00	11 880.84
游离腓骨复合组织瓣移植术	0.20	24.00	20 605.77
牙颌面畸形矫正术:上颌 LeFort Ⅰ型截骨术+双侧下颌升支劈开截骨术	0.00	—	—
放射性粒子组织间植入术	0.00	—	—

（三）2017—2018 年医疗质量数据比较

2017—2018 年医疗质量数据比较见表2-125,表2-126。

表2-125 青海省6家医疗机构口腔门诊重点病种、重点技术在不同年份中的年服务量构成比比较

分类	质控指标	2018年/%	2017年/%	增量/%	变化趋势
门诊重点病种	急性牙髓炎	26.48	21.88	4.60	↑
	错𬌗畸形	6.81	33.85	−27.04	↓
	慢性根尖周炎	24.90	15.32	9.59	↑
	下颌阻生第三磨牙	13.28	12.10	1.19	↑
	慢性牙周炎	12.59	7.07	5.53	↑
	牙列缺损	11.51	6.82	4.70	↑
	牙列缺失	2.11	0.86	1.26	↑
	颞下颌关节紊乱病	0.96	1.00	−0.04	↓
	年轻恒牙牙外伤	0.67	0.70	−0.02	↓
	口腔扁平苔藓	0.67	0.42	0.25	↑
门诊重点技术	根管治疗术	32.15	37.26	−5.11	↓
	错𬌗畸形矫治术	32.57	32.85	−0.28	↓
	阻生牙拔除术	13.28	11.67	1.61	↑
	牙周洁治术	10.46	7.07	3.39	↑
	可摘局部义齿修复技术	3.17	4.38	−1.21	↓
	烤瓷冠修复技术	3.55	3.16	0.39	↑
	慢性牙周炎系统治疗	2.93	2.09	0.84	↑
	全口义齿修复技术	0.90	0.83	0.07	↑
	种植体植入术	0.98	0.68	0.29	↑

表 2-126 青海省 2 家医疗机构口腔住院重点病种、重点手术及操作在不同年份中的年服务量构成比比较

分类	质控指标	2018/%	2017/%	增量/%	变化趋势
住院重点病种	口腔颌面部间隙感染	33.55	37.24	−3.68	↓
	上颌骨骨折	25.88	34.43	−8.55	↓
	腮腺良性肿瘤	25.44	17.10	8.34	↑
	先天性唇裂	12.72	6.32	6.40	↑
	牙颌面畸形	1.32	2.81	−1.49	↓
	舌癌	1.10	2.11	−1.01	↓
住院重点手术及操作	腮腺肿物切除 + 面神经解剖术	66.51	60.22	6.29	↑
	唇裂修复术	30.23	16.02	14.21	↑
	口腔颌面部肿瘤切除整复术	0.47	21.55	−21.08	↓
	舌癌扩大切除术 + 颈淋巴清扫术	2.33	1.66	0.67	↑
	游离腓骨复合组织瓣移植术	0.47	0.55	−0.09	↓
	牙颌面畸形矫正术:上颌 LeFort Ⅰ 型截骨术 + 双侧下颌升支劈开截骨术	0.00	0.00	0.00	—
	放射性粒子组织间植入术	0.00	0.00	0.00	—

二十二、山 东 省

（一）口腔门诊工作量统计

1. 2018 年重点病种工作量统计 在山东省的 187 家医疗机构中,2018 年门诊共治疗 10 个重点病种患者 1 721 755 人次,按照平均就诊人次排序,排名前 5 位的病种依次为:慢性牙周炎、慢性根尖周炎、下颌阻生第三磨牙、急性牙髓炎、牙列缺损(表 2-127,图 2-43)。

表 2-127 2018 年山东省口腔门诊 10 个重点病种在不同医疗机构中的年平均就诊人次比较

重点病种	三级公立（70 家）	三级民营（4 家）	二级公立（90 家）	二级民营（23 家）	平均值（187 家）
慢性牙周炎	3 111.43	456.25	956.93	924.30	1 748.71
慢性根尖周炎	2 652.61	1 018.75	1 194.32	1 094.57	1 724.18
下颌阻生第三磨牙	2 426.07	926.75	863.47	647.61	1 423.20
急性牙髓炎	1 730.66	1 135.75	1 164.42	1 039.30	1 360.38
牙列缺损	1 995.50	248.25	839.41	745.78	1 248.01
错𬌗畸形	1 825.94	1 111.25	459.76	310.83	966.78
牙列缺失	362.11	33.75	217.68	484.70	300.65
颞下颌关节紊乱病	293.01	145.50	109.56	30.43	169.27
口腔扁平苔藓	269.26	64.75	72.24	14.35	138.71
年轻恒牙牙外伤	181.11	109.50	109.71	35.87	127.35
合计	14 847.71	5 250.50	5 987.50	5 327.74	9 207.25

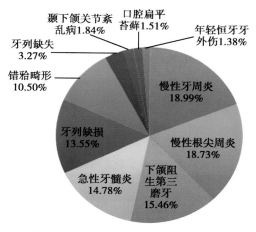

图 2-43 山东省口腔门诊 10 个重点病种患者人次构成比

2. 2018 年重点技术工作量统计 在山东省的 187 家医疗机构中,2018 年门诊 9 个重点技术患者服务总量 1 737 766 人次,按照平均就诊人次排序,排名前 5 位的技术依次为:根管治疗术、牙周洁治术、阻生牙拔除术、错𬌗畸形矫治术、烤瓷冠修复技术(表 2-128,图 2-44)。

表 2-128 2018 年山东省口腔门诊 9 个重点技术在不同医疗机构中的年平均就诊人次比较

重点技术	三级公立 (70 家)	三级民营 (4 家)	二级公立 (90 家)	二级民营 (23 家)	平均值 (187 家)
根管治疗术	5 050.17	1 744.00	2 107.46	2 473.57	3 246.26
牙周洁治术	2 482.96	957.25	839.86	1 294.17	1 513.31
阻生牙拔除术	2 238.17	761.00	849.11	627.57	1 339.95
错𬌗畸形矫治术	2 305.66	778.50	195.69	196.35	998.06
烤瓷冠修复技术	1 311.51	318.75	635.14	503.83	865.41
慢性牙周炎系统治疗	1 076.81	323.00	268.88	385.39	586.80
可摘局部义齿修复技术	681.66	114.25	363.82	296.26	469.15
种植体植入术	249.19	33.50	60.49	232.87	151.75
全口义齿修复技术	157.01	32.25	98.11	125.91	122.17
合计	15 553.14	5 062.50	5 418.56	6 135.91	9 292.87

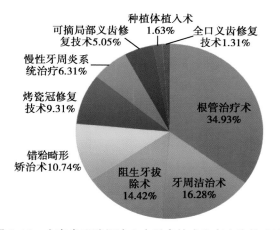

图 2-44 山东省口腔门诊 9 个重点技术患者人次构成比

（二）口腔住院医疗质量数据统计

1. 2018年重点病种数据统计　在山东省的102家医疗机构中,2018年住院共治疗6个重点病种患者7 564例。按照平均出院患者例数排序,排名前3位的病种依次为:口腔颌面部间隙感染、腮腺良性肿瘤、上颌骨骨折。其中舌癌平均住院日最长,先天性唇裂平均住院日最短。牙颌面畸形平均住院费用最高,口腔颌面部间隙感染平均住院费用最低（表2-129）。

表2-129　2018年山东省口腔住院6个重点病种的3项质控指标年平均值比较

重点病种	平均出院患者例数	平均住院日/天	平均住院费用/元
口腔颌面部间隙感染	28.49	8.26	5 781.36
腮腺良性肿瘤	26.62	8.39	12 733.62
上颌骨骨折	9.62	10.40	17 654.53
舌癌	5.06	12.28	27 273.70
牙颌面畸形	2.40	9.20	31 339.07
先天性唇裂	1.97	6.72	8 245.01

2. 2018年重点手术及操作数据统计　在山东省的102家医疗机构中,2018年住院共治疗7个重点手术及操作患者4 112例。按照平均手术例数排序,排名前3位的手术及操作依次为:腮腺肿物切除＋面神经解剖术、口腔颌面部肿瘤切除整复术、舌癌扩大切除术＋颈淋巴清扫术。其中游离腓骨复合组织瓣移植术平均住院日最长,放射性粒子组织间植入术平均住院日最短。游离腓骨复合组织瓣移植术平均住院费用最高,唇裂修复术平均住院费用最低（表2-130）。

表2-130　2018年山东省口腔住院7个重点手术及操作的3项质控指标年平均值比较

重点手术及操作	平均手术例数	平均住院日/天	平均住院费用/元
腮腺肿物切除＋面神经解剖术	26.57	8.73	12 991.24
口腔颌面部肿瘤切除整复术	4.26	14.14	40 752.13
舌癌扩大切除术＋颈淋巴清扫术	3.73	15.04	37 365.49
唇裂修复术	2.51	6.49	7 404.76
游离腓骨复合组织瓣移植术	1.22	18.93	73 467.70
牙颌面畸形矫正术:上颌 LeFort Ⅰ型截骨术＋双侧下颌升支劈开截骨术	1.17	10.46	54 873.25
放射性粒子组织间植入术	0.86	5.31	28 648.29

（三）2017—2018年医疗质量数据比较

2017—2018年医疗质量数据比较见表2-131,表2-132。

表 2-131　山东省 113 家医疗机构口腔门诊重点病种、重点技术在不同年份中的年服务量构成比比较

分类	质控指标	2018 年 /%	2017 年 /%	增量 /%	变化趋势
门诊重点病种	慢性根尖周炎	17.64	18.40	−0.76	↓
	慢性牙周炎	19.69	16.07	3.62	↑
	错𬌗畸形	12.34	17.52	−5.18	↓
	下颌阻生第三磨牙	15.21	13.72	1.49	↑
	急性牙髓炎	14.06	14.66	−0.60	↓
	牙列缺损	13.39	12.13	1.25	↑
	牙列缺失	3.02	2.68	0.35	↑
	颞下颌关节紊乱病	1.81	1.72	0.09	↑
	口腔扁平苔藓	1.54	1.63	−0.09	↓
	年轻恒牙牙外伤	1.30	1.47	−0.18	↓
门诊重点技术	根管治疗术	33.42	33.55	−0.14	↓
	牙周洁治术	16.14	17.79	−1.65	↓
	阻生牙拔除术	14.27	15.21	−0.94	↓
	错𬌗畸形矫治术	13.00	11.69	1.31	↑
	烤瓷冠修复技术	8.78	8.69	0.09	↑
	慢性牙周炎系统治疗	6.76	5.93	0.83	↑
	可摘局部义齿修复技术	4.68	4.02	0.66	↑
	种植体植入术	1.71	1.73	−0.02	↓
	全口义齿修复技术	1.25	1.38	−0.14	↓

表 2-132　山东省 55 家医疗机构口腔住院重点病种、重点手术及操作在不同年份中的年服务量构成比比较

分类	质控指标	2018 年 /%	2017/%	增量 /%	变化趋势
住院重点病种	腮腺良性肿瘤	38.97	40.00	−1.03	↓
	口腔颌面部间隙感染	28.18	26.83	1.35	↑
	上颌骨骨折	15.91	13.10	2.81	↑
	舌癌	8.98	8.27	0.70	↑
	牙颌面畸形	4.45	5.81	−1.36	↓
	先天性唇裂	3.50	5.98	−2.47	↓
住院重点手术及操作	腮腺肿物切除 + 面神经解剖术	60.28	68.01	−7.73	↓
	舌癌扩大切除术 + 颈淋巴清扫术	10.60	8.58	2.02	↑
	口腔颌面部肿瘤切除整复术	11.70	5.49	6.20	↑
	唇裂修复术	7.10	7.34	−0.24	↓
	游离腓骨复合组织瓣移植术	3.67	3.50	0.17	↑
	牙颌面畸形矫正术 : 上颌 LeFort Ⅰ 型截骨术 + 双侧下颌升支劈开截骨术	3.80	3.24	0.56	↑
	放射性粒子组织间植入术	2.87	3.84	−0.97	↓

二十三、山 西 省

（一）口腔门诊工作量统计

1. 2018 年重点病种工作量统计 在山西省的 87 家医疗机构中,2018 年门诊共治疗 10 个重点病种患者 389 331 人次,按照平均就诊人次排序,排名前 5 位的病种依次为:慢性根尖周炎、急性牙髓炎、慢性牙周炎、牙列缺损、下颌阻生第三磨牙(表 2-133,图 2-45)。

表 2-133 2018 年山西省口腔门诊 10 个重点病种在不同医疗机构中的年平均就诊人次比较

重点病种	三级公立 （28 家）	三级民营 （1 家）	二级公立 （53 家）	二级民营 （5 家）	平均值 （87 家）
慢性根尖周炎	1 814.96	8.00	572.55	380.00	954.85
急性牙髓炎	1 345.64	12.00	656.87	471.60	860.48
慢性牙周炎	1 376.36	1 613.00	329.21	371.20	683.39
牙列缺损	990.93	1 480.00	410.28	496.20	614.39
下颌阻生第三磨牙	934.07	1 000.00	316.79	579.40	538.40
错𬌗畸形	1 172.71	310.00	97.00	567.00	472.67
牙列缺失	199.32	65.00	88.92	127.60	126.40
颞下颌关节紊乱病	309.57	5.00	36.34	6.60	122.21
年轻恒牙牙外伤	110.04	5.00	27.38	28.60	53.79
口腔扁平苔藓	119.71	0.00	15.91	4.60	48.48
合计	8 373.32	4 498.00	2 551.25	3 032.80	4 475.07

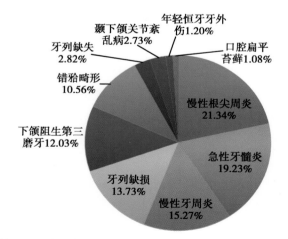

图 2-45 山西省口腔门诊 10 个重点病种患者人次构成比

2. 2018 年重点技术工作量统计 在山西省的 87 家医疗机构中,2018 年门诊 9 个重点技术患者服务总量 385 337 人次,按照平均就诊人次排序,排名前 5 位的技术依次为:根管治疗术、牙周洁治术、阻生牙拔除术、烤瓷冠修复技术、错𬌗畸形矫治术(表 2-134,图 2-46)。

表2-134　2018年山西省口腔门诊9个重点技术在不同医疗机构中的年平均就诊人次比较

重点技术	三级公立 （28 家）	三级民营 （1 家）	二级公立 （53 家）	二级民营 （5 家）	平均值 （87 家）
根管治疗术	2 965.11	3 129.00	1 078.47	4 841.80	1 925.52
牙周洁治术	1 403.96	2 264.00	358.77	862.80	746.02
阻生牙拔除术	877.93	1 000.00	325.47	499.00	521.00
烤瓷冠修复技术	594.75	998.00	219.43	380.40	358.43
错𬌗畸形矫治术	523.11	310.00	130.45	227.00	264.44
可摘局部义齿修复技术	417.36	482.00	184.15	147.60	260.53
慢性牙周炎系统治疗	469.68	102.00	110.66	132.00	227.33
全口义齿修复技术	98.89	65.00	49.91	72.60	67.15
种植体植入术	105.14	521.00	17.58	142.80	58.75
合计	7 455.93	8 871.00	2 474.91	7 306.00	4 429.16

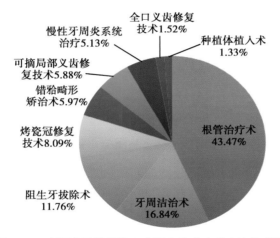

图2-46　山西省口腔门诊9个重点技术患者人次构成比

（二）口腔住院医疗质量数据统计

1. 2018年重点病种数据统计　在山西省的32家医疗机构中，2018年住院共治疗6个重点病种患者1 746例。按照平均出院患者例数排序，排名前3位的病种依次为：腮腺良性肿瘤、口腔颌面部间隙感染、上颌骨骨折。其中牙颌面畸形平均住院日最长，腮腺良性肿瘤平均住院日最短。舌癌平均住院费用最高，先天性唇裂平均住院费用最低（表2-135）。

表2-135　2018年山西省口腔住院6个重点病种的3项质控指标年平均值比较

重点病种	平均出院患者例数	平均住院日 / 天	平均住院费用 / 元
腮腺良性肿瘤	19.34	10.54	11 137.87
口腔颌面部间隙感染	18.69	11.60	8 985.45
上颌骨骨折	11.06	12.60	18 326.72
舌癌	3.19	14.35	26 216.42
先天性唇裂	1.94	11.14	6 431.50
牙颌面畸形	0.34	26.10	14 132.49

2. 2018 年重点手术及操作数据统计 在山西省的 32 家医疗机构中,2018 年住院共治疗 7 个重点手术及操作患者 1 079 例。按照平均手术例数排序,排名前 3 位的手术及操作依次为:腮腺肿物切除 + 面神经解剖术、口腔颌面部肿瘤切除整复术、唇裂修复术。其中牙颌面畸形矫正术:上颌 LeFort I 型截骨术 + 双侧下颌升支劈开截骨术平均住院日最长,腮腺肿物切除 + 面神经解剖术平均住院日最短。牙颌面畸形矫正术:上颌 LeFort I 型截骨术 + 双侧下颌升支劈开截骨术平均住院费用最高,唇裂修复术平均住院费用最低(表 2-136)。

表 2-136 2018 年山西省口腔住院 7 个重点手术及操作的 3 项质控指标年平均值比较

重点手术及操作	平均手术例数	平均住院日 / 天	平均住院费用 / 元
腮腺肿物切除 + 面神经解剖术	20.97	10.87	11 403.21
口腔颌面部肿瘤切除整复术	5.00	20.19	28 702.80
唇裂修复术	3.44	12.77	5 854.09
舌癌扩大切除术 + 颈淋巴清扫术	3.16	15.50	43 353.52
游离腓骨复合组织瓣移植术	0.88	14.06	35 197.50
牙颌面畸形矫正术:上颌 LeFort I 型截骨术 + 双侧下颌升支劈开截骨术	0.28	22.89	75 685.54
放射性粒子组织间植入术	0.00	—	—

(三) 2017—2018 年医疗质量数据比较

2017—2018 年医疗质量数据比较见表 2-137,表 2-138。

表 2-137 山西省 43 家医疗机构口腔门诊重点病种、重点技术在不同年份中的年服务量构成比比较

分类	质控指标	2018 年 /%	2017 年 /%	增量 /%	变化趋势
门诊重点病种	错𬌗畸形	14.69	23.20	−8.51	↓
	慢性根尖周炎	22.70	14.76	7.94	↑
	急性牙髓炎	16.99	14.03	2.96	↑
	牙列缺损	13.37	15.31	−1.94	↓
	慢性牙周炎	12.98	14.79	−1.81	↓
	下颌阻生第三磨牙	12.44	10.21	2.23	↑
	牙列缺失	3.02	3.81	−0.79	↓
	颞下颌关节紊乱病	1.58	1.70	−0.12	↓
	年轻恒牙牙外伤	1.21	1.05	0.16	↑
	口腔扁平苔藓	1.03	1.15	−0.11	↓
门诊重点技术	根管治疗术	46.64	28.83	17.81	↑
	牙周洁治术	14.86	18.43	−3.58	↓
	阻生牙拔除术	11.52	10.16	1.37	↑
	烤瓷冠修复技术	6.64	13.52	−6.88	↓
	错𬌗畸形矫治术	7.10	10.48	−3.38	↓
	可摘局部义齿修复技术	5.13	8.20	−3.07	↓
	慢性牙周炎系统治疗	5.10	7.61	−2.51	↓
	全口义齿修复技术	1.58	1.51	0.07	↑
	种植体植入术	1.43	1.25	0.18	↑

表2-138　山西省14家医疗机构口腔住院重点病种、重点手术及操作在不同年份中的年服务量构成比比较

分类	质控指标	2018/%	2017/%	增量/%	变化趋势
住院重点病种	口腔颌面部间隙感染	37.89	36.32	1.57	↑
	腮腺良性肿瘤	34.28	30.79	3.49	↑
	上颌骨骨折	17.65	16.71	0.94	↑
	舌癌	6.44	5.13	1.31	↑
	牙颌面畸形	0.52	8.16	−7.64	↓
	先天性唇裂	3.22	2.89	0.33	↑
住院重点手术及操作	腮腺肿物切除+面神经解剖术	68.25	62.83	5.43	↑
	口腔颌面部肿瘤切除整复术	10.43	16.36	−5.93	↓
	唇裂修复术	5.44	12.64	−7.20	↓
	舌癌扩大切除术+颈淋巴清扫术	10.88	5.58	5.31	↑
	游离腓骨复合组织瓣移植术	4.99	2.23	2.76	↑
	牙颌面畸形矫正术:上颌 LeFort Ⅰ型截骨术+双侧下颌升支劈开截骨术	0.00	0.19	−0.19	↓
	放射性粒子组织间植入术	0.00	0.19	−0.19	↓

二十四、陕　西　省

(一)口腔门诊工作量统计

1. **2018年重点病种工作量统计**　在陕西省的110家医疗机构中,2018年门诊共治疗10个重点病种患者854 433人次,按照平均就诊人次排序,排名前5位的病种依次为:慢性根尖周炎、急性牙髓炎、牙列缺损、慢性牙周炎、下颌阻生第三磨牙(表2-139,图2-47)。

表2-139　2018年陕西省口腔门诊10个重点病种在不同医疗机构中的年平均就诊人次比较

重点病种	三级公立(33 家)	三级民营(3 家)	二级公立(67 家)	二级民营(7 家)	平均值(110 家)
慢性根尖周炎	2 735.33	1 654.00	1 150.40	1 267.71	1 647.08
急性牙髓炎	2 089.85	1 239.67	1 130.16	1 272.71	1 430.13
牙列缺损	2 213.88	1 102.33	838.70	1 134.86	1 277.29
慢性牙周炎	2 094.24	1 032.33	915.93	552.00	1 249.44
下颌阻生第三磨牙	1 744.45	1 389.00	547.22	450.71	923.21
错𬌗畸形	1 688.76	143.67	335.73	552.86	750.22
牙列缺失	254.18	512.00	223.27	160.14	236.40
颞下颌关节紊乱病	257.73	93.00	97.43	23.29	140.68
年轻恒牙牙外伤	101.39	31.67	41.15	34.29	58.53
口腔扁平苔藓	95.73	8.33	41.61	4.86	54.60
合计	13 275.55	7 206.00	5 321.61	5 453.43	7 767.57

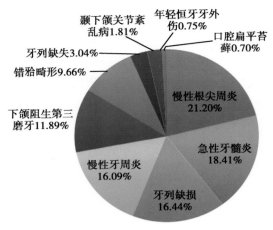

图 2-47　陕西省口腔门诊 10 个重点病种患者人次构成比

2. 2018 年重点技术工作量统计　在陕西省的 110 家医疗机构中,2018 年门诊 9 个重点技术患者服务总量 856 726 人次,按照平均就诊人次排序,排名前 5 位的技术依次为:根管治疗术、牙周洁治术、阻生牙拔除术、错𬌗畸形矫治术、烤瓷冠修复技术(表 2-140,图 2-48)。

表 2-140　2018 年陕西省口腔门诊 9 个重点技术在不同医疗机构中的年平均就诊人次比较

重点技术	三级公立 (33 家)	三级民营 (3 家)	二级公立 (67 家)	二级民营 (7 家)	平均值 (110 家)
根管治疗术	4 912.52	2 512.33	2 015.07	2 449.29	2 925.50
牙周洁治术	2 086.42	1 368.00	599.96	1 862.57	1 147.19
阻生牙拔除术	1 822.70	828.67	624.34	560.86	985.38
错𬌗畸形矫治术	2 023.03	120.33	208.97	565.00	773.43
烤瓷冠修复技术	1 224.82	894.67	529.00	886.14	770.45
可摘局部义齿修复技术	1 132.58	471.33	420.70	486.71	639.85
慢性牙周炎系统治疗	792.97	97.67	183.67	213.00	365.98
全口义齿修复技术	189.45	93.33	120.28	62.86	136.65
种植体植入术	86.12	30.33	13.90	139.43	44.00
合计	14 270.61	6 416.67	4 715.90	7 225.86	7 788.42

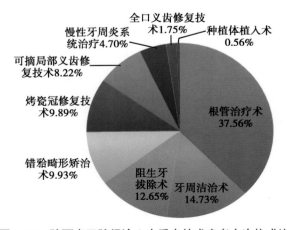

图 2-48　陕西省口腔门诊 9 个重点技术患者人次构成比

（二）口腔住院医疗质量数据统计

1. 2018 **年重点病种数据统计** 在陕西省的 25 家医疗机构中,2018 年住院共治疗 6 个重点病种患者 1 415 例。按照平均出院患者例数排序,排名前 3 位的病种依次为:口腔颌面部间隙感染、腮腺良性肿瘤、上颌骨骨折。其中舌癌平均住院日最长,口腔颌面部间隙感染平均住院日最短。牙颌面畸形平均住院费用最高,口腔颌面部间隙感染平均住院费用最低（表 2-141）。

表 2-141 2018 年陕西省口腔住院 6 个重点病种的 3 项质控指标年平均值比较

重点病种	平均出院患者例数	平均住院日/天	平均住院费用/元
口腔颌面部间隙感染	20.36	9.02	6 197.01
腮腺良性肿瘤	16.64	9.49	9 757.66
上颌骨骨折	10.08	10.24	18 545.49
先天性唇裂	5.72	9.87	11 186.99
舌癌	2.36	15.82	21 634.81
牙颌面畸形	1.44	10.79	36 589.24

2. 2018 **年重点手术及操作数据统计** 在陕西省的 25 家医疗机构中,2018 年住院共治疗 7 个重点手术及操作患者 604 例。按照平均手术例数排序,排名前 3 位的手术及操作依次为:腮腺肿物切除 + 面神经解剖术、唇裂修复术、舌癌扩大切除术 + 颈淋巴清扫术。其中舌癌扩大切除术 + 颈淋巴清扫术平均住院日最长,放射性粒子组织间植入术平均住院日最短。牙颌面畸形矫正术:上颌 LeFort Ⅰ 型截骨术 + 双侧下颌升支劈开截骨术平均住院费用最高,腮腺肿物切除 + 面神经解剖术平均住院费用最低（表 2-142）。

表 2-142 2018 年陕西省口腔住院 7 个重点手术及操作的 3 项质控指标年平均值比较

重点手术及操作	平均手术例数	平均住院日/天	平均住院费用/元
腮腺肿物切除 + 面神经解剖术	16.44	9.98	10 334.73
唇裂修复术	5.72	9.93	11 192.15
舌癌扩大切除术 + 颈淋巴清扫术	1.16	19.75	31 928.89
口腔颌面部肿瘤切除整复术	0.48	15.43	26 396.34
牙颌面畸形矫正术:上颌 LeFort Ⅰ 型截骨术 + 双侧下颌升支劈开截骨术	0.28	13.00	59 533.26
放射性粒子组织间植入术	0.08	6.00	11 802.26
游离腓骨复合组织瓣移植术	0.00	—	—

（三）2017—2018 年医疗质量数据比较

2017—2018 年医疗质量数据比较见表 2-143,表 2-144。

表 2-143 陕西省 59 家医疗机构口腔门诊重点病种、重点技术在不同年份中的年服务量构成比比较

分类	质控指标	2018 年 /%	2017 年 /%	增量 /%	变化趋势
门诊重点病种	慢性根尖周炎	20.45	18.64	1.82	↑
	牙列缺损	16.12	18.83	−2.71	↓
	急性牙髓炎	16.46	16.35	0.12	↑
	慢性牙周炎	17.28	13.43	3.85	↑
	错𬌗畸形	11.62	15.38	−3.77	↓
	下颌阻生第三磨牙	12.10	10.69	1.40	↑
	牙列缺失	2.72	2.91	−0.19	↓
	颞下颌关节紊乱病	1.99	1.50	0.49	↑
	年轻恒牙牙外伤	0.56	1.23	−0.68	↓
	口腔扁平苔藓	0.70	1.04	−0.34	↓
门诊重点技术	根管治疗术	35.34	34.34	1.00	↑
	牙周洁治术	15.12	13.48	1.64	↑
	错𬌗畸形矫治术	12.28	13.48	−1.20	↓
	阻生牙拔除术	13.12	12.31	0.82	↑
	可摘局部义齿修复技术	7.64	10.29	−2.65	↓
	烤瓷冠修复技术	8.97	8.76	0.21	↑
	慢性牙周炎系统治疗	5.30	5.00	0.30	↑
	全口义齿修复技术	1.64	1.78	−0.14	↓
	种植体植入术	0.59	0.57	0.02	↑

表 2-144 陕西省 13 家医疗机构口腔住院重点病种、重点手术及操作在不同年份中的年服务量构成比比较

分类	质控指标	2018/%	2017 年 /%	增量 /%	变化趋势
住院重点病种	腮腺良性肿瘤	28.17	31.63	−3.46	↓
	口腔颌面部间隙感染	27.85	23.53	4.32	↑
	上颌骨骨折	18.82	24.47	−5.65	↓
	先天性唇裂	15.38	13.73	1.65	↑
	舌癌	5.91	4.86	1.05	↑
	牙颌面畸形	3.87	1.79	2.08	↑
住院重点手术及操作	腮腺肿物切除 + 面神经解剖术	60.99	64.44	−3.46	↓
	唇裂修复术	29.36	20.39	8.97	↑
	口腔颌面部肿瘤切除整复术	2.46	9.41	−6.95	↓
	舌癌扩大切除术 + 颈淋巴清扫术	5.34	3.92	1.42	↑
	牙颌面畸形矫正术：上颌 LeFort Ⅰ 型截骨术 + 双侧下颌升支劈开截骨术	1.44	1.57	−0.13	↓
	放射性粒子组织间植入术	0.41	0.00	0.41	↑
	游离腓骨复合组织瓣移植术	0.00	0.26	−0.26	↓

二十五、上 海 市

（一）口腔门诊工作量统计

1. 2018 年重点病种工作量统计 在上海市的 61 家医疗机构中，2018 年门诊共治疗 10 个重点病种患者 1 829 412 人次，按照平均就诊人次排序，排名前 5 位的病种依次为：慢性牙周炎、慢性根尖周炎、下颌阻生第三磨牙、牙列缺损、急性牙髓炎（表 2-145，图 2-49）。

表 2-145 2018 年上海市口腔门诊 10 个重点病种在不同医疗机构中的年平均就诊人次比较

重点病种	三级公立 （21 家）	二级公立 （38 家）	二级民营 （2 家）	平均值 （61 家）
慢性牙周炎	15 995.19	3 067.05	445.50	7 431.77
慢性根尖周炎	8 019.95	3 240.03	159.00	4 784.56
下颌阻生第三磨牙	8 548.43	2 888.79	392.50	4 755.34
牙列缺损	8 814.10	2 112.03	236.50	4 357.80
急性牙髓炎	4 411.38	2 392.58	222.00	3 016.41
错𬌗畸形	7 572.48	290.37	264.50	2 796.48
颞下颌关节紊乱病	2 773.19	142.18	8.00	1 043.54
牙列缺失	1 292.76	497.92	220.50	762.46
口腔扁平苔藓	1 975.43	32.55	0.00	700.34
年轻恒牙牙外伤	806.14	102.24	13.50	341.66
合计	60 209.05	14 765.74	1 962.00	29 990.36

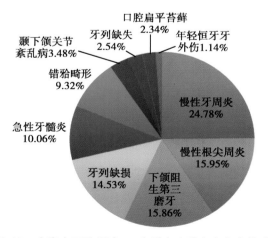

图 2-49 上海市口腔门诊 10 个重点病种患者人次构成比

2. 2018 年重点技术工作量统计 在上海市的 61 家医疗机构中，2018 年门诊 9 个重点技术患者服务总量 1 274 708 人次，按照平均就诊人次排序，排名前 5 位的技术依次为：根管治疗术、牙周洁治术、阻生牙拔除术、烤瓷冠修复技术、慢性牙周炎系统治疗（表 2-146，图 2-50）。

表 2-146　2018 年上海市口腔门诊 9 个重点技术在不同医疗机构中的年平均就诊人次比较

重点技术	三级公立 （21 家）	二级公立 （38 家）	二级民营 （2 家）	平均值 （61 家）
根管治疗术	13 400.52	4 706.34	200.00	7 551.67
牙周洁治术	8 441.90	1 664.42	866.00	3 971.48
阻生牙拔除术	7 795.86	1 974.61	154.50	3 918.97
烤瓷冠修复技术	3 363.95	952.95	169.50	1 757.28
慢性牙周炎系统治疗	3 405.05	297.68	299.50	1 367.49
可摘局部义齿修复技术	2 639.71	675.79	83.50	1 332.48
错𬌗畸形矫治术	759.05	186.21	253.00	385.61
种植体植入术	739.62	75.68	190.00	308.00
全口义齿修复技术	660.38	113.11	185.50	303.89
合计	41 206.05	10 646.79	2 401.50	20 896.85

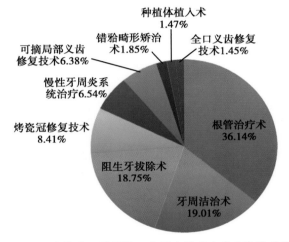

图 2-50　上海市口腔门诊 9 个重点技术患者人次构成比

（二）口腔住院医疗质量数据统计

1. 2018 年重点病种数据统计　在上海市的 12 家医疗机构中，2018 年住院共治疗 6 个重点病种患者 6 590 例。按照平均出院患者例数排序，排名前 3 位的病种依次为：牙颌面畸形、上颌骨骨折、腮腺良性肿瘤。其中舌癌平均住院日最长，先天性唇裂平均住院日最短。舌癌平均住院费用最高，口腔颌面部间隙感染平均住院费用最低（表 2-147）。

表 2-147　2018 年上海市口腔住院 6 个重点病种的 3 项质控指标年平均值比较

重点病种	平均出院患者例数	平均住院日／天	平均住院费用／元
牙颌面畸形	214.00	6.61	44 608.51
上颌骨骨折	198.00	6.60	43 614.83
腮腺良性肿瘤	67.33	6.81	19 104.02
舌癌	36.75	13.25	75 027.87
先天性唇裂	27.58	5.32	13 935.47
口腔颌面部间隙感染	5.50	7.26	10 991.83

2. 2018 年重点手术及操作数据统计　在上海市的 12 家医疗机构中,2018 年住院共治疗 7 个重点手术及操作患者 2 180 例。按照平均手术例数排序,排名前 3 位的手术及操作依次为:腮腺肿物切除 + 面神经解剖术、牙颌面畸形矫正术(上颌 Le Fort Ⅰ 型截骨术 + 双侧下颌升支劈开截骨术)、游离腓骨复合组织瓣移植术。其中游离腓骨复合组织瓣移植术平均住院日最长,唇裂修复术平均住院日最短。游离腓骨复合组织瓣移植术平均住院费用最高,腮腺肿物切除 + 面神经解剖术平均住院费用最低(表 2-148)。

表 2-148　2018 年上海市口腔住院 7 个重点手术及操作的 3 项质控指标年平均值比较

重点手术及操作	平均手术例数	平均住院日 / 天	平均住院费用 / 元
腮腺肿物切除 + 面神经解剖术	70.33	7.17	12 939.78
牙颌面畸形矫正术:上颌 LeFort Ⅰ 型截骨术 + 双侧下颌升支劈开截骨术	48.58	6.35	77 893.42
游离腓骨复合组织瓣移植术	24.08	26.63	148 721.83
口腔颌面部肿瘤切除整复术	16.25	14.69	66 919.31
舌癌扩大切除术 + 颈淋巴清扫术	13.50	9.70	47 448.42
唇裂修复术	8.92	4.72	14 884.64
放射性粒子组织间植入术	0.00	—	—

(三) 2017—2018 年医疗质量数据比较

2017—2018 年医疗质量数据比较见表 2-149,表 2-150。

表 2-149　上海市 43 家医疗机构口腔门诊重点病种、重点技术在不同年份中的年服务量构成比比较

分类	质控指标	2018 年 /%	2017 年 /%	增量 /%	变化趋势
门诊重点病种	慢性牙周炎	23.74	23.14	0.60	↑
	慢性根尖周炎	15.32	16.56	−1.24	↓
	下颌阻生第三磨牙	16.31	14.68	1.63	↑
	牙列缺损	14.73	12.44	2.29	↑
	急性牙髓炎	9.92	16.14	−6.22	↓
	错𬌗畸形	10.08	9.19	0.88	↑
	颞下颌关节紊乱病	3.68	2.60	1.08	↑
	口腔扁平苔藓	2.56	2.84	−0.29	↓
	牙列缺失	2.45	1.68	0.78	↑
	年轻恒牙牙外伤	1.21	0.72	0.49	↑
门诊重点技术	根管治疗术	35.44	40.01	−4.57	↓
	牙周洁治术	19.29	15.81	3.48	↑
	阻生牙拔除术	19.34	14.82	4.52	↑
	烤瓷冠修复技术	8.10	7.13	0.98	↑
	慢性牙周炎系统治疗	7.05	5.89	1.15	↑
	可摘局部义齿修复技术	6.19	5.75	0.44	↑
	错𬌗畸形矫治术	1.76	8.20	−6.44	↓
	全口义齿修复技术	1.49	1.13	0.36	↑
	种植体植入术	1.35	1.26	0.09	↑

表 2-150 上海市 10 家医疗机构口腔住院重点病种、重点手术及操作在不同年份中的年服务量构成比比较

分类	质控指标	2018/%	2017 年 /%	增量 /%	变化趋势
住院重点病种	牙颌面畸形	39.38	54.46	−15.08	↓
	上颌骨骨折	36.37	7.82	28.56	↑
	腮腺良性肿瘤	11.53	18.52	−6.99	↓
	舌癌	6.76	9.06	−2.29	↓
	先天性唇裂	5.08	8.63	−3.55	↓
	口腔颌面部间隙感染	0.87	1.52	−0.64	↓
住院重点手术及操作	腮腺肿物切除 + 面神经解剖术	37.10	30.87	6.23	↑
	牙颌面畸形矫正术：上颌 LeFort Ⅰ 型截骨术 + 双侧下颌升支劈开截骨术	27.45	20.43	7.02	↑
	口腔颌面部肿瘤切除整复术	9.18	19.54	−10.36	↓
	游离腓骨复合组织瓣移植术	13.61	16.87	−3.27	↓
	唇裂修复术	5.04	7.59	−2.55	↓
	舌癌扩大切除术 + 颈淋巴清扫术	7.63	4.71	2.92	↑
	放射性粒子组织间植入术	0.00	0.00	0.00	—

二十六、四 川 省

（一）口腔门诊工作量统计

1. **2018 年重点病种工作量统计** 在四川省的 131 家医疗机构中，2018 年门诊共治疗 10 个重点病种患者 1 414 225 人次，按照平均就诊人次排序，排名前 5 位的病种依次为：慢性根尖周炎、慢性牙周炎、急性牙髓炎、下颌阻生第三磨牙、牙列缺损（表 2-151，图 2-51）。

表 2-151 2018 年四川省口腔门诊 10 个重点病种在不同医疗机构中的年平均就诊人次比较

重点病种	三级公立（70 家）	二级公立（44 家）	二级民营（17 家）	平均值（131 家）
慢性根尖周炎	3 366.91	1 298.84	852.41	2 345.98
慢性牙周炎	2 843.91	779.77	699.06	1 872.27
急性牙髓炎	1 806.44	1 109.75	1 176.06	1 490.63
下颌阻生第三磨牙	2 184.20	563.02	358.71	1 402.79
牙列缺损	1 958.43	748.77	643.59	1 381.50
错𬌗畸形	1 879.11	330.00	1 803.76	1 349.02
口腔扁平苔藓	550.69	54.55	25.47	315.89
牙列缺失	428.90	161.30	154.24	303.37
颞下颌关节紊乱病	372.66	88.84	32.76	233.22
年轻恒牙牙外伤	145.14	57.66	30.82	100.92
合计	15 536.40	5 192.50	5 776.88	10 795.61

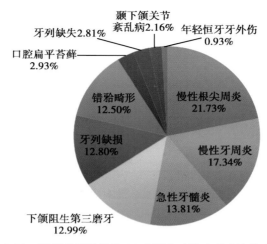

图 2-51 四川省口腔门诊 10 个重点病种患者人次构成比

2. 2018 年重点技术工作量统计 在四川省的 131 家医疗机构中,2018 年门诊 9 个重点技术患者服务总量 1 066 114 人次,按照平均就诊人次排序,排名前 5 位的技术依次为:根管治疗术、阻生牙拔除术、错𬌗畸形矫治术、牙周洁治术、烤瓷冠修复技术(表 2-152,图 2-52)。

表 2-152 四川省口腔门诊 9 个重点技术在不同医疗机构中的年平均就诊人次比较

重点技术	三级公立 (70 家)	二级公立 (44 家)	二级民营 (17 家)	平均值 (131 家)
根管治疗术	3 898.44	1 743.55	2 162.00	2 949.32
阻生牙拔除术	2 047.96	455.23	509.29	1 313.32
错𬌗畸形矫治术	1 417.54	84.14	1 651.47	1 000.04
牙周洁治术	1 313.09	529.64	625.76	960.75
烤瓷冠修复技术	1 136.66	382.59	391.24	786.65
可摘局部义齿修复技术	882.44	350.66	413.53	642.98
慢性牙周炎系统治疗	396.44	139.36	295.12	296.95
全口义齿修复技术	125.64	76.68	86.12	104.07
种植体植入术	140.01	18.75	23.82	84.21
合计	11 358.23	3 780.59	6 158.35	8 138.27

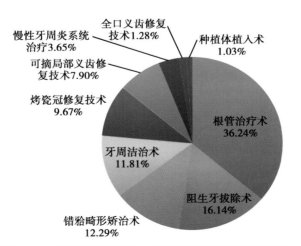

图 2-52 四川省口腔门诊 9 个重点技术患者人次构成比

（二）口腔住院医疗质量数据统计

1. 2018年重点病种数据统计　　在四川省的24家医疗机构中，2018年住院共治疗6个重点病种患者3 310例。按照平均出院患者例数排序，排名前3位的病种依次为：口腔颌面部间隙感染、腮腺良性肿瘤、牙颌面畸形。其中舌癌平均住院日最长，先天性唇裂平均住院日最短。牙颌面畸形平均住院费用最高，口腔颌面部间隙感染平均住院费用最低（表2-153）。

表2-153　2018年四川省口腔住院6个重点病种的3项质控指标年平均值比较

重点病种	平均出院患者例数	平均住院日/天	平均住院费用/元
口腔颌面部间隙感染	44.21	9.93	7 775.71
腮腺良性肿瘤	33.75	8.74	11 622.14
牙颌面畸形	16.46	8.40	49 741.15
先天性唇裂	16.04	6.57	10 156.00
舌癌	14.71	14.04	33 729.99
上颌骨骨折	12.75	12.21	25 709.10

2. 2018年重点手术及操作数据统计　　在四川省的24家医疗机构中，2018年住院共治疗7个重点手术及操作患者2 065例。按照平均手术例数排序，排名前3位的手术及操作依次为：腮腺肿物切除+面神经解剖术、唇裂修复术、游离腓骨复合组织瓣移植术。其中舌癌扩大切除术+颈淋巴清扫术平均住院日最长，唇裂修复术平均住院日最短。游离腓骨复合组织瓣移植术平均住院费用最高，腮腺肿物切除+面神经解剖术平均住院费用最低（表2-154）。

表2-154　2018年四川省口腔住院7个重点手术及操作的3项质控指标年平均值比较

重点手术及操作	平均手术例数	平均住院日/天	平均住院费用/元
腮腺肿物切除+面神经解剖术	27.83	9.61	11 693.92
唇裂修复术	15.50	7.36	12 158.91
游离腓骨复合组织瓣移植术	13.88	15.30	80 588.63
口腔颌面部肿瘤切除整复术	13.29	12.70	30 132.71
舌癌扩大切除术+颈淋巴清扫术	8.63	16.26	48 127.30
牙颌面畸形矫正术：上颌 LeFort Ⅰ型截骨术+双侧下颌升支劈开截骨术	6.38	9.36	73 111.97
放射性粒子组织间植入术	0.54	9.46	23 748.23

（三）2017—2018年医疗质量数据比较

2017—2018年医疗质量数据比较见表2-155，表2-156。

表 2-155 四川省 76 家医疗机构口腔门诊重点病种、重点技术在不同年份中的年服务量构成比比较

分类	质控指标	2018 年 /%	2017 年 /%	增量 /%	变化趋势
门诊重点病种	慢性根尖周炎	20.53	18.12	2.41	↑
	慢性牙周炎	18.26	17.73	0.53	↑
	错𬌗畸形	15.60	17.20	−1.60	↓
	牙列缺损	12.46	13.61	−1.15	↓
	急性牙髓炎	11.55	12.94	−1.39	↓
	下颌阻生第三磨牙	12.66	11.71	0.95	↑
	口腔扁平苔藓	3.12	3.05	0.08	↑
	牙列缺失	2.70	2.78	−0.07	↓
	颞下颌关节紊乱病	2.29	2.13	0.16	↑
	年轻恒牙牙外伤	0.82	0.75	0.08	↑
门诊重点技术	根管治疗术	33.05	32.82	0.23	↑
	阻生牙拔除术	16.94	14.60	2.34	↑
	错𬌗畸形矫治术	15.64	12.89	2.76	↑
	牙周洁治术	11.39	12.52	−1.13	↓
	烤瓷冠修复技术	9.46	11.12	−1.66	↓
	可摘局部义齿修复技术	7.72	6.04	1.68	↑
	慢性牙周炎系统治疗	3.60	7.85	−4.25	↓
	种植体植入术	1.16	1.22	−0.06	↓
	全口义齿修复技术	1.03	0.94	0.09	↑

表 2-156 四川省 10 家医疗机构口腔住院重点病种、重点手术及操作在不同年份中的年服务量构成比比较

分类	质控指标	2018/%	2017 年 /%	增量 /%	变化趋势
住院重点病种	口腔颌面部间隙感染	28.28	25.50	2.79	↑
	腮腺良性肿瘤	22.31	15.50	6.80	↑
	先天性唇裂	13.86	24.29	−10.43	↓
	牙颌面畸形	15.32	14.99	0.33	↑
	舌癌	12.15	9.26	2.89	↑
	上颌骨骨折	8.09	10.47	−2.38	↓
住院重点手术及操作	腮腺肿物切除 + 面神经解剖术	25.00	32.67	−7.67	↓
	唇裂修复术	19.56	23.40	−3.84	↓
	口腔颌面部肿瘤切除整复术	15.96	21.36	−5.40	↓
	游离腓骨复合组织瓣移植术	19.44	10.38	9.07	↑
	舌癌扩大切除术 + 颈淋巴清扫术	10.40	6.07	4.33	↑
	牙颌面畸形矫正术:上颌 LeFort Ⅰ 型截骨术 + 双侧下颌升支劈开截骨术	8.87	5.85	3.02	↑
	放射性粒子组织间植入术	0.77	0.28	0.49	↑

二十七、天　津　市

（一）口腔门诊工作量统计

1. **2018年重点病种工作量统计**　在天津市的44家医疗机构中，2018年门诊共治疗10个重点病种患者712 900人次，按照平均就诊人次排序，排名前5位的病种依次为：慢性牙周炎、慢性根尖周炎、下颌阻生第三磨牙、急性牙髓炎、牙列缺损（表2-157，图2-53）。

表2-157　2018年天津市口腔门诊10个重点病种在不同医疗机构中的年平均就诊人次比较

重点病种	三级公立（25家）	二级公立（15家）	二级民营（4家）	平均值（44家）
慢性牙周炎	5 986.72	2 295.07	878.00	4 263.77
慢性根尖周炎	2 899.32	3 034.80	1 122.75	2 784.00
下颌阻生第三磨牙	3 268.80	1 396.47	531.75	2 381.68
急性牙髓炎	2 884.60	1 360.60	666.50	2 163.41
牙列缺损	2 206.64	1 259.33	337.00	1 713.73
错𬌗畸形	2 459.64	258.13	4.50	1 485.93
牙列缺失	734.20	643.73	134.00	648.80
口腔扁平苔藓	621.60	35.47	2.50	365.50
颞下颌关节紊乱病	402.52	73.87	5.50	254.39
年轻恒牙牙外伤	218.84	40.53	32.00	141.07
合计	21 682.88	10 398.00	3 714.50	16 202.27

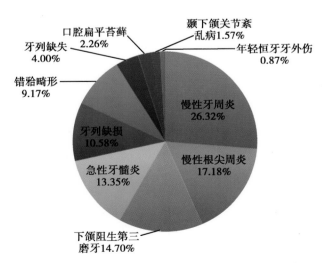

图2-53　天津市口腔门诊10个重点病种患者人次构成比

2. **2018年重点技术工作量统计**　在天津市的44家医疗机构中，2018年门诊9个重点技术患者服务总量557 519人次，按照平均就诊人次排序，排名前5位的技术依次为：根管治疗术、牙周洁治术、阻生牙拔除术、慢性牙周炎系统治疗、错𬌗畸形矫治术（表2-158，图2-54）。

表 2-158 2018 年天津市口腔门诊 9 个重点技术在不同医疗机构中的年平均就诊人次比较

重点技术	三级公立 （25 家）	二级公立 （15 家）	二级民营 （4 家）	平均值 （44 家）
根管治疗术	5 556.00	3 640.07	1 738.25	4 555.77
牙周洁治术	3 363.04	1 843.93	1 199.75	2 648.50
阻生牙拔除术	2 514.28	929.87	514.75	1 792.36
慢性牙周炎系统治疗	1 540.68	506.33	266.00	1 072.18
错𬌗畸形矫治术	1 666.56	71.93	4.50	971.84
烤瓷冠修复技术	918.92	555.87	269.75	736.14
可摘局部义齿修复技术	730.20	416.80	83.25	564.55
全口义齿修复技术	330.12	161.13	36.25	245.80
种植体植入术	128.36	9.80	82.25	83.75
合计	16 748.16	8 135.73	4 194.75	12 670.89

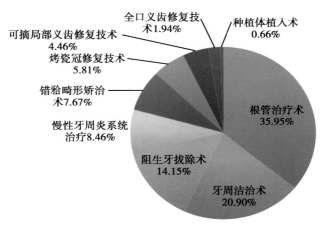

图 2-54 天津市口腔门诊 9 个重点技术患者人次构成比

（二）口腔住院医疗质量数据统计

1. 2018 年重点病种数据统计 在天津市的 13 家医疗机构中，2018 年住院共治疗 6 个重点病种患者 1 000 例。按照平均出院患者例数排序，排名前 3 位的病种依次为：腮腺良性肿瘤、口腔颌面部间隙感染、牙颌面畸形。其中舌癌平均住院日最长，先天性唇裂平均住院日最短。上颌骨骨折平均住院费用最高，口腔颌面部间隙感染平均住院费用最低（表 2-159）。

表 2-159 2018 年天津市口腔住院 6 个重点病种的 3 项质控指标年平均值比较

重点病种	平均出院患者例数	平均住院日 / 天	平均住院费用 / 元
腮腺良性肿瘤	31.46	8.81	14 634.78
口腔颌面部间隙感染	15.54	7.54	7 409.48
牙颌面畸形	12.92	9.98	30 741.50
上颌骨骨折	8.08	14.47	33 886.15
舌癌	5.62	18.27	25 208.56
先天性唇裂	3.31	7.00	7 877.69

2. **2018 年重点手术及操作数据统计**　在天津市的 13 家医疗机构中，2018 年住院共治疗 7 个重点手术及操作患者 410 例。按照平均手术例数排序，排名前 3 位的手术及操作依次为：腮腺肿物切除 + 面神经解剖术、唇裂修复术、舌癌扩大切除术 + 颈淋巴清扫术。其中舌癌扩大切除术 + 颈淋巴清扫术平均住院日最长，唇裂修复术平均住院日最短。游离腓骨复合组织瓣移植术平均住院费用最高，唇裂修复术平均住院费用最低（表 2-160）。

表 2-160　2018 年天津市口腔住院 7 个重点手术及操作的 3 项质控指标年平均值比较

重点手术及操作	平均手术例数	平均住院日 / 天	平均住院费用 / 元
腮腺肿物切除 + 面神经解剖术	23.38	10.23	18 583.90
唇裂修复术	4.77	10.00	12 457.05
舌癌扩大切除术 + 颈淋巴清扫术	2.08	30.61	46 129.64
游离腓骨复合组织瓣移植术	0.85	28.00	59 629.22
口腔颌面部肿瘤切除整复术	0.46	20.48	45 952.13
牙颌面畸形矫正术：上颌 LeFort Ⅰ 型截骨术 + 双侧下颌升支劈开截骨术	0.00	—	—
放射性粒子组织间植入术	0.00	—	—

（三）2017—2018 年医疗质量数据比较

2017—2018 年医疗质量数据比较见表 2-161，表 2-162。

表 2-161　天津市 28 家医疗机构口腔门诊重点病种、重点技术在不同年份中的年服务量构成比比较

分类	质控指标	2018 年 /%	2017 年 /%	增量 /%	变化趋势
门诊重点病种	慢性牙周炎	27.87	34.85	−6.99	↓
	慢性根尖周炎	15.11	16.69	−1.58	↓
	下颌阻生第三磨牙	14.44	16.01	−1.57	↓
	急性牙髓炎	12.35	11.11	1.23	↑
	牙列缺损	9.93	7.87	2.07	↑
	错𬌗畸形	11.64	5.75	5.90	↑
	牙列缺失	3.27	2.14	1.13	↑
	口腔扁平苔藓	2.93	2.44	0.49	↑
	颞下颌关节紊乱病	1.47	1.58	−0.11	↓
	年轻恒牙牙外伤	1.00	1.57	−0.58	↓
门诊重点技术	根管治疗术	32.98	31.42	1.57	↑
	牙周洁治术	21.04	26.39	−5.35	↓
	阻生牙拔除术	15.00	11.19	3.81	↑
	慢性牙周炎系统治疗	9.69	14.69	−5.00	↓
	错𬌗畸形矫治术	9.82	5.36	4.46	↑
	烤瓷冠修复技术	4.80	5.36	−0.57	↓
	可摘局部义齿修复技术	4.17	3.60	0.57	↑
	全口义齿修复技术	1.73	1.26	0.48	↑
	种植体植入术	0.77	0.74	0.03	↑

表 2-162　天津市 7 家医疗机构口腔住院重点病种、重点手术及操作在不同年份中的年服务量构成比比较

分类	质控指标	2018/%	2017/%	增量 /%	变化趋势
住院重点病种	腮腺良性肿瘤	39.91	36.64	3.28	↑
	牙颌面畸形	18.12	19.95	−1.83	↓
	口腔颌面部间隙感染	20.06	14.39	5.68	↑
	上颌骨骨折	10.03	11.25	−1.21	↓
	舌癌	7.23	8.59	−1.36	↓
	先天性唇裂	4.64	9.19	−4.55	↓
住院重点手术及操作	腮腺肿物切除 + 面神经解剖术	71.93	69.49	2.44	↑
	唇裂修复术	16.89	15.04	1.85	↑
	口腔颌面部肿瘤切除整复术	1.63	11.23	−9.59	↓
	舌癌扩大切除术 + 颈淋巴清扫术	6.54	3.60	2.94	↑
	游离腓骨复合组织瓣移植术	3.00	0.00	3.00	↑
	放射性粒子组织间植入术	0.00	0.64	−0.64	↓
	牙颌面畸形矫正术：上颌 LeFort Ⅰ 型截骨术 + 双侧下颌升支劈开截骨术	0.00	0.00	0.00	—

二十八、西藏自治区

（一）口腔门诊工作量统计

1. **2018 年重点病种工作量统计**　在西藏自治区的 6 家医疗机构中，2018 年门诊共治疗 10 个重点病种患者 30 832 人次，按照平均就诊人次排序，排名前 5 位的病种依次为：急性牙髓炎、慢性根尖周炎、下颌阻生第三磨牙、慢性牙周炎、牙列缺损（表 2-163，图 2-55）。

表 2-163　2018 年西藏自治区口腔门诊 10 个重点病种在不同医疗机构中的年平均就诊人次比较

重点病种	三级公立 （6 家）	平均值 （6 家）
急性牙髓炎	1 721.67	1 721.67
慢性根尖周炎	1 134.17	1 134.17
下颌阻生第三磨牙	734.00	734.00
慢性牙周炎	635.33	635.33
牙列缺损	620.00	620.00
错𬌗畸形	98.00	98.00
口腔扁平苔藓	74.00	74.00
牙列缺失	43.00	43.00
年轻恒牙牙外伤	40.83	40.83
颞下颌关节紊乱病	37.67	37.67
合计	5 138.67	5 138.67

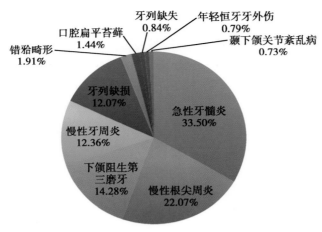

图 2-55　西藏自治区口腔门诊 10 个重点病种患者人次构成比

2. 2018 年重点技术工作量统计　在西藏自治区的 6 家医疗机构中,2018 年门诊 9 个重点技术患者服务总量 16 171 人次,按照平均就诊人次排序,排名前 5 位的技术依次为:根管治疗术、阻生牙拔除术、牙周洁治术、可摘局部义齿修复技术、烤瓷冠修复技术(表 2-164,图 2-56)。

表 2-164　2018 年西藏自治区口腔门诊 9 个重点技术在不同医疗机构中的年平均就诊人次比较

重点技术	三级公立 (6 家)	平均值 (6 家)
根管治疗术	1 529.50	1 529.50
阻生牙拔除术	572.33	572.33
牙周洁治术	227.83	227.83
可摘局部义齿修复技术	156.00	156.00
烤瓷冠修复技术	103.83	103.83
慢性牙周炎系统治疗	40.50	40.50
错𬌗畸形矫治术	37.50	37.50
全口义齿修复技术	24.33	24.33
种植体植入术	3.33	3.33
合计	2 695.17	2 695.17

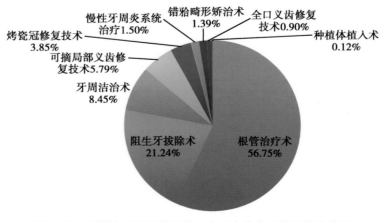

图 2-56　西藏自治区口腔门诊 9 个重点技术患者人次构成比

（二）口腔住院医疗质量数据统计

1. **2018 年重点病种数据统计** 在西藏自治区的 2 家医疗机构中,2018 年住院共治疗 6 个重点病种患者 203 例。按照平均出院患者例数排序,排名前 3 位的病种依次为:口腔颌面部间隙感染、先天性唇裂、上颌骨骨折。其中舌癌平均住院日最长,先天性唇裂平均住院日最短。舌癌平均住院费用最高,口腔颌面部间隙感染平均住院费用最低(表 2-165)。

表 2-165 2018 年西藏自治区口腔住院 6 个重点病种的 3 项质控指标年平均值比较

重点病种	平均出院患者例数	平均住院日 / 天	平均住院费用 / 元
口腔颌面部间隙感染	29.50	9.51	6 291.53
先天性唇裂	26.00	6.77	8 615.38
上颌骨骨折	25.00	7.40	13 780.00
腮腺良性肿瘤	20.00	8.10	12 050.00
舌癌	1.00	10.00	16 000.00
牙颌面畸形	0.00	—	—

2. **2018 年重点手术及操作数据统计** 在西藏自治区的 2 家医疗机构中,2018 年住院共治疗 7 个重点手术及操作患者 92 例。按照平均手术例数排序,排名前 3 位的手术及操作依次为:唇裂修复术、腮腺肿物切除 + 面神经解剖术、舌癌扩大切除术 + 颈淋巴清扫术。其中舌癌扩大切除术 + 颈淋巴清扫术平均住院日最长,唇裂修复术平均住院日最短。舌癌扩大切除术 + 颈淋巴清扫术平均住院费用最高,唇裂修复术平均住院费用最低(表 2-166)。

表 2-166 2018 年西藏自治区口腔住院 7 个重点手术及操作的 3 项质控指标年平均值比较

重点手术及操作	平均手术例数	平均住院日 / 天	平均住院费用 / 元
唇裂修复术	26.00	6.77	8 615.38
腮腺肿物切除 + 面神经解剖术	19.00	8.00	12 000.00
舌癌扩大切除术 + 颈淋巴清扫术	1.00	10.00	16 000.00
口腔颌面部肿瘤切除整复术	0.00	—	—
牙颌面畸形矫正术:上颌 LeFort Ⅰ 型截骨术 + 双侧下颌升支劈开截骨术	0.00	—	—
放射性粒子组织间植入术	0.00	—	—
游离腓骨复合组织瓣移植术	0.00	—	—

二十九、新疆维吾尔自治区

（一）口腔门诊工作量统计

1. **2018 年重点病种工作量统计** 在新疆维吾尔自治区的 46 家医疗机构中,2018 年门诊共治疗 10 个重点病种患者 261 630 人次,按照平均就诊人次排序,排名前 5 位的病种依次为:急性牙髓炎、慢性根尖周炎、慢性牙周炎、牙列缺损、下颌阻生第三磨牙(表 2-167,图 2-57)。

表 2-167 2018 年新疆维吾尔自治区口腔门诊 10 个重点病种在不同医疗机构中的年平均就诊人次比较

重点病种	三级公立 (16 家)	二级公立 (28 家)	二级民营 (2 家)	平均值 (46 家)
急性牙髓炎	1 413.94	1 171.46	425.00	1 223.35
慢性根尖周炎	1 407.13	930.29	437.50	1 074.72
慢性牙周炎	1 856.19	478.14	416.00	954.76
牙列缺损	1 316.31	469.32	1 271.50	798.80
下颌阻生第三磨牙	1 443.31	284.96	229.50	685.46
错𬌗畸形	1 293.94	70.96	776.00	527.00
牙列缺失	300.38	113.14	400.00	190.74
颞下颌关节紊乱病	266.75	23.71	1.00	107.26
年轻恒牙牙外伤	101.63	45.50	18.00	63.83
口腔扁平苔藓	150.50	15.36	0.00	61.70
合计	9 550.06	3 602.86	3 974.50	5 687.61

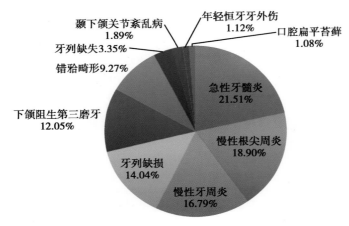

图 2-57 新疆维吾尔自治区口腔门诊 10 个重点病种患者人次构成比

2. 2018 年重点技术工作量统计 在新疆维吾尔自治区的 46 家医疗机构中,2018 年门诊 9 个重点技术患者服务总量 264 158 人次,按照平均就诊人次排序,排名前 5 位的技术依次为:根管治疗术、牙周洁治术、阻生牙拔除术、烤瓷冠修复技术、慢性牙周炎系统治疗(表 2-168,图 2-58)。

表 2-168 2018 年新疆维吾尔自治区口腔门诊 9 个重点技术在不同医疗机构中的年平均就诊人次比较

重点技术	三级公立 (16 家)	二级公立 (28 家)	二级民营 (2 家)	平均值 (46 家)
根管治疗术	3 836.94	2 108.86	992.00	2 661.37
牙周洁治术	1 738.06	359.64	834.50	859.74
阻生牙拔除术	1 296.81	306.25	211.50	646.67
烤瓷冠修复技术	1 123.00	188.14	920.50	545.15
慢性牙周炎系统治疗	693.88	181.50	169.50	359.20
可摘局部义齿修复技术	509.25	155.39	428.00	290.33
错𬌗畸形矫治术	564.94	29.68	251.00	225.48
全口义齿修复技术	183.75	44.46	101.50	95.39
种植体植入术	131.88	6.82	212.00	59.24
合计	10 078.50	3 380.75	4 120.50	5 742.57

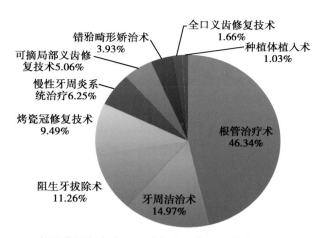

图 2-58 新疆维吾尔自治区口腔门诊 9 个重点技术患者人次构成比

（二）口腔住院医疗质量数据统计

1. **2018 年重点病种数据统计** 在新疆维吾尔自治区的 13 家医疗机构中，2018 年住院共治疗 6 个重点病种患者 1 129 例。按照平均出院患者例数排序，排名前 3 位的病种依次为：口腔颌面部间隙感染、上颌骨骨折、腮腺良性肿瘤。其中舌癌平均住院日最长，先天性唇裂平均住院日最短。舌癌平均住院费用最高，先天性唇裂平均住院费用最低（表 2-169）。

表 2-169 2018 年新疆维吾尔自治区口腔住院 6 个重点病种的 3 项质控指标年平均值比较

重点病种	平均出院患者例数	平均住院日 / 天	平均住院费用 / 元
口腔颌面部间隙感染	29.92	7.91	7 556.53
上颌骨骨折	22.23	9.80	27 781.82
腮腺良性肿瘤	15.38	9.84	14 967.83
先天性唇裂	8.54	4.88	4 295.09
牙颌面畸形	6.08	10.47	29 604.77
舌癌	4.69	13.33	30 912.25

2. **2018 年重点手术及操作数据统计** 在新疆维吾尔自治区的 13 家医疗机构中，2018 年住院共治疗 7 个重点手术及操作患者 319 例。按照平均手术例数排序，排名前 3 位的手术及操作依次为：腮腺肿物切除 + 面神经解剖术、唇裂修复术、游离腓骨复合组织瓣移植术。其中舌癌扩大切除术 + 颈淋巴清扫术平均住院日最长，唇裂修复术平均住院日最短。舌癌扩大切除术 + 颈淋巴清扫术平均住院费用最高，唇裂修复术平均住院费用最低（表 2-170）。

表 2-170 2018 年新疆维吾尔自治区口腔住院 7 个重点手术及操作的 3 项质控指标年平均值比较

重点手术及操作	平均手术例数	平均住院日 / 天	平均住院费用 / 元
腮腺肿物切除 + 面神经解剖术	10.46	9.97	12 598.74
唇裂修复术	8.85	5.29	5 407.23
游离腓骨复合组织瓣移植术	2.08	15.80	49 626.76
口腔颌面部肿瘤切除整复术	1.69	12.63	18 190.53
舌癌扩大切除术 + 颈淋巴清扫术	0.85	26.30	93 298.20
牙颌面畸形矫正术：上颌 LeFort Ⅰ 型截骨术 + 双侧下颌升支劈开截骨术	0.46	12.00	67 422.40
放射性粒子组织间植入术	0.15	12.00	53 763.83

（三）2017—2018 年医疗质量数据比较

2017—2018 年医疗质量数据比较见表 2-171，表 2-172。

表 2-171　新疆维吾尔自治区 28 家医疗机构口腔门诊重点病种、重点技术在不同年份中的年服务量构成比比较

分类	质控指标	2018 年 /%	2017 年 /%	增量 /%	变化趋势
门诊重点病种	急性牙髓炎	20.76	21.59	−0.83	↓
	慢性根尖周炎	18.52	23.41	−4.89	↓
	牙列缺损	14.96	15.12	−0.16	↓
	慢性牙周炎	15.60	13.91	1.68	↑
	下颌阻生第三磨牙	12.65	8.46	4.19	↑
	错𬌗畸形	9.79	9.90	−0.12	↓
	牙列缺失	3.21	4.29	−1.08	↓
	颞下颌关节紊乱病	2.25	1.47	0.78	↑
	口腔扁平苔藓	1.28	1.07	0.21	↑
	年轻恒牙牙外伤	1.00	0.78	0.22	↑
门诊重点技术	根管治疗术	46.46	42.96	3.51	↑
	牙周洁治术	15.18	13.51	1.67	↑
	烤瓷冠修复技术	9.91	11.25	−1.34	↓
	阻生牙拔除术	10.92	6.88	4.04	↑
	错𬌗畸形矫治术	4.12	9.23	−5.11	↓
	慢性牙周炎系统治疗	5.81	6.99	−1.18	↓
	可摘局部义齿修复技术	5.04	6.43	−1.39	↓
	全口义齿修复技术	1.85	2.28	−0.43	↓
	种植体植入术	0.71	0.47	0.24	↑

表 2-172　新疆维吾尔自治区 8 家医疗机构口腔住院重点病种、重点手术及操作在不同年份中的年服务量构成比比较

分类	质控指标	2018/%	2017 年 /%	增量 /%	变化趋势
住院重点病种	口腔颌面部间隙感染	32.76	24.04	8.72	↑
	上颌骨骨折	26.44	23.18	3.25	↑
	腮腺良性肿瘤	18.39	20.62	−2.23	↓
	先天性唇裂	9.77	19.44	−9.67	↓
	牙颌面畸形	6.80	7.48	−0.68	↓
	舌癌	5.84	5.24	0.61	↑
住院重点手术及操作	腮腺肿物切除+面神经解剖术	44.18	46.21	−2.03	↓
	唇裂修复术	36.30	32.95	3.35	↑
	口腔颌面部肿瘤切除整复术	5.82	16.67	−10.84	↓
	游离腓骨复合组织瓣移植术	9.25	2.27	6.97	↑
	舌癌扩大切除术+颈淋巴清扫术	3.77	1.52	2.25	↑
	放射性粒子组织间植入术	0.68	0.38	0.31	↑
	牙颌面畸形矫正术：上颌 LeFort Ⅰ 型截骨术 + 双侧下颌升支劈开截骨	0.00	0.00	0.00	—

三十、新疆生产建设兵团

（一）口腔门诊工作量统计

1. **2018 年重点病种工作量统计**　在新疆生产建设兵团的 12 家医疗机构中，2018 年门诊共治疗 10 个重点病种患者 65 875 人次，按照平均就诊人次排序，排名前 5 位的病种依次为：急性牙髓炎、慢性根尖周炎、错𬌗畸形、下颌阻生第三磨牙、牙列缺损（表 2-173，图 2-59）。

表 2-173　2018 年新疆生产建设兵团口腔门诊 10 个重点病种在不同医疗机构中的年平均就诊人次比较

重点病种	三级公立 （6 家）	二级公立 （6 家）	平均值 （12 家）
急性牙髓炎	1 277.83	832.33	1 055.08
慢性根尖周炎	1 263.00	643.50	953.25
错𬌗畸形	1 599.83	214.83	907.33
下颌阻生第三磨牙	1 339.50	466.33	902.92
牙列缺损	1 192.00	476.00	834.00
慢性牙周炎	585.00	517.17	551.08
牙列缺失	211.50	44.67	128.08
年轻恒牙牙外伤	95.50	33.67	64.58
颞下颌关节紊乱病	72.00	52.17	62.08
口腔扁平苔藓	34.50	27.83	31.17
合计	7 670.67	3 308.50	5 489.58

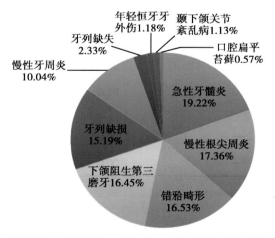

图 2-59　新疆生产建设兵团口腔门诊 10 个重点病种患者人次构成比

2. **2018 年重点技术工作量统计**　在新疆生产建设兵团的 12 家医疗机构中，2018 年门诊 9 个重点技术患者服务总量 64 960 人次，按照平均就诊人次排序，排名前 5 位的技术依次为：根管治疗术、阻生牙拔除术、错𬌗畸形矫治术、牙周洁治术、烤瓷冠修复技术（表 2-174，图 2-60）。

表 2-174　2018 年新疆生产建设兵团口腔门诊 9 个重点技术在不同医疗机构中的年平均就诊人次比较

重点技术	三级公立 （6 家）	二级公立 （6 家）	平均值 （12 家）
根管治疗术	3 238.00	1 320.17	2 279.08
阻生牙拔除术	1 170.17	359.67	764.92
错𬌗畸形矫治术	1 146.00	103.83	624.92
牙周洁治术	702.83	441.17	572.00
烤瓷冠修复技术	516.83	505.33	511.08
可摘局部义齿修复技术	377.83	258.17	318.00
慢性牙周炎系统治疗	215.50	211.83	213.67
全口义齿修复技术	96.83	81.83	89.33
种植体植入术	73.50	7.17	40.33
合计	7 537.50	3 289.17	5 413.33

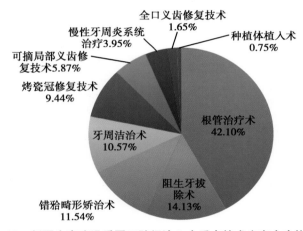

图 2-60　新疆生产建设兵团口腔门诊 9 个重点技术患者人次构成比

（二）口腔住院医疗质量数据统计

1. 2018 年重点病种数据统计　在新疆生产建设兵团的 5 家医疗机构中,2018 年住院共治疗 6 个重点病种患者 180 例。按照平均出院患者例数排序,排名前 3 位的病种依次为:腮腺良性肿瘤、口腔颌面部间隙感染、舌癌。其中舌癌平均住院日最长,先天性唇裂平均住院日最短。舌癌平均住院费用最高,先天性唇裂平均住院费用最低(表 2-175)。

表 2-175　2018 年新疆生产建设兵团口腔住院 6 个重点病种的 3 项质控指标年平均值比较

重点病种	平均出院患者例数	平均住院日 / 天	平均住院费用 / 元
腮腺良性肿瘤	13.20	7.71	11 163.27
口腔颌面部间隙感染	11.40	6.79	6 078.56
舌癌	5.80	11.68	46 937.68
上颌骨骨折	3.60	9.61	20 206.34
先天性唇裂	2.00	6.60	5 761.26
牙颌面畸形	0.00	—	—

2. **2018 年重点手术及操作数据统计**　在新疆生产建设兵团的 5 家医疗机构中,2018 年住院共治疗 7 个重点手术及操作患者 137 例。按照平均手术例数排序,排名前 3 位的手术及操作依次为:腮腺肿物切除 + 面神经解剖术、舌癌扩大切除术 + 颈淋巴清扫术、口腔颌面部肿瘤切除整复术。其中游离腓骨复合组织瓣移植术平均住院日最长,唇裂修复术平均住院日最短。游离腓骨复合组织瓣移植术平均住院费用最高,唇裂修复术平均住院费用最低(表 2-176)。

表 2-176　2018 年新疆生产建设兵团口腔住院 7 个重点手术及操作的 3 项质控指标年平均值比较

重点手术及操作	平均手术例数	平均住院日 / 天	平均住院费用 / 元
腮腺肿物切除 + 面神经解剖术	18.20	9.94	14 042.23
舌癌扩大切除术 + 颈淋巴清扫术	4.60	11.83	47 550.00
口腔颌面部肿瘤切除整复术	2.40	14.00	48 473.67
唇裂修复术	2.00	6.60	5 761.26
游离腓骨复合组织瓣移植术	0.20	42.00	72 936.10
牙颌面畸形矫正术:上颌 LeFort Ⅰ型截骨术 + 双侧下颌升支劈开截骨术	0.00	—	—
放射性粒子组织间植入术	0.00	—	—

(三) 2017—2018 年医疗质量数据比较

2017—2018 年医疗质量数据比较见表 2-177,表 2-178。

表 2-177　新疆生产建设兵团 6 家医疗机构口腔门诊重点病种、重点技术在不同年份中的年服务量构成比比较

分类	质控指标	2018 年 /%	2017 年 /%	增量 /%	变化趋势
门诊重点病种	慢性根尖周炎	17.32	21.07	−3.75	↓
	急性牙髓炎	16.11	16.04	0.06	↑
	下颌阻生第三磨牙	17.24	12.65	4.59	↑
	牙列缺损	14.25	12.54	1.72	↑
	错𬌗畸形	19.36	7.56	11.80	↑
	慢性牙周炎	10.11	15.32	−5.21	↓
	牙列缺失	2.86	9.36	−6.50	↓
	年轻恒牙牙外伤	1.22	1.91	−0.69	↓
	颞下颌关节紊乱病	0.90	2.15	−1.25	↓
	口腔扁平苔藓	0.63	1.41	−0.78	↓
门诊重点技术	根管治疗术	43.73	38.78	4.94	↑
	阻生牙拔除术	15.19	18.04	−2.85	↓
	牙周洁治术	9.15	13.60	−4.45	↓
	错𬌗畸形矫治术	12.67	6.01	6.67	↑
	烤瓷冠修复技术	8.69	9.46	−0.77	↓
	可摘局部义齿修复技术	4.78	6.88	−2.10	↓
	慢性牙周炎系统治疗	3.43	4.51	−1.07	↓
	全口义齿修复技术	1.47	1.76	−0.29	↓
	种植体植入术	0.89	0.96	−0.07	↓

表 2-178 新疆生产建设兵团 3 家医疗机构口腔住院重点病种、重点手术及操作在不同年份中的年服务量构成比比较

分类	质控指标	2018/%	2017 年 /%	增量 /%	变化趋势
住院重点病种	口腔颌面部间隙感染	32.45	36.26	-3.81	↓
	腮腺良性肿瘤	35.10	31.58	3.52	↑
	上颌骨骨折	11.92	25.73	-13.81	↓
	舌癌	18.54	5.26	13.28	↑
	先天性唇裂	1.99	0.00	1.99	↑
	牙颌面畸形	0.00	1.17	-1.17	↓
住院重点手术及操作	腮腺肿物切除 + 面神经解剖术	64.86	72.32	-7.46	↓
	口腔颌面部肿瘤切除整复术	10.81	16.96	-6.15	↓
	舌癌扩大切除术 + 颈淋巴清扫术	20.72	4.46	16.26	↑
	唇裂修复术	2.70	2.68	0.02	↑
	游离腓骨复合组织瓣移植术	0.90	3.57	-2.67	↓
	牙颌面畸形矫正术:上颌 LeFort Ⅰ 型截骨术 + 双侧下颌升支劈开截骨术	0.00	0.00	0.00	—
	放射性粒子组织间植入术	0.00	0.00	0.00	—

三十一、云 南 省

(一) 口腔门诊工作量统计

1. **2018 年重点病种工作量统计** 在云南省的 107 家医疗机构中,2018 年门诊共治疗 10 个重点病种患者 798 712 人次,按照平均就诊人次排序,排名前 5 位的病种依次为:慢性根尖周炎、急性牙髓炎、下颌阻生第三磨牙、慢性牙周炎、错𬌗畸形(表 2-179,图 2-61)。

表 2-179 2018 年云南省口腔门诊 10 个重点病种在不同医疗机构中的年平均就诊人次比较

重点病种	三级公立(22 家)	三级民营(2 家)	二级公立(75 家)	二级民营(8 家)	平均值(107 家)
慢性根尖周炎	2 796.05	173.50	1 357.53	498.38	1 566.93
急性牙髓炎	2 545.91	476.50	1 320.33	707.88	1 510.76
下颌阻生第三磨牙	2 893.73	393.00	644.68	366.50	1 081.60
慢性牙周炎	2 598.64	121.50	705.33	332.38	1 055.81
错𬌗畸形	3 364.68	8.00	265.24	222.38	894.50
牙列缺损	1 675.50	82.50	705.12	635.75	887.81
牙列缺失	367.23	12.50	193.56	233.13	228.84
颞下颌关节紊乱病	277.95	20.00	50.59	37.75	95.80
年轻恒牙牙外伤	154.18	11.50	87.51	30.25	95.51
口腔扁平苔藓	158.36	3.00	20.24	3.00	47.03
合计	16 832.23	1 302.00	5 350.13	3 067.38	7 464.60

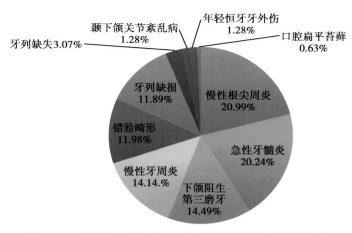

图 2-61　云南省口腔门诊 10 个重点病种患者人次构成比

2. 2018 年重点技术工作量统计　在云南省的 107 家医疗机构中,2018 年门诊 9 个重点技术患者服务总量 786 152 人次,按照平均就诊人次排序,排名前 5 位的技术依次为:根管治疗术、阻生牙拔除术、牙周洁治术、烤瓷冠修复技术、错𬌗畸形矫治术(表 2-180,图 2-62)。

表 2-180　2018 年云南省口腔门诊 9 个重点技术在不同医疗机构中的年平均就诊人次比较

重点技术	三级公立 (22 家)	三级民营 (2 家)	二级公立 (75 家)	二级民营 (8 家)	平均值 (107 家)
根管治疗术	5 598.05	397.00	2 624.37	664.00	3 047.58
阻生牙拔除术	2 815.23	248.00	642.31	585.00	1 077.42
牙周洁治术	2 793.68	211.00	624.24	761.13	1 072.80
烤瓷冠修复技术	1 457.50	6.00	466.37	275.75	647.30
错𬌗畸形矫治术	2 346.50	8.00	205.25	131.88	636.34
可摘局部义齿修复技术	851.77	0.00	290.65	173.88	391.86
慢性牙周炎系统治疗	958.18	28.50	177.03	93.75	328.64
全口义齿修复技术	268.05	0.00	78.75	85.50	116.70
种植体植入术	88.73	0.00	9.23	51.75	28.58
合计	17 177.68	898.50	5 118.20	2 822.63	7 347.21

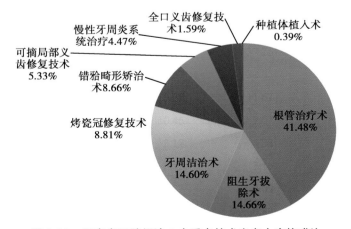

图 2-62　云南省口腔门诊 9 个重点技术患者人次构成比

（二）口腔住院医疗质量数据统计

1. 2018 年重点病种数据统计 在云南省的 19 家医疗机构中，2018 年住院共治疗 6 个重点病种患者 3 540 例。按照平均出院患者例数排序，排名前 3 位的病种依次为：口腔颌面部间隙感染、腮腺良性肿瘤、上颌骨骨折。其中舌癌平均住院日最长，先天性唇裂平均住院日最短。上颌骨骨折平均住院费用最高，口腔颌面部间隙感染平均住院费用最低（表 2-181）。

表 2-181 2018 年云南省口腔住院 6 个重点病种的 3 项质控指标年平均值比较

重点病种	平均出院患者例数	平均住院日 / 天	平均住院费用 / 元
口腔颌面部间隙感染	60.21	8.29	6 180.44
腮腺良性肿瘤	56.16	7.89	8 308.37
上颌骨骨折	46.00	10.39	14 760.91
先天性唇裂	14.74	6.99	7 763.62
牙颌面畸形	4.79	9.02	9 910.08
舌癌	4.42	10.95	12 050.30

2. 2018 年重点手术及操作数据统计 在云南省的 19 家医疗机构中，2018 年住院共治疗 7 个重点手术及操作患者 1 764 例。按照平均手术例数排序，排名前 3 位的手术及操作依次为：腮腺肿物切除 + 面神经解剖术、唇裂修复术、口腔颌面部肿瘤切除整复术。其中游离腓骨复合组织瓣移植术平均住院日最长，唇裂修复术平均住院日最短。牙颌面畸形矫正术：上颌 LeFort Ⅰ 型截骨术 + 双侧下颌升支劈开截骨术平均住院费用最高，唇裂修复术平均住院费用最低（表 2-182）。

表 2-182 2018 年云南省口腔住院 7 个重点手术及操作的 3 项质控指标年平均值比较

重点手术及操作	平均手术例数	平均住院日 / 天	平均住院费用 / 元
腮腺肿物切除 + 面神经解剖术	54.79	8.08	8 416.07
唇裂修复术	18.26	6.96	8 384.62
口腔颌面部肿瘤切除整复术	10.84	10.34	12 666.91
舌癌扩大切除术 + 颈淋巴清扫术	3.84	11.36	12 898.12
牙颌面畸形矫正术：上颌 LeFort Ⅰ 型截骨术 + 双侧下颌升支劈开截骨术	3.05	10.42	24 079.00
游离腓骨复合组织瓣移植术	2.05	14.12	16 072.49
放射性粒子组织间植入术	0.00	—	—

（三）2017—2018 年医疗质量数据比较

2017—2018 年医疗质量数据比较见表 2-183，表 2-184。

表 2-183　云南省 59 家医疗机构口腔门诊重点病种、重点技术在不同年份中的年服务量构成比比较

分类	质控指标	2018 年 /%	2017 年 /%	增量 /%	变化趋势
门诊重点病种	慢性根尖周炎	19.83	22.16	−2.33	↓
	急性牙髓炎	18.04	19.47	−1.43	↓
	下颌阻生第三磨牙	15.93	12.65	3.28	↑
	错𬌗畸形	14.98	11.92	3.06	↑
	慢性牙周炎	13.66	12.06	1.61	↑
	牙列缺损	11.50	13.28	−1.78	↓
	牙列缺失	3.12	3.78	−0.66	↓
	颞下颌关节紊乱病	1.29	1.83	−0.54	↓
	年轻恒牙牙外伤	0.97	1.45	−0.48	↓
	口腔扁平苔藓	0.68	1.39	−0.72	↓
门诊重点技术	根管治疗术	38.11	38.50	−0.39	↓
	阻生牙拔除术	15.73	13.18	2.56	↑
	牙周洁治术	15.24	13.46	1.78	↑
	错𬌗畸形矫治术	10.79	10.89	−0.10	↓
	烤瓷冠修复技术	8.47	10.85	−2.37	↓
	可摘局部义齿修复技术	4.90	6.92	−2.02	↓
	慢性牙周炎系统治疗	4.77	3.43	1.34	↑
	全口义齿修复技术	1.48	2.10	−0.62	↓
	种植体植入术	0.49	0.68	−0.19	↓

表 2-184　云南省 10 家医疗机构口腔住院重点病种、重点手术及操作在不同年份中的年服务量构成比比较

分类	质控指标	2018/%	2017 年 /%	增量 /%	变化趋势
住院重点病种	腮腺良性肿瘤	40.35	30.65	9.70	↑
	口腔颌面部间隙感染	24.88	31.71	−6.84	↓
	上颌骨骨折	24.17	23.18	0.99	↑
	先天性唇裂	6.41	10.17	−3.76	↓
	舌癌	3.20	2.75	0.46	↑
	牙颌面畸形	1.00	1.54	−0.54	↓
住院重点手术及操作	腮腺肿物切除 + 面神经解剖术	68.94	53.11	15.83	↑
	口腔颌面部肿瘤切除整复术	11.84	21.79	−9.95	↓
	唇裂修复术	10.99	17.11	−6.12	↓
	舌癌扩大切除术 + 颈淋巴清扫术	5.04	3.31	1.73	↑
	游离腓骨复合组织瓣移植术	2.06	3.71	−1.66	↓
	牙颌面畸形矫正术:上颌 LeFort Ⅰ 型截骨术 + 双侧下颌升支劈开截骨术	1.13	0.97	0.17	↑
	放射性粒子组织间植入术	0.00	0.00	0.00	—

三十二、浙　江　省

（一）口腔门诊工作量统计

1. 2018 年重点病种工作量统计　在浙江省的 142 家医疗机构中，2018 年门诊共治疗 10 个重点病种患者 2 245 278 人次，按照平均就诊人次排序，排名前 5 位的病种依次为：慢性根尖周炎、慢性牙周炎、下颌阻生第三磨牙、急性牙髓炎、牙列缺损（表 2-185，图 2-63）。

表 2-185　2018 年浙江省口腔门诊 10 个重点病种在不同医疗机构中的年平均就诊人次比较

重点病种	三级公立 （66 家）	三级民营 （3 家）	二级公立 （66 家）	二级民营 （7 家）	平均值 （142 家）
慢性根尖周炎	5 035.24	8 261.67	2 660.38	1 505.71	3 825.61
慢性牙周炎	3 380.83	5 057.67	1 587.62	585.57	2 445.00
下颌阻生第三磨牙	3 259.74	5 730.00	1 362.67	461.57	2 292.25
急性牙髓炎	2 903.23	4 893.00	1 763.09	253.29	2 284.71
牙列缺损	3 155.64	2 247.33	1 291.55	1 199.29	2 173.60
错𬌗畸形	2 495.21	6 096.33	664.68	131.71	1 603.97
年轻恒牙牙外伤	933.48	845.67	79.14	35.71	490.28
牙列缺失	406.70	1 190.67	192.48	403.14	323.52
颞下颌关节紊乱病	405.11	558.67	104.36	26.86	249.92
口腔扁平苔藓	210.77	110.67	44.71	37.86	122.95
合计	22 185.95	34 991.67	9 750.68	4 640.71	15 811.82

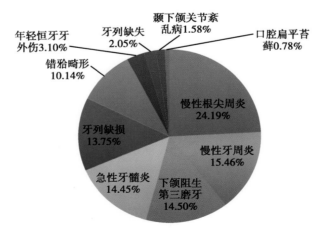

图 2-63　浙江省口腔门诊 10 个重点病种患者人次构成比

2. 2018 年重点技术工作量统计　在浙江省的 142 家医疗机构中，2018 年门诊 9 个重点技术患者服务总量 2 040 939 人次，按照平均就诊人次排序，排名前 5 位的技术依次为：根管治疗术、牙周洁治术、阻生牙拔除术、烤瓷冠修复技术、慢性牙周炎系统治疗（表 2-186，图 2-64）。

表 2-186　2018 年浙江省口腔门诊 9 个重点技术在不同医疗机构中的年平均就诊人次比较

重点技术	三级公立 （66 家）	三级民营 （3 家）	二级公立 （66 家）	二级民营 （7 家）	平均值 （142 家）
根管治疗术	7 549.70	25 142.00	3 305.94	2 275.29	5 688.91
牙周洁治术	4 021.48	5 582.00	1 077.98	820.14	2 528.54
阻生牙拔除术	2 702.52	23 301.00	1 034.20	445.29	2 251.01
烤瓷冠修复技术	1 692.58	4 218.00	1 087.67	868.43	1 424.15
慢性牙周炎系统治疗	1 192.00	2 421.00	416.77	103.57	803.99
错𬌗畸形矫治术	911.94	4 454.33	556.47	106.71	781.87
可摘局部义齿修复技术	738.68	741.67	334.24	256.00	526.97
种植体植入术	304.05	1 151.67	51.58	186.71	198.82
全口义齿修复技术	195.52	193.67	151.80	61.57	168.56
合计	19 308.45	67 205.33	8 016.65	5 123.71	14 372.81

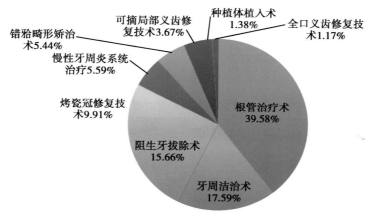

图 2-64　浙江省口腔门诊 9 个重点技术患者人次构成比

（二）口腔住院医疗质量数据统计

1. 2018 年重点病种数据统计　在浙江省的 55 家医疗机构中，2018 年住院共治疗 6 个重点病种患者 4 089 例。按照平均出院患者例数排序，排名前 3 位的病种依次为：腮腺良性肿瘤、上颌骨骨折、口腔颌面部间隙感染。其中舌癌平均住院日最长，先天性唇裂平均住院日最短。舌癌平均住院费用最高，先天性唇裂平均住院费用最低（表 2-187）。

表 2-187　2018 年浙江省口腔住院 6 个重点病种的 3 项质控指标年平均值比较

重点病种	平均出院患者例数	平均住院日 / 天	平均住院费用 / 元
腮腺良性肿瘤	39.51	8.06	10 700.56
上颌骨骨折	13.38	10.30	20 657.25
口腔颌面部间隙感染	10.95	9.09	10 498.99
舌癌	5.53	14.90	29 781.19
牙颌面畸形	3.31	7.76	19 598.75
先天性唇裂	1.67	6.84	7 574.30

2. 2018年重点手术及操作数据统计 在浙江省的55家医疗机构中,2018年住院共治疗7个重点手术及操作患者5 124例。按照平均手术例数排序,排名前3位的手术及操作依次为:腮腺肿物切除+面神经解剖术、口腔颌面部肿瘤切除整复术、舌癌扩大切除术+颈淋巴清扫术。其中游离腓骨复合组织瓣移植术平均住院日最长,唇裂修复术平均住院日最短。游离腓骨复合组织瓣移植术平均住院费用最高,唇裂修复术平均住院费用最低(表2-188)。

表2-188 2018年浙江省口腔住院7个重点手术及操作的3项质控指标年平均值比较

重点手术及操作	平均手术例数	平均住院日/天	平均住院费用/元
腮腺肿物切除+面神经解剖术	46.56	8.18	11 271.56
口腔颌面部肿瘤切除整复术	37.56	8.87	17 376.15
舌癌扩大切除术+颈淋巴清扫术	3.65	15.78	33 466.31
游离腓骨复合组织瓣移植术	2.18	17.40	60 148.14
唇裂修复术	1.98	7.08	7 956.71
牙颌面畸形矫正术:上颌LeFort Ⅰ型截骨术+双侧下颌升支劈开截骨术	1.22	9.10	28 758.41
放射性粒子组织间植入术	0.00	—	—

(三) 2017—2018年医疗质量数据比较

2017—2018年医疗质量数据比较见表2-189,表2-190。

表2-189 浙江省74家医疗机构口腔门诊重点病种、重点技术在不同年份中的年服务量构成比比较

分类	质控指标	2018年/%	2017年/%	增量/%	变化趋势
门诊重点病种	慢性根尖周炎	21.92	18.37	3.55	↑
	慢性牙周炎	15.90	16.47	−0.57	↓
	牙列缺损	14.12	15.59	−1.47	↓
	下颌阻生第三磨牙	15.36	14.07	1.29	↑
	错𬌗畸形	12.63	14.87	−2.24	↓
	急性牙髓炎	11.39	12.54	−1.15	↓
	年轻恒牙牙外伤	4.20	1.21	2.99	↑
	牙列缺失	1.90	2.30	−0.40	↓
	颞下颌关节紊乱病	1.71	2.41	−0.70	↓
	口腔扁平苔藓	0.87	2.18	−1.31	↓
门诊重点技术	根管治疗术	38.39	33.76	4.63	↑
	牙周洁治术	19.54	17.97	1.58	↑
	阻生牙拔除术	16.74	14.83	1.91	↑
	烤瓷冠修复技术	9.07	12.65	−3.58	↓
	慢性牙周炎系统治疗	6.33	9.00	−2.67	↓
	错𬌗畸形矫治术	4.05	4.66	−0.62	↓
	可摘局部义齿修复技术	3.28	4.46	−1.18	↓
	种植体植入术	1.58	1.69	−0.11	↓
	全口义齿修复技术	1.02	0.98	0.03	↑

表 2-190 浙江省 36 家医疗机构口腔住院重点病种、重点手术及操作在不同年份中的年服务量构成比比较

分类	质控指标	2018/%	2017 年 /%	增量 /%	变化趋势
住院重点病种	腮腺良性肿瘤	53.80	53.70	0.10	↑
	上颌骨骨折	15.06	19.01	−3.94	↓
	口腔颌面部间隙感染	14.93	13.14	1.79	↑
	舌癌	8.38	8.57	−0.18	↓
	牙颌面畸形	4.88	4.70	0.18	↑
	先天性唇裂	2.95	0.89	2.06	↑
住院重点手术及操作	腮腺肿物切除 + 面神经解剖术	47.99	46.10	1.89	↑
	口腔颌面部肿瘤切除整复术	39.85	46.43	−6.58	↓
	舌癌扩大切除术 + 颈淋巴清扫术	5.07	3.36	1.71	↑
	唇裂修复术	2.76	2.78	−0.02	↓
	游离腓骨复合组织瓣移植术	2.78	0.76	2.03	↑
	牙颌面畸形矫正术：上颌 LeFort Ⅰ型截骨术 + 双侧下颌升支劈开截骨术	1.55	0.58	0.97	↑
	放射性粒子组织间植入术	0.00	0.00	0.00	——

第三章

口腔专科与综合医疗机构口腔专业
质控数据比较分析报告

一、数据纳入统计情况

全国31个省、自治区、直辖市（香港特别行政区、澳门特别行政区、台湾省数据未统计）和新疆生产建设兵团的2 472家医疗机构纳入2018年专科与综合医疗机构口腔门诊质控数据的比较分析，其中口腔专科医疗机构231家，综合医疗机构2 241家。883家医疗机构纳入专科与综合医疗机构口腔住院质控数据的比较分析，其中口腔专科医疗机构74家，综合医疗机构809家（表3-1，图3-1）。

表3-1 2018年医疗服务与质量安全数据纳入口腔相关质控指标的不同医疗机构数量 单位：家

分类		三级公立	三级民营	二级公立	二级民营	合计
门诊	专科	53	5	47	126	231
	综合	916	56	1 146	123	2 241
住院	专科	47	—	16	10	74*
	综合	547	24	228	10	809

* 注：含1家参照三级统计的民营医疗机构数据

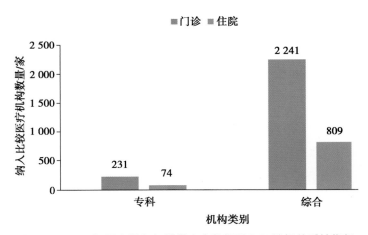

图3-1 2018年医疗服务与质量安全数据纳入口腔相关质控指标
统计的医疗机构分类及数量

二、口腔门诊工作量统计

（一）重点病种工作量统计

在全国 31 个省、自治区、直辖市（香港特别行政区、澳门特别行政区、台湾省数据未统计）和新疆生产建设兵团的 2 472 家医疗机构中，2018 年门诊共治疗 10 个重点病种患者 27 697 435 人次。由表 3-2 计算可知，纳入统计的口腔专科医疗机构 10 个重点病种平均就诊人次是综合医疗机构口腔科的 4.53 倍。按照平均就诊人次排序，口腔专科医疗机构排名前 5 位的病种依次为：慢性牙周炎、错𬌗畸形、牙列缺损、慢性根尖周炎、下颌阻生第三磨牙；综合医疗机构口腔科排名前 5 位的病种依次为：慢性根尖周炎、慢性牙周炎、急性牙髓炎、下颌阻生第三磨牙、牙列缺损（图 3-2，图 3-3）。

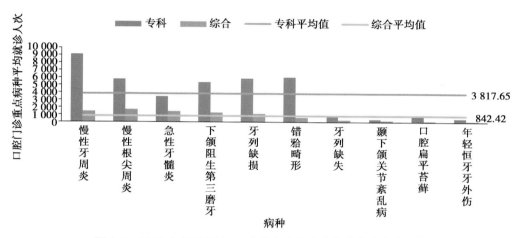

图 3-2　2018 年口腔门诊 10 个重点病种患者平均就诊人次比较

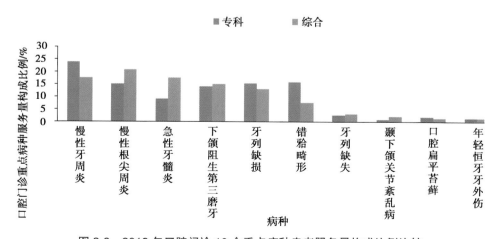

图 3-3　2018 年口腔门诊 10 个重点病种患者服务量构成比例比较

表3-2　2018年口腔门诊10个重点病种、9个重点技术在不同医疗机构中的年平均就诊人次比较

分类	质控指标	三级公立		三级民营		二级公立		二级民营		总计	
		专科	综合	专科	综合	专科	综合	专科	综合	专科	综合
重点病种	慢性牙周炎	30 760.43	2 379.67	3 998.60	1 431.29	5 977.79	861.22	1 353.08	554.79	9 098.44	1 479.31
	慢性根尖周炎	16 628.64	2 554.74	3 896.60	1 667.38	5 845.17	1 243.37	1 299.32	614.12	5 797.57	1 755.44
	急性牙髓炎	7 499.91	2 009.96	2 866.60	1 222.79	5 244.28	1 152.02	1 123.37	572.67	3 462.57	1 472.67
	下颌阻生第三磨牙	17 064.26	2 038.13	2 044.40	1 255.04	4 135.38	753.14	1 046.25	355.83	5 371.51	1 269.11
	牙列缺损	18 271.75	1 676.85	2 938.40	882.46	4 247.74	743.83	1 338.40	419.10	5 850.12	1 110.84
	错殆畸形	19 657.21	1 261.69	3 785.60	506.84	4 340.81	235.28	977.33	64.70	6 008.32	652.25
	牙列缺失	1 932.42	378.82	808.40	190.07	1 095.91	210.51	568.30	120.10	993.83	273.83
	颞下颌关节紊乱病	1 384.58	323.44	333.80	121.43	242.74	86.91	35.87	35.11	393.85	181.61
	口腔扁平苔藓	2 799.25	224.19	61.80	82.18	256.06	41.81	17.49	13.13	705.23	115.79
	年轻恒牙外伤	1 637.94	170.83	972.40	133.50	316.70	75.76	61.96	26.63	495.09	113.36
	合计	117 636.40	13 018.32	21 706.60	7 492.96	31 702.60	5 403.84	7 821.36	2 776.16	38 176.52	8 424.21
重点技术及操作	根管治疗术	30 296.64	4 351.67	16 796.60	2 841.30	10 633.40	1 991.23	2 833.00	1 335.57	11 023.52	2 941.31
	牙周洁治术	21 501.08	1 912.11	5 299.60	1 446.04	5 099.55	642.34	2 232.40	526.90	7 303.10	1 175.10
	阻生牙拔除术	17 660.57	1 859.84	14 589.00	1 107.30	4 285.21	706.54	1 105.13	390.20	5 842.45	1 170.60
	烤瓷冠修复技术	6 760.77	1 194.18	2 777.60	850.36	2 986.45	520.51	1 107.81	361.04	2 823.19	795.36
	错殆畸形矫治术	19 247.77	864.54	2 782.40	269.16	2 961.96	156.14	787.32	40.20	5 508.48	442.16
	慢性牙周炎系统治疗	11 742.13	652.48	1 570.00	387.96	2 414.40	174.56	446.51	106.89	3 462.86	371.53
	可摘局部义齿修复技术	4 699.00	633.05	589.80	328.55	1 990.77	297.66	362.21	181.36	1 693.51	429.14
	全口义齿修复技术	1 319.15	156.22	146.20	92.82	541.45	88.04	146.55	29.59	495.93	112.82
	种植体植入术	2 380.81	137.33	1 052.00	58.55	350.11	20.51	366.51	23.28	840.16	69.36
	合计	115 607.92	11 761.42	45 603.20	7 382.05	31 263.30	4 597.54	9 387.43	2 995.02	38 993.19	7 507.37

（二）重点技术工作量统计

在全国 31 个省、自治区、直辖市（香港特别行政区、澳门特别行政区、台湾省数据未统计）和新疆生产建设兵团的 2 472 家医疗机构中，2018 年门诊 9 个重点技术患者服务总量 25 831 444 人次。由表 3-2 计算可知，纳入统计的口腔专科医疗机构 9 个重点技术平均就诊人次是综合医疗机构口腔科的 5.19 倍。按照平均就诊人次排序，口腔专科医疗机构排名前 5 位的技术依次为：根管治疗术、牙周洁治术、阻生牙拔除术、错𬌗畸形矫治术、慢性牙周炎系统治疗；综合医疗机构口腔科排名前 5 位的技术依次为：根管治疗术、牙周洁治术、阻生牙拔除术、烤瓷冠修复技术、错𬌗畸形矫治术（图 3-4，图 3-5）。

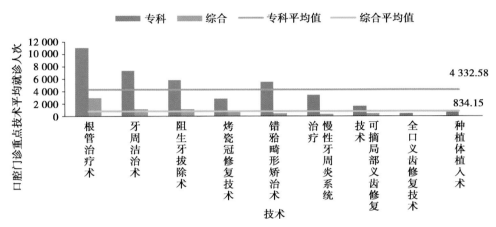

图 3-4 2018 年口腔门诊 9 个重点技术患者平均就诊人次比较

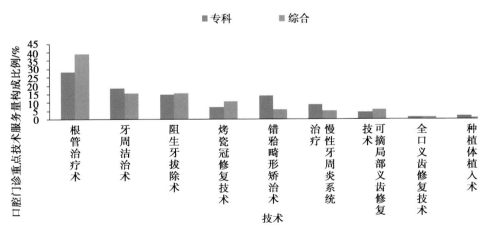

图 3-5 2018 年口腔门诊 9 个重点技术患者服务量构成比例比较

三、口腔住院医疗质量数据统计

（一）重点病种数据统计

全国 31 个省、自治区、直辖市（香港特别行政区、澳门特别行政区、台湾省数据未统计）和新疆生产建设兵团的 883 家医疗机构中，2018 年住院共治疗 6 个重点病种患者 83 823 例。由表 3-3 计算可知，纳入统计的口腔专科医疗机构 6 个重点病种平均出院患者例数是综合医疗机构口腔科的 2.33 倍。按照平均出院患者例数排序，口腔专科医疗机构排名前 3 位的病种依次为：牙颌面畸形、腮腺良性肿瘤、先天性唇裂；综合医疗机构口腔科排名前 3 位的病种依次为：腮腺良性肿瘤、口腔颌面部间隙感染、上颌骨骨折（图 3-6，图 3-7）。牙颌面畸形、先天性唇裂 2 个病种平均住院日口腔专科医疗机构比综合医疗机构口腔科长；舌癌、上颌骨骨折、腮腺良性肿瘤、口腔颌面部间隙感染 4 个病种平均住院日口腔专科医疗机构比综合医疗机构口腔科短（图 3-8）。牙颌面畸形、先天性唇裂、口腔颌面部间隙感染 3 个病种平均住院费用口腔专科医疗机构比综合医疗机构口腔科高；上颌骨骨折、舌癌、腮腺良性肿瘤 3 个病种平均住院费用口腔专科医疗机构比综合医疗机构口腔科低（图 3-9）。

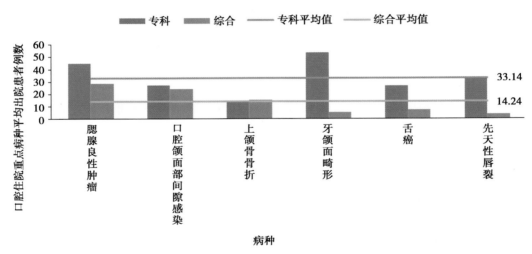

图 3-6　2018 年口腔住院 6 个重点病种平均出院患者例数比较

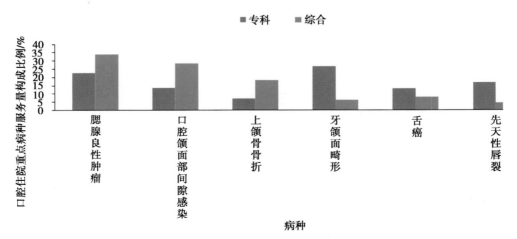

图 3-7　2018 年口腔住院 6 个重点病种服务量构成比例比较

表3-3　2018年口腔住院3项质控指标在6个重点病种不同医疗机构中的年平均值比较

质控指标	重点病种	三级公立 专科	三级公立 综合	三级民营 综合	二级公立 专科	二级公立 综合	二级民营 专科	二级民营 综合	总计 专科	总计 综合
平均出院患者例数	腮腺良性肿瘤	68.30	37.76	17.96	6.44	9.68	0.20	12.30	44.80	28.94
	口腔颌面部间隙感染	36.02	27.78	13.63	11.69	18.17	11.40	6.40	26.99	24.39
	上颌骨骨折	20.70	20.30	8.25	2.75	5.21	0.20	6.30	13.77	15.52
	牙颌面畸形	82.43	7.81	1.08	1.00	0.64	3.40	1.30	53.03	5.51
	舌癌	41.40	10.06	1.88	1.25	0.90	0.00	0.20	26.57	7.11
	先天性唇裂	52.40	5.71	0.33	1.44	0.28	0.10	0.30	33.69	3.96
平均住院日/天	腮腺良性肿瘤	7.97	8.94	9.78	8.69	7.95	7.00	7.76	7.99	8.86
	口腔颌面部间隙感染	8.85	9.20	8.97	6.50	7.62	4.93	6.51	8.40	8.91
	上颌骨骨折	9.81	10.70	11.55	10.30	10.70	3.00	9.36	9.81	10.71
	牙颌面畸形	9.48	7.07	13.55	7.81	6.92	5.00	7.00	9.47	7.10
	舌癌	13.66	14.96	14.67	16.40	12.60	—	7.00	13.69	14.88
	先天性唇裂	7.92	6.73	9.50	7.52	7.68	5.00	7.00	7.91	6.76
平均住院费用/元	腮腺良性肿瘤	11 225.31	12 270.75	10 864.39	14 175.02	7 701.70	6 200.00	7 077.80	11 313.93	11 805.81
	口腔颌面部间隙感染	8 716.58	7 694.84	5 966.64	6 291.32	3 964.47	3 030.48	3 995.13	8 165.31	6 996.62
	上颌骨骨折	19 602.50	27 514.15	19 700.70	19 266.63	11 530.65	378.00	8 603.60	19 550.27	25 871.26
	牙颌面畸形	40 143.55	33 650.09	44 671.09	10 971.30	6 561.02	4 300.00	8 600.00	40 005.21	32 871.66
	舌癌	31 883.67	35 603.66	23 749.81	37 560.68	16 988.19	—	8 000.00	31 941.42	34 866.24
	先天性唇裂	9 279.64	7 928.48	10 264.71	3 738.91	4 847.40	4 303.00	7 500.00	9 228.26	7 872.30

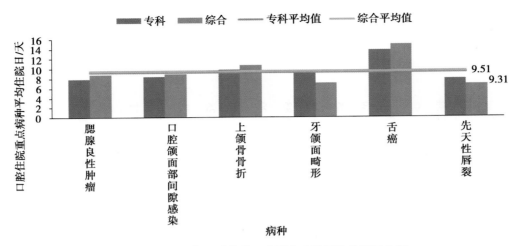

图 3-8　2018 年口腔住院 6 个重点病种平均住院日比较

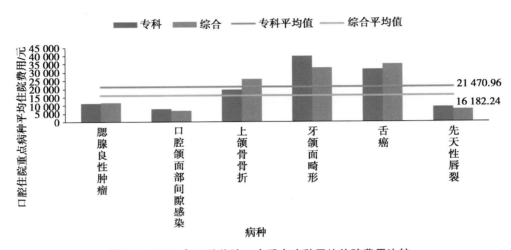

图 3-9　2018 年口腔住院 6 个重点病种平均住院费用比较

（二）重点手术及操作数据统计

在 31 个省、自治区、直辖市的 883 家医疗机构中,2018 年住院 7 个重点手术及操作患者服务总量 51 808 例。由表 3-4 计算可知,纳入统计的口腔专科医疗机构 7 个重点手术及操作平均手术例数是综合医疗机构口腔科的 3.33 倍。按照平均手术例数排序,口腔专科医疗机构排名前 3 位的手术及操作均依次为:腮腺肿物切除 + 面神经解剖术、唇裂修复术、口腔颌面部肿瘤切除整复术;综合医疗机构口腔科排名前 3 位的手术及操作均依次为:腮腺肿物切除 + 面神经解剖术、口腔颌面部肿瘤切除整复术、舌癌扩大切除术 + 颈淋巴清扫术(图 3-10,图 3-11)。口腔颌面部肿瘤切除整复术、牙颌面畸形矫正术:上颌 LeFort Ⅰ型截骨术 + 双侧下颌升支劈开截骨术、唇裂修复术、舌癌扩大切除术 + 颈淋巴清扫术 4 个手术及操作平均住院日口腔专科医疗机构比综合医疗机构口腔科长;放射性粒子组织间植入术、游离腓骨复合组织瓣移植术、腮腺肿物切除 + 面神经解剖术 3 个手术及操作平均住院日口腔专科医疗机构比综合医疗机构口腔科短(图 3-12)。口腔颌面部肿瘤切除整复术、舌癌扩大切除术 + 颈淋巴清扫术、唇裂修复术、腮腺肿物切除 + 面神经解剖术 4 个手术及操作平均住院费用口腔专科医疗机构比综合医疗机构口腔科高;放射性粒子组织间植入术、牙颌面畸形矫正术:上颌 LeFort Ⅰ型截骨术 + 双侧下颌升支劈开截骨术、游离腓骨复合组织瓣移植术 3 个手术及操作平均住院费用口腔专科医疗机构比综合医疗机构口腔科低(图 3-13)。

表3-4 2018年口腔住院3项质控指标在7个重点手术及操作不同医疗机构中的年平均值比较

质控指标	重点手术及操作	三级公立		三级民营	二级公立		二级民营		总计	
		专科	综合	综合	专科	综合	专科	综合	专科	综合
平均手术例数	腮腺肿物切除+面神经解剖术	73.19	38.91	16.46	6.75	9.42	2.10	12.10	48.23	29.60
	口腔颌面部肿瘤切除整复术	44.09	11.09	3.04	0.31	1.16	1.80	0.60	28.31	7.92
	唇裂修复术	50.34	5.36	0.29	1.69	0.32	0.00	0.00	32.34	3.73
	舌癌扩大切除术+颈淋巴清扫术	24.38	6.56	0.71	0.13	0.52	0.00	0.00	15.51	4.60
	牙颌面畸形矫正术*	35.70	1.76	0.00	0.00	0.06	3.20	0.00	23.11	1.20
	游离腓骨复合组织瓣移植术	19.98	2.12	0.50	0.00	0.02	0.00	0.00	12.69	1.45
	放射性粒子组织间植入术	5.43	0.84	0.00	0.00	0.00	0.00	0.00	3.45	0.56
平均住院日/天	腮腺肿物切除+面神经解剖术	8.38	9.33	9.89	8.44	8.50	8.00	7.69	8.38	9.25
	口腔颌面部肿瘤切除整复术	16.94	12.72	19.94	21.20	9.53	3.00	11.17	16.83	12.67
	唇裂修复术	8.29	7.32	8.86	8.26	7.68	—	—	8.29	7.33
	舌癌扩大切除术+颈淋巴清扫术	17.00	16.51	19.35	20.50	14.21	—	—	17.00	16.46
	牙颌面畸形矫正术*	10.28	8.41	—	—	9.69	—	—	10.28	8.43
	游离腓骨复合组织瓣移植术	17.71	20.06	27.25	—	14.50	—	—	17.71	20.14
	放射性粒子组织间植入术	5.77	9.76	—	—	—	—	—	5.77	9.76
平均住院费用/元	腮腺肿物切除+面神经解剖术	12 548.29	12 643.49	11 372.49	12 222.48	8 403.34	3 520.00	7 176.88	12 485.31	12 211.34
	口腔颌面部肿瘤切除整复术	53 501.65	27 612.94	50 601.11	29 808.73	12 228.10	567.00	13 407.80	52 990.29	27 231.36
	唇裂修复术	10 213.78	7 766.85	9 619.60	3 815.36	4 945.72	—	—	10 141.59	7 701.86
	舌癌扩大切除术+颈淋巴清扫术	46 170.81	43 462.27	32 050.95	32 927.87	22 408.04	—	—	46 147.74	42 789.65
	牙颌面畸形矫正术*	55 986.92	63 584.66	—	—	13 694.92	—	—	55 986.92	62 917.41
	游离腓骨复合组织瓣移植术	69 466.24	74 341.67	81 451.24	—	43 009.00	—	—	69 466.24	74 365.46
	放射性粒子组织间植入术	27 599.42	34 639.46	—	—	—	—	—	27 599.42	34 639.46

* 注：指牙颌面畸形矫正术：上颌 LeFort I 型截骨术 + 双侧下颌升支劈开截骨术

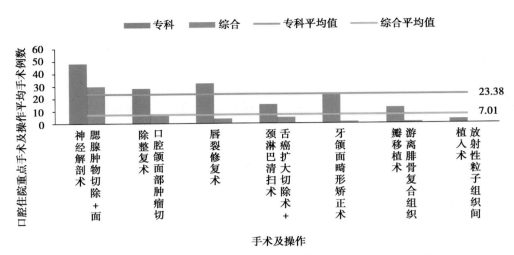

图 3-10 2018 年口腔住院 7 个重点手术及操作平均手术例数比较

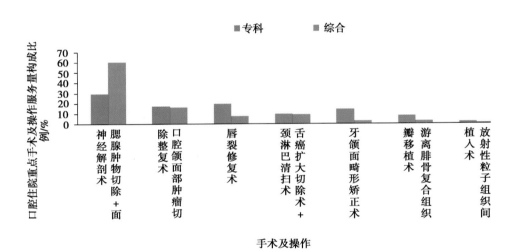

图 3-11 2018 年口腔住院 7 个重点手术及操作服务量构成比例比较

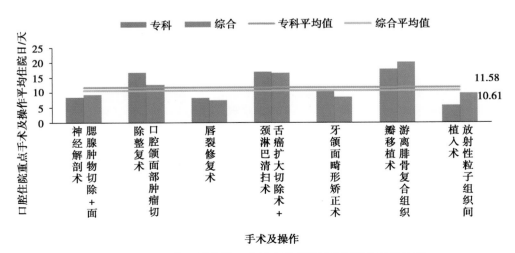

图 3-12 2018 年口腔住院 7 个重点手术及操作平均住院日比较

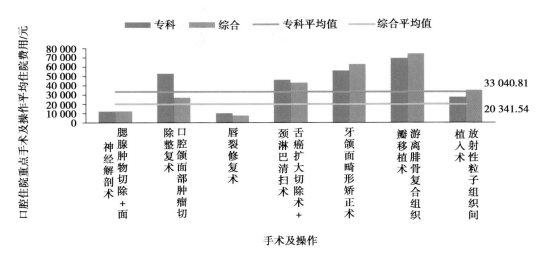

图 3-13　2018 年口腔住院 7 个重点手术及操作平均住院费用比较

第四章

口腔专科医疗机构医疗质控报告

一、数据纳入统计情况

全国 30 个省、自治区、直辖市（不含西藏自治区、新疆生产建设兵团、香港特别行政区、澳门特别行政区、台湾省）的 231 家医疗机构纳入 2018 年医疗服务与质量安全数据口腔门诊相关质控指标分析；全国 26 个省、自治区、直辖市（不含甘肃省、海南省、内蒙古自治区、青海省、西藏自治区、新疆生产建设兵团、香港特别行政区、澳门特别行政区、台湾省）的 74 家医疗机构纳入口腔住院相关质控指标分析（表 4-1）。各省、自治区、直辖市纳入口腔门诊、口腔住院相关质控指标统计医疗机构数量分布如图 4-1，图 4-2 所示。

表 4-1　2018 年医疗服务与质量安全数据最终纳入口腔相关质控指标统计的不同医疗机构的数量　　　　单位:家

分类	三级公立	三级民营	二级公立	二级民营	合计
门诊	53	5	47	126	231
住院	47	—	16	10	74*

＊注:含 1 家参照三级统计的民营医疗机构数据

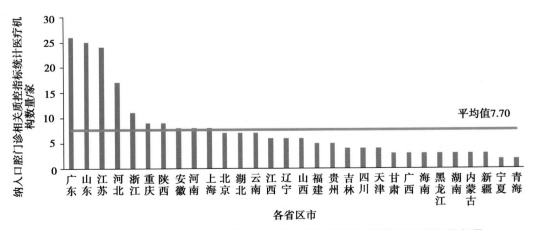

图 4-1　2018 年各省、自治区、直辖市纳入口腔门诊相关质控指标统计医疗机构数量

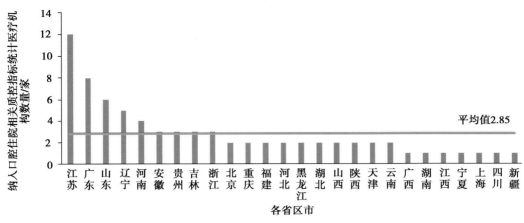

图 4-2　2018 年各省、自治区、直辖市纳入口腔住院相关质控指标统计医疗机构数量

二、口腔门诊工作量统计

(一) 重点病种工作量统计

在全国 30 个省、自治区、直辖市 (不含西藏自治区、新疆生产建设兵团、香港特别行政区、澳门特别行政区、台湾省) 的 231 家医疗机构中,2018 年门诊共治疗 10 个重点病种患者 8 818 775 人次。按照平均就诊人次排序,排名前 5 位的病种依次为:慢性牙周炎、错𬌗畸形、牙列缺损、慢性根尖周炎、下颌阻生第三磨牙(表 4-2)。各省、自治区、直辖市和新疆生产建设兵团 10 个重点病种平均就诊人次构成情况如图 4-3、图 4-4 所示,其中慢性牙周炎患者构成比最高的是北京市,错𬌗畸形患者构成比最高的是宁夏回族自治区,牙列缺损患者构成比最高的是重庆市,慢性根尖周炎患者构成比最高的是广西壮族自治区,下颌阻生第三磨牙患者构成比最高的是福建省(图 4-5~ 图 4-14)。

表 4-2　2018 年口腔门诊 10 个重点病种在每家医疗机构的年平均就诊人次比较

重点病种	三级公立	三级民营	二级公立	二级民营	平均值
慢性牙周炎	30 760.43	3 998.60	5 977.79	1 353.08	9 098.44
错𬌗畸形	19 657.21	3 785.60	4 340.81	977.33	6 008.32
牙列缺损	18 271.75	2 938.40	4 247.74	1 338.40	5 850.12
慢性根尖周炎	16 628.64	3 896.60	5 845.17	1 299.32	5 797.57
下颌阻生第三磨牙	17 064.26	2 044.40	4 135.38	1 046.25	5 371.51
急性牙髓炎	7 499.91	2 866.60	5 244.28	1 123.37	3 462.57
牙列缺失	1 932.42	808.40	1 095.91	568.30	993.83
口腔扁平苔藓	2 799.25	61.80	256.06	17.49	705.23
年轻恒牙牙外伤	1 637.94	972.40	316.70	61.96	495.09
颞下颌关节紊乱病	1 384.58	333.80	242.74	35.87	393.85
合计	117 636.40	21 706.60	31 702.60	7 821.36	38 176.52

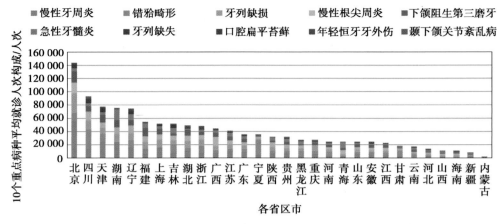

图 4-3　2018 年口腔门诊 10 个重点病种平均就诊人次构成情况省际比较

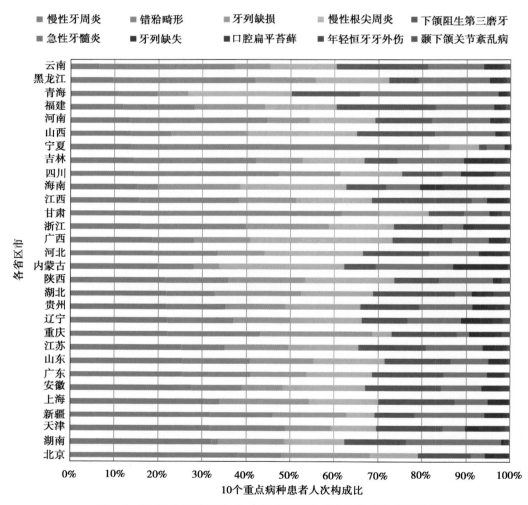

图 4-4　2018 年口腔门诊 10 个重点病种患者人次构成比省际比较

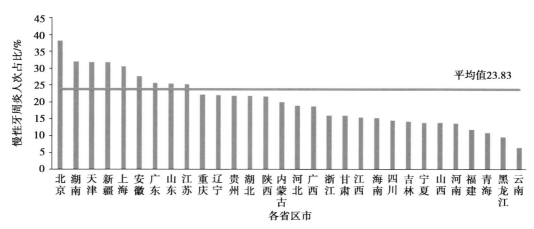

图 4-5　2018 年慢性牙周炎人次占口腔门诊 10 个重点病种患者人次比例省际比较

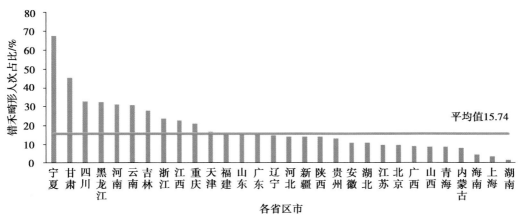

图 4-6　2018 年错𬌗畸形人次占口腔门诊 10 个重点病种患者人次比例省际比较

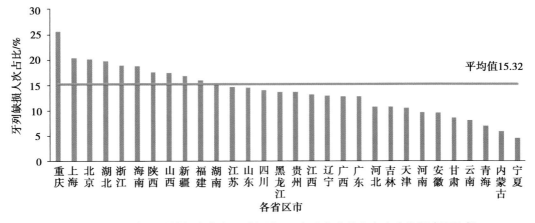

图 4-7　2018 年牙列缺损人次占口腔门诊 10 个重点病种患者人次比例省际比较

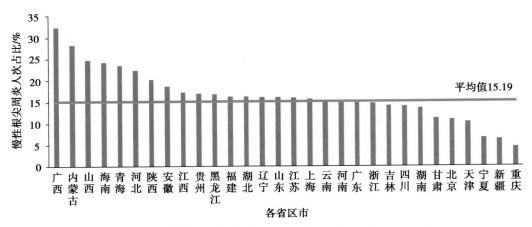

图 4-8　2018 年慢性根尖周炎人次占口腔门诊 10 个重点病种患者人次比例省际比较

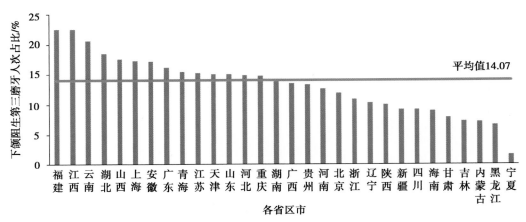

图 4-9　2018 年下颌阻生第三磨牙人次占口腔门诊 10 个重点病种患者人次比例省际比较

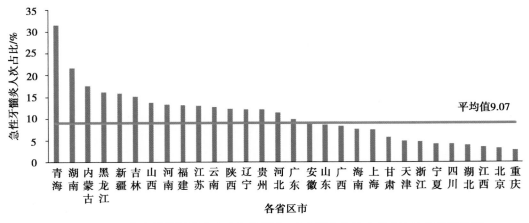

图 4-10　2018 年急性牙髓炎人次占口腔门诊 10 个重点病种患者人次比例省际比较

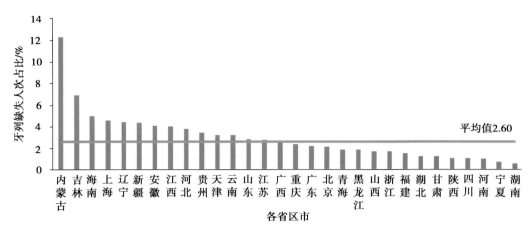

图 4-11 2018 年牙列缺失人次占口腔门诊 10 个重点病种患者人次比例省际比较

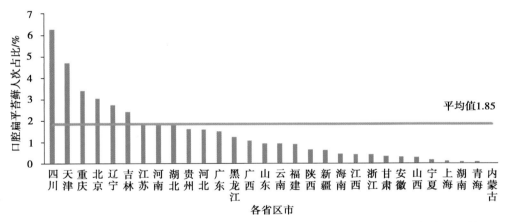

图 4-12 2018 年口腔扁平苔藓人次占口腔门诊 10 个重点病种患者人次比例省际比较

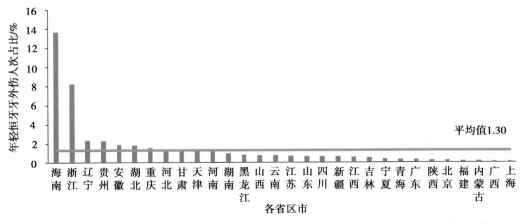

图 4-13 2018 年年轻恒牙牙外伤人次占口腔门诊 10 个重点病种患者人次比例省际比较

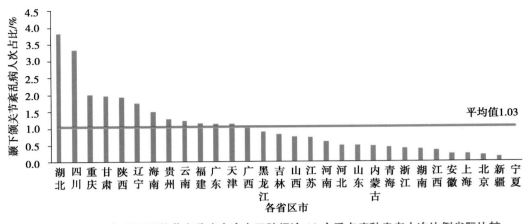

图 4-14　2018 年颞下颌关节紊乱病人次占口腔门诊 10 个重点病种患者人次比例省际比较

（二）重点技术工作量统计

在全国 30 个省、自治区、直辖市（不含西藏自治区、新疆生产建设兵团、香港特别行政区、澳门特别行政区、台湾省）的 231 家医疗机构中，2018 年门诊 9 个重点技术患者服务总量 9 007 427 人次。按照平均就诊人次排序，排名前 5 位的技术依次为：根管治疗术、牙周洁治术、阻生牙拔除术、错𬌗畸形矫治术、慢性牙周炎系统治疗（表 4-3）。各省、自治区、直辖市 9 个重点技术平均就诊人次构成情况如图 4-15，图 4-16 所示，其中根管治疗术构成比最高的是山西省，牙周洁治术构成比最高的是海南省，阻生牙拔除术构成比最高的是云南省，错𬌗畸形矫治术构成比最高的是青海省，慢性牙周炎系统治疗构成比最高的是上海市（图 4-17～图 4-25）。

表 4-3　2018 年口腔门诊 9 个重点技术在每家医疗机构的年平均就诊人次比较

重点技术	三级公立	三级民营	二级公立	二级民营	平均值
根管治疗术	30 296.64	16 796.60	10 633.40	2 833.00	11 023.52
牙周洁治术	21 501.08	5 299.60	5 099.55	2 232.40	7 303.10
阻生牙拔除术	17 660.57	14 589.00	4 285.21	1 105.13	5 842.45
错𬌗畸形矫治术	19 247.77	2 782.40	2 961.96	787.32	5 508.48
慢性牙周炎系统治疗	11 742.13	1 570.00	2 414.40	446.51	3 462.86
烤瓷冠修复技术	6 760.77	2 777.60	2 986.45	1 107.81	2 823.19
可摘局部义齿修复技术	4 699.00	589.80	1 990.77	362.21	1 693.51
种植体植入术	2 380.81	1 052.00	350.11	366.51	840.16
全口义齿修复技术	1 319.15	146.20	541.45	146.55	495.93
合计	115 607.92	45 603.20	31 263.30	9 387.43	38 993.19

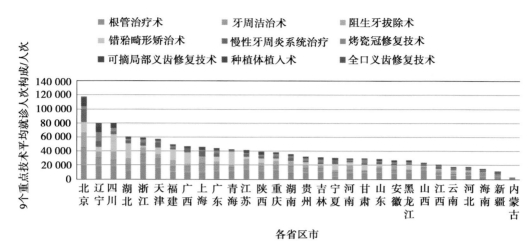

图 4-15　2018 年口腔门诊 9 个重点技术在每家医疗机构的年平均就诊人次构成情况省际比较

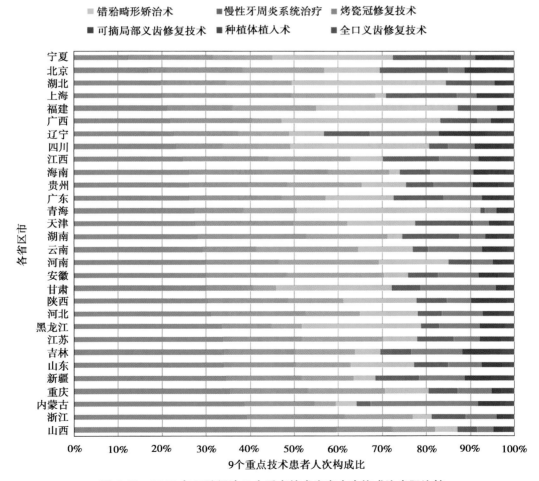

图 4-16　2018 年口腔门诊 9 个重点技术患者人次构成比省际比较

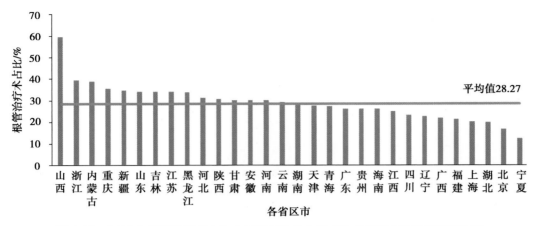

图 4-17 2018 年根管治疗术人次占口腔门诊 9 个重点技术患者人次比例省际比较

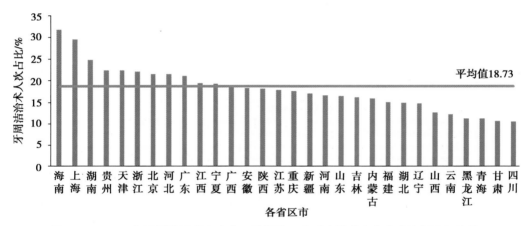

图 4-18 2018 年牙周洁治术人次占口腔门诊 9 个重点技术患者人次比例省际比较

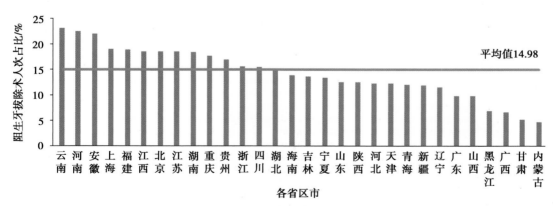

图 4-19 2018 年阻生牙拔除术人次占口腔门诊 9 个重点技术患者人次比例省际比较

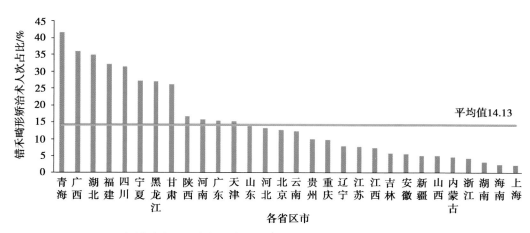

图 4-20 2018 年错𬌗畸形矫治术人次占口腔门诊 9 个重点技术患者人次比例省际比较

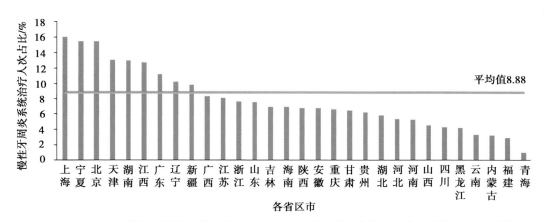

图 4-21 2018 年慢性牙周炎系统治疗人次占口腔门诊 9 个重点技术患者人次比例省际比较

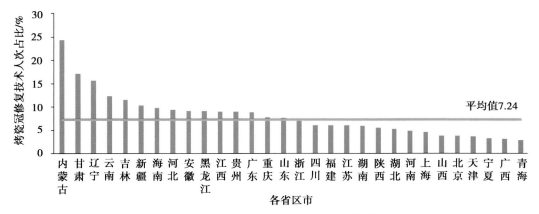

图 4-22 2018 年烤瓷冠修复技术人次占口腔门诊 9 个重点技术患者人次比例省际比较

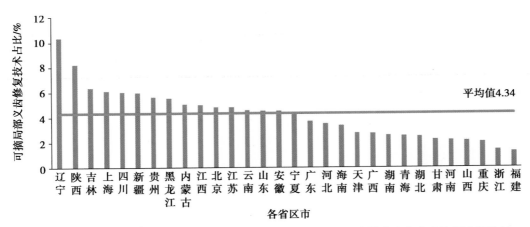

图 4-23　2018 年可摘局部义齿修复技术人次占口腔门诊 9 个重点技术患者人次比例省际比较

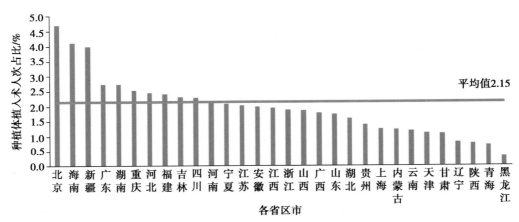

图 4-24　2018 年种植体植入术人次占口腔门诊 9 个重点技术患者人次比例省际比较

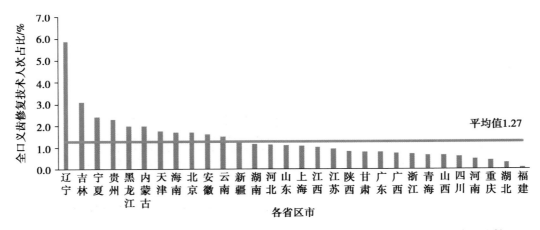

图 4-25　2018 年全口义齿修复技术人次占口腔门诊 9 个重点技术患者人次比例省际比较

（三）患者安全类数据统计

在全国 30 个省、自治区、直辖市（不含西藏自治区、新疆生产建设兵团、香港特别行政区、澳门特别行政区、台湾省）的 231 家医疗机构中，2018 年门诊患者 28 505 687 人次，门诊 7 类常见并发症共发生 12 336 例次，总体发生率为 0.04%。按照平均发生数量排序，排名前 5 位的并发症依次为：门诊手术并发症、口腔软组织损伤、根管内器械分离（根管治疗断针）、种植体脱落、误吞或误吸异物（表 4-4）。口腔门诊 7 类常见并发症构成比如图 4-26 所示。

表 4-4　2018 年口腔门诊 7 类常见并发症在每家医疗机构的年平均发生人次比较

常见并发症	三级公立	三级民营	二级公立	二级民营	平均值
门诊手术并发症	50.45	153.00	7.81	2.78	17.99
口腔软组织损伤	63.85	47.20	2.51	1.41	16.95
根管内器械分离（根管治疗断针）	22.43	6.60	9.89	3.65	9.29
种植体脱落	23.02	26.60	3.62	3.64	8.58
误吞或误吸异物	0.77	1.00	0.04	0.13	0.28
治疗牙位错误	0.45	0.40	0.17	0.10	0.20
拔牙错误	0.32	0.60	0.11	0.00	0.11
合计	161.30	235.40	24.15	11.71	53.40

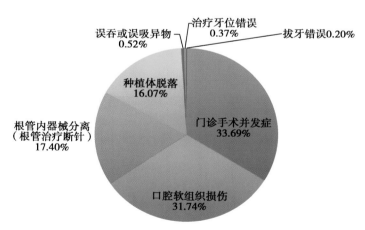

图 4-26　口腔门诊 7 类常见并发症构成比

三、口腔住院医疗质量数据统计

（一）住院死亡类数据统计

在全国 26 个省、自治区、直辖市（不含甘肃省、海南省、内蒙古自治区、青海省、西藏自治区、新疆生产建设兵团、香港特别行政区、澳门特别行政区、台湾省）的 74 家医疗机构中，2018 年出院患者总数 86 239 例，住院患者死亡 10 例，总体住院死亡率为 0.12‰，其中 10 例均发生在三级公立医疗机构；2 例发生在舌癌患者，2 例发生在上颌骨骨折患者。非医嘱离院患者 2 725 例，非医嘱离院率为 3.16%（表 4-5）。

表 4-5　2018 年口腔住院死亡类指标在不同医疗机构中的年平均值（或年发生率）比较

质控指标	三级公立	二级公立	二级民营	平均值
年平均出院患者 / 例	1 675.00	307.81	210.90	1 165.39
住院死亡率 /‰	0.13	0.00	0.00	0.12
非医嘱离院率 /%	2.99	6.52	2.51	3.16
年平均出院患者手术 / 例	1 488.30	280.38	210.80	1 040.86
手术患者住院死亡率 /‰	0.07	0.00	0.00	0.06
手术患者非医嘱离院率 /%	1.78	6.06	2.51	2.04
住院择期手术患者死亡率 /‰	0.08	0.00	0.00	0.07

（二）住院重返类数据统计

在全国 26 个省、自治区、直辖市（不含甘肃省、海南省、内蒙古自治区、青海省、西藏自治区、新疆生产建设兵团、香港特别行政区、澳门特别行政区、台湾省）的 74 家医疗机构中，2018 年出院患者总数 86 239 例。住院患者出院后 31 天内非预期再住院患者 410 例，住院患者出院后 31 天内非预期再住院率为 0.48%。出院手术患者总数 77 024 例，其中术后 31 天内非计划重返手术室再次手术患者 458 例（口腔颌面部肿瘤切除整复术 75 例、游离腓骨复合组织瓣移植术 55 例、舌癌扩大切除术 + 颈淋巴清扫术 51 例、腮腺肿物切除 + 面神经解剖术 6 例、唇裂修复术 2 例、牙颌面畸形矫正术：上颌 LeFort Ⅰ型截骨术 + 双侧下颌升支劈开截骨术 1 例），术后 31 天内非计划重返手术室再次手术率 0.59%（表 4-6）。住院患者出院后 31 天内非预期再住院构成比及术后 31 天内非计划重返手术室再次手术构成比如图 4-27 和图 4-28 所示。

表 4-6　2018 年口腔住院重返类指标在不同医疗机构中的年平均值（或年发生率）比较

质控指标	三级公立	二级公立	二级民营	平均值
平均住院患者出院后 31 天内非预期再住院患者人数 / 例	8.36	1.06	0.00	5.54
住院患者出院后 31 天内非预期再住院率 /%	0.50	0.35	0.00	0.48
住院患者出院当天非预期再住院率 /%	0.01	0.00	0.00	0.01
住院患者出院 2~15 天内非预期再住院率 /%	0.27	0.00	0.00	0.24
住院患者出院 16~31 天内非预期再住院率 /%	0.22	0.35	0.00	0.22
平均术后 31 天内非计划重返手术室再次手术 / 例	7.00	8.06	0.00	6.19
术后 31 天内非计划重返手术室再次手术率 /%	0.47	2.88	0.00	0.59
术后 48 小时内非计划重返手术室再次手术率 /%	0.25	0.02	0.00	0.22
术后 3~31 天内非计划重返手术室再次手术率 /%	0.22	2.85	0.00	0.37

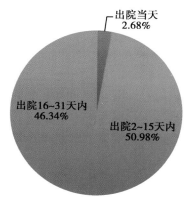

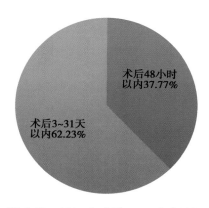

图 4-27 2018 年住院患者出院后
31 天内非预期再住院构成比

图 4-28 2018 年术后 31 天内非计划
重返手术室再次手术构成比

（三）患者安全类数据统计

在全国 26 个省、自治区、直辖市（不含甘肃省、海南省、内蒙古自治区、青海省、西藏自治区、新疆生产建设兵团、香港特别行政区、澳门特别行政区、台湾省）的 74 家医疗机构中，2018 年出院手术患者总数 77 024 例，住院手术患者 8 类常见并发症共发生 731 例，总体发生率为 0.95%，按照平均发生数量排序，排名前 5 位的并发症依次为：手术并发症、各系统术后并发症（唾液腺瘘、下牙槽神经损伤、面神经损伤）、植入物的并发症（不包括脓毒血症）、输注输血反应、住院患者发生压疮（图 4-29）。其中手术患者围手术期 9 类常见并发症共发生 554 例，总体发生率为 0.72%，按照平均发生数量排序，排名前 5 位的并发症依次为：手术后出血或血肿、与手术／操作相关感染、手术后呼吸道并发症、手术伤口裂开、手术后生理／代谢紊乱（图 4-30）。

（四）重点病种数据统计

在全国 26 个省、自治区、直辖市（不含甘肃省、海南省、内蒙古自治区、青海省、西藏自治区、新疆生产建设兵团、香港特别行政区、澳门特别行政区、台湾省）的 74 家医疗机构中，2018 年住院共治疗 6 个重点病种患者 14 714 例；按照平均出院患者例数排序，排名前 3 位的病种依次为：牙颌面畸形、腮腺良性肿瘤、先天性唇裂；舌癌平均住院日最长，先天性唇裂平均住院日最短；牙颌面畸形平均住院费用最高，口腔颌面部间隙感染平均住院费用最低（表 4-7~ 表 4-9，图 4-31~ 图 4-50）。

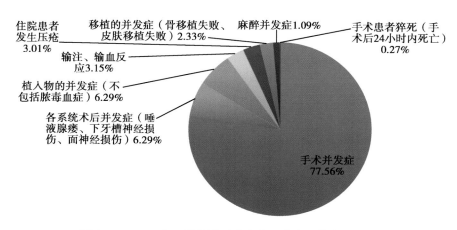

图 4-29 2018 年口腔住院手术患者 8 类常见并发症构成比

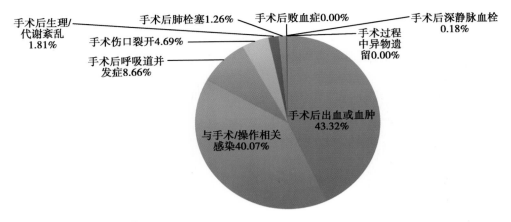

图 4-30　2018 年口腔住院手术患者围手术期 9 类常见并发症构成比

表 4-7　2018 年口腔住院 3 项质控指标在不同医疗机构 6 个重点病种中的年平均值比较

质控指标	医疗机构级别	牙颌面畸形	腮腺良性肿瘤	先天性唇裂	口腔颌面部间隙感染	舌癌	上颌骨骨折
平均出院患者例数	三级	80.71	66.88	51.44	35.33	40.54	20.27
	二级	1.92	4.04	0.92	11.58	0.77	1.77
	平均值	53.03	44.80	33.69	26.99	26.57	13.77
平均住院日 / 天	三级	9.48	7.97	7.91	8.84	13.66	9.81
	二级	7.50	8.66	7.41	5.91	16.40	9.99
	平均值	9.47	7.99	7.91	8.40	13.69	9.81
平均住院费用 / 元	三级	40 143.55	11 225.31	9 281.39	8 717.08	31 883.67	19 602.50
	二级	10 230.04	14 023.12	3 762.42	5 056.32	37 560.68	18 445.38
	平均值	40 005.21	11 313.93	9 228.26	8 165.31	31 941.42	19 550.27

表 4-8　2018 年各省、自治区、直辖市口腔住院 6 个重点病种的年平均住院日比较　　　　单位：天

各省、自治区、直辖市	牙颌面畸形	腮腺良性肿瘤	先天性唇裂	口腔颌面部间隙感染	舌癌	上颌骨骨折
安徽	5.00	10.16	8.60	—	13.40	6.60
北京	10.15	6.03	8.26	5.78	11.12	7.20
重庆	8.10	8.40	8.50	7.65	12.40	8.10
福建	10.99	11.44	—	1.50	12.80	8.60
广东	8.82	9.32	8.16	8.24	13.45	7.93
广西	16.62	11.00	5.46	11.95	18.79	11.87
贵州	12.07	8.55	8.35	7.33	11.76	10.03
河北	9.07	10.07	6.02	8.73	19.18	12.50
河南	10.00	9.20	8.51	12.70	17.50	11.24
黑龙江	9.29	9.24	8.00	11.18	14.36	13.60
湖北	10.01	7.76	8.61	7.32	12.47	10.68
湖南	8.20	9.00	6.00	5.10	—	—
吉林	8.59	7.74	7.21	10.70	14.50	9.73
江苏	8.21	8.37	7.89	6.63	15.84	9.13
江西	9.00	7.36	6.93	5.29	11.95	8.80

续表

各省、自治区、直辖市	牙颌面畸形	腮腺良性肿瘤	先天性唇裂	口腔颌面部间隙感染	舌癌	上颌骨骨折
辽宁	9.39	8.71	8.70	8.24	16.68	7.56
宁夏	5.00	7.00	6.83	6.13	9.00	6.00
山东	9.42	7.61	7.20	6.62	13.30	8.00
山西	—	—	—	—	1.00	—
陕西	11.23	10.47	9.96	10.91	16.18	7.86
上海	7.90	—	6.60	4.00	11.00	6.50
四川	8.42	8.50	6.49	8.75	11.70	7.42
天津	10.00	9.05	7.00	8.00	15.00	8.00
新疆	12.00	—	—	5.90	—	—
云南	10.20	7.25	6.30	8.20	10.30	9.54
浙江	6.57	9.11	6.71	9.70	10.86	11.43

表4-9 2018年各省、自治区、直辖市口腔住院6个重点病种的年平均住院费用比较　　　　单位:元

各省、自治区、直辖市	牙颌面畸形	腮腺良性肿瘤	先天性唇裂	口腔颌面部间隙感染	舌癌	上颌骨骨折
安徽	4 300.00	10 213.24	7 524.40	—	10 777.70	14 710.26
北京	46 758.96	11 110.03	10 362.42	8 491.17	31 019.30	17 512.53
重庆	51 160.40	8 518.90	5 237.10	4 987.48	17 141.60	10 163.70
福建	24 005.68	10 023.02	—	743.35	20 827.94	7 755.64
广东	45 540.02	14 014.84	6 996.27	9 802.38	33 437.80	21 250.13
广西	31 326.08	11 911.08	11 193.41	13 455.91	30 913.02	21 085.82
贵州	29 510.32	10 717.71	6 903.95	6 685.63	17 800.48	14 866.58
河北	19 356.07	7 857.76	5 140.67	5 107.94	17 570.91	10 535.52
河南	33 390.00	7 156.39	3 718.40	8 111.73	32 117.50	15 451.06
黑龙江	13 066.56	9 117.55	6 748.10	7 579.39	20 193.00	28 995.27
湖北	27 681.30	12 580.39	10 608.94	12 687.41	43 513.17	36 218.43
湖南	24 907.41	12 212.30	7 395.75	5 873.60	—	—
吉林	44 595.80	9 753.76	4 562.28	8 185.69	26 185.80	25 684.60
江苏	41 017.39	13 731.71	9 121.40	7 418.38	39 598.81	22 997.98
江西	25 683.19	12 584.63	6 761.96	4 407.49	23 653.61	20 643.27
辽宁	28 510.59	11 609.95	6 552.84	6 744.52	31 391.53	36 177.36
宁夏	2 245.72	4 361.74	2 570.00	2 123.37	2 251.11	4 964.49
山东	48 082.36	11 111.24	8 249.35	4 680.00	22 094.09	19 038.76
山西	—	—	—	—	1 777.26	—
陕西	40 909.01	12 326.48	11 472.44	12 509.88	27 691.37	22 080.76
上海	32 271.50	—	9 624.50	5 418.80	19 399.70	20 390.90
四川	52 525.58	15 418.32	11 091.49	9 586.84	40 363.15	31 993.67
天津	30 868.88	12 464.49	7 877.69	15 725.69	20 674.63	15 725.69

续表

各省、自治区、直辖市	牙颌面畸形	腮腺良性肿瘤	先天性唇裂	口腔颌面部间隙感染	舌癌	上颌骨骨折
新疆	50 734.70	—	—	3 158.90	—	—
云南	13 521.00	8 125.00	7 483.00	8 124.00	13 251.00	11 144.38
浙江	7 400.19	10 248.63	7 303.39	17 526.94	13 157.61	31 046.14

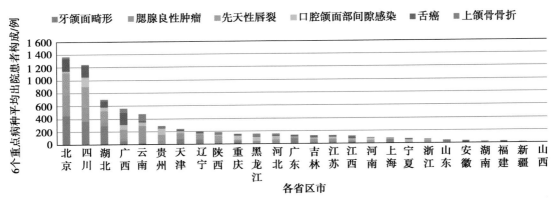

图 4-31　2018 年口腔住院 6 个重点病种平均出院患者例数构成情况省际比较

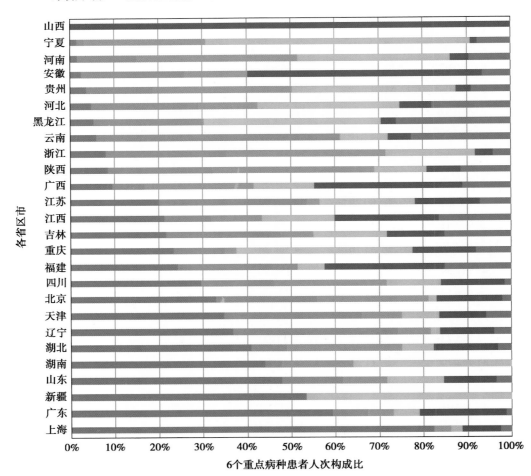

图 4-32　2018 年口腔住院 6 个重点病种患者人次构成比省际比较

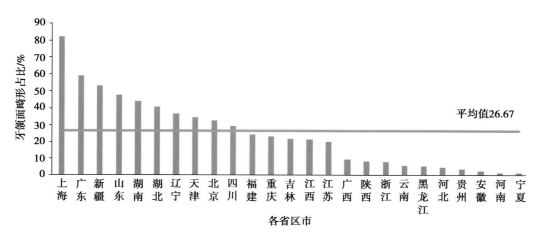

图 4-33 2018 年牙颌面畸形人次占口腔住院 6 个重点病种患者人次比例省际比较

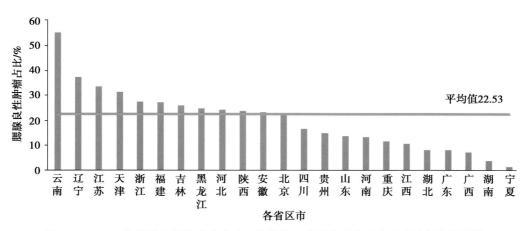

图 4-34 2018 年腮腺良性肿瘤人次占口腔住院 6 个重点病种患者人次比例省际比较

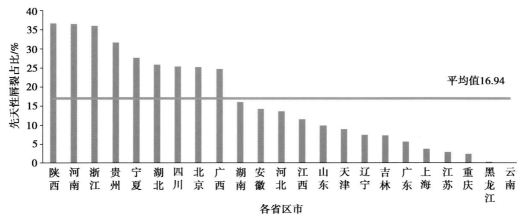

图 4-35 2018 年先天性唇裂人次占口腔住院 6 个重点病种患者人次比例省际比较

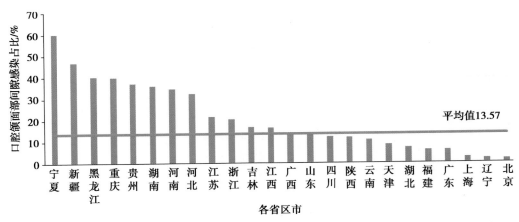

图 4-36　2018 年口腔颌面部间隙感染人次占口腔住院 6 个重点病种患者人次比例省际比较

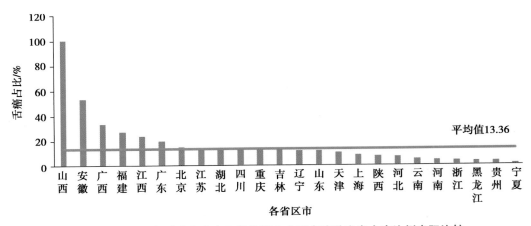

图 4-37　2018 年舌癌人次占口腔住院 6 个重点病种患者人次比例省际比较

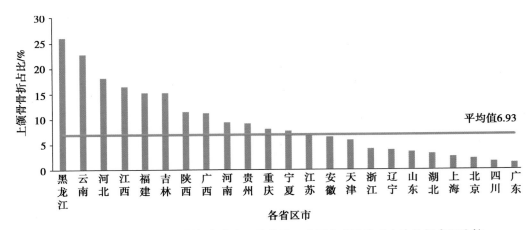

图 4-38　2018 年上颌骨骨折人次占口腔住院 6 个重点病种患者人次比例省际比较

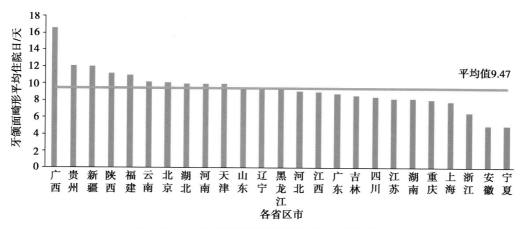

图 4-39　2018 年牙颌面畸形平均住院日省际比较

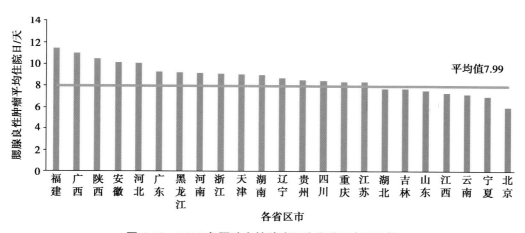

图 4-40　2018 年腮腺良性肿瘤平均住院日省际比较

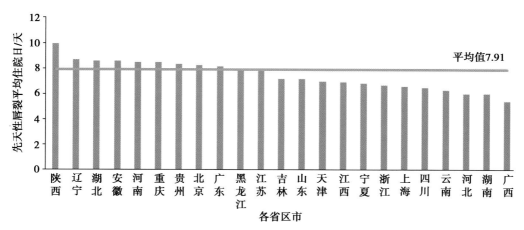

图 4-41　2018 年先天性唇裂平均住院日省际比较

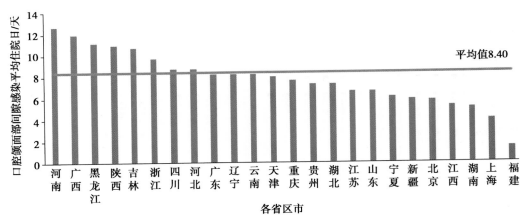

图 4-42　2018 年口腔颌面部间隙感染平均住院日省际比较

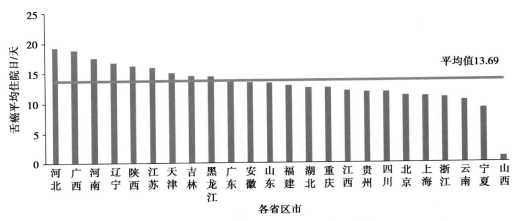

图 4-43　2018 年舌癌平均住院日省际比较

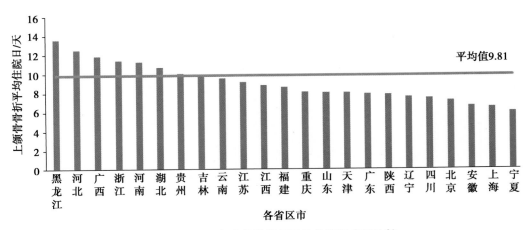

图 4-44　2018 年上颌骨骨折平均住院日省际比较

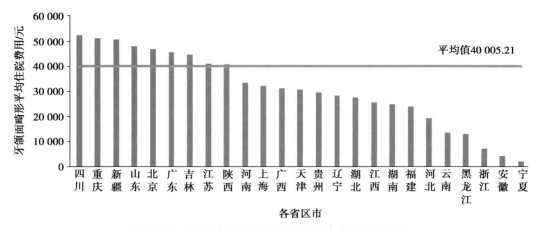

图 4-45 2018 年牙颌面畸形平均住院费用省际比较

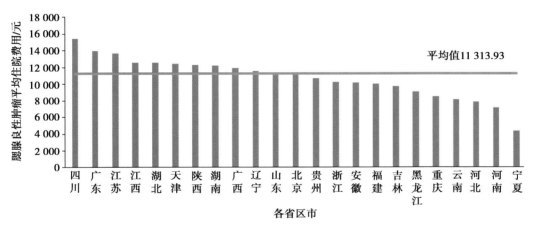

图 4-46 2018 年腮腺良性肿瘤平均住院费用省际比较

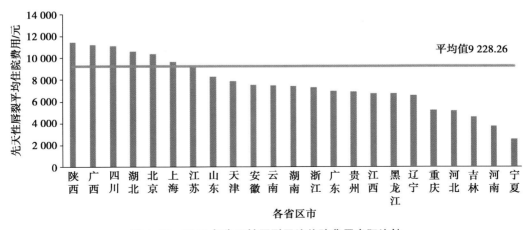

图 4-47 2018 年先天性唇裂平均住院费用省际比较

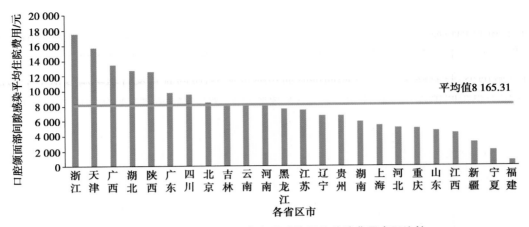

图 4-48　2018 年口腔颌面部间隙感染平均住院费用省际比较

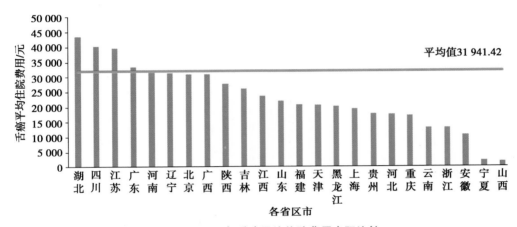

图 4-49　2018 年舌癌平均住院费用省际比较

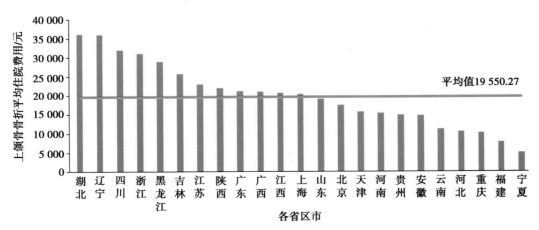

图 4-50　2018 年上颌骨骨折平均住院费用省际比较

（五）重点手术及操作数据统计

在全国 26 个省、自治区、直辖市（不含甘肃省、海南省、内蒙古自治区、青海省、西藏自治区、新疆生产建设兵团、香港特别行政区、澳门特别行政区、台湾省）的 74 家医疗机构中，2018 年住院共治疗 7 个重点手术及操作患者 12 109 例；按照平均手术例数排序，排名前 3 位的重点手术及操作依次为：腮腺肿物切除 + 面神经解剖术、唇裂修复术、口腔颌面部肿瘤切除整复术；游离腓骨复合组织瓣移植术平均住院日最长，放射性粒子组织间植入术平均住院日最短；游离腓骨复合组织瓣移植术平均住院费用最高，唇裂修复术平均住院费用最低（表 4-10~ 表 4-12，图 4-51~ 图 4-73）。

表 4-10　2018 年口腔住院 3 项质控指标在不同医疗机构 7 个重点手术及操作中的年平均值比较

质控指标	医疗机构级别	腮腺肿物切除 + 面神经解剖术	唇裂修复术	口腔颌面部肿瘤切除整复术	牙颌面畸形矫正术：上颌 LeFort Ⅰ型截骨术 + 双侧下颌升支劈开截骨术	舌癌扩大切除术 + 颈淋巴清扫术	游离腓骨复合组织瓣移植术	放射性粒子组织间植入术
平均手术例数	三级	71.67	49.29	43.17	34.96	23.88	19.56	5.31
	二级	4.96	1.04	0.88	1.23	0.08	0.00	0.00
	平均值	48.23	32.34	28.31	23.11	15.51	12.69	3.45
平均住院日 / 天	三级	8.38	8.29	16.94	10.28	17.00	17.71	5.77
	二级	8.37	8.26	6.96	—	20.50	—	—
	平均值	8.38	8.29	16.83	10.28	17.00	17.71	5.77
平均住院费用 / 元	三级	12 548.29	10 213.78	53 501.65	55 986.92	46 170.81	69 466.24	27 599.42
	二级	10 805.80	3 815.36	6 923.90	—	32 927.87	—	—
	平均值	12 485.31	10 141.59	52 990.29	55 986.92	46 147.74	69 466.24	27 599.42

表 4-11　2018 年各省、自治区、直辖市口腔住院 7 个重点手术及操作的年平均住院日比较　　　　单位：天

各省、自治区、直辖市	腮腺肿物切除 + 面神经解剖术	唇裂修复术	口腔颌面部肿瘤切除整复术	牙颌面畸形矫正术：上颌 LeFort Ⅰ型截骨术 + 双侧下颌升支劈开截骨术	舌癌扩大切除术 + 颈淋巴清扫术	游离腓骨复合组织瓣移植术	放射性粒子组织间植入术
安徽	12.30	9.20	30.00	—	26.30	—	—
北京	6.21	8.18	15.83	10.97	12.96	16.78	5.03
重庆	9.75	10.90	21.63	9.30	15.80	29.30	—
福建	14.60	—	—	—	17.00	—	—
广东	9.88	9.69	21.91	9.83	17.95	22.61	—
广西	13.81	5.86	28.21	15.00	26.58	28.02	—
贵州	9.94	8.51	20.88	14.66	18.35	39.58	—
河北	11.33	7.00	19.50	—	24.67	16.50	—

续表

各省、自治区、直辖市	腮腺肿物切除+面神经解剖术	唇裂修复术	口腔颌面部肿瘤切除整复术	牙颌面畸形矫正术：上颌 LeFort Ⅰ型截骨术+双侧下颌升支劈开截骨术	舌癌扩大切除术+颈淋巴清扫术	游离腓骨复合组织瓣移植术	放射性粒子组织间植入术
河南	8.91	7.80	11.88	12.00	17.50	18.33	—
黑龙江	10.00	10.00	27.00	—	—	—	—
湖北	7.89	9.12	15.33	10.06	14.42	18.50	12.67
湖南	5.90	5.00	7.50	8.00	—	—	—
吉林	11.93	9.89	35.61	10.71	21.46	—	—
江苏	8.56	8.75	22.47	8.40	19.34	19.72	—
江西	8.80	6.93	22.33	10.50	16.40	23.00	—
辽宁	9.46	8.59	15.99	11.20	19.09	19.35	10.29
宁夏	8.00	7.86	26.00	—	—	—	—
山东	8.09	8.62	15.29	9.83	12.20	—	—
陕西	11.15	9.99	18.71	13.00	22.00	—	—
上海	7.30	—	14.71	11.10	—	—	—
四川	9.63	7.40	14.27	9.34	15.63	15.28	—
天津	9.00	10.00	23.00	—	29.00	28.00	—
新疆	—	—	4.00	12.00	—	—	—
云南	7.25	6.30	9.44	10.60	10.30	13.20	—
浙江	11.33	6.61	—	—	13.13	14.50	—

表 4-12　2018 年各省、自治区、直辖市口腔住院 7 个重点手术及操作的年平均住院费用比较　　单位：元

各省、自治区、直辖市	腮腺肿物切除+面神经解剖术	唇裂修复术	口腔颌面部肿瘤切除整复术	牙颌面畸形矫正术：上颌 LeFort Ⅰ型截骨术+双侧下颌升支劈开截骨术	舌癌扩大切除术+颈淋巴清扫术	游离腓骨复合组织瓣移植术	放射性粒子组织间植入术
安徽	14 492.96	8 259.90	42 690.86	—	25 076.20	—	—
北京	11 669.19	11 206.19	58 572.91	53 903.46	40 335.60	64 369.96	26 469.31
重庆	7 216.00	9 729.60	32 558.75	67 603.30	23 269.10	52 354.20	—
福建	11 588.95	—	—	—	26 318.53	—	—
广东	14 933.21	8 561.49	76 108.58	60 679.75	52 409.80	87 955.57	—
广西	13 919.73	12 972.73	56 959.54	64 497.38	50 775.47	57 844.26	—
贵州	12 777.57	8 067.68	37 266.43	36 526.98	32 668.89	86 446.41	—
河北	7 875.29	6 107.18	33 754.43	—	22 553.07	41 801.18	—
河南	6 945.74	3 711.59	21 343.02	32 806.80	28 367.50	32 356.67	—
黑龙江	15 500.00	2 610.00	45 123.00	—	—	—	—

续表

各省、自治区、直辖市	腮腺肿物切除＋面神经解剖术	唇裂修复术	口腔颌面部肿瘤切除整复术	牙颌面畸形矫正术：上颌 LeFort Ⅰ型截骨术＋双侧下颌升支劈开截骨术	舌癌扩大切除术＋颈淋巴清扫术	游离腓骨复合组织瓣移植术	放射性粒子组织间植入术
湖北	15 193.83	11 297.12	53 812.50	51 588.74	56 649.00	92 084.69	39 062.99
湖南	6 778.87	6 023.81	14 194.03	25 240.45	—	—	—
吉林	14 710.87	7 358.33	84 164.27	64 171.99	50 192.67	—	—
江苏	14 408.59	11 772.91	68 947.22	44 098.98	52 968.49	60 476.74	—
江西	15 069.61	6 761.96	51 342.87	36 887.71	35 210.27	46 907.93	—
辽宁	13 160.84	7 217.45	41 641.90	56 224.04	45 154.58	55 394.49	33 560.17
宁夏	4 624.97	2 876.35	11 951.66	—	—	—	—
山东	11 270.59	9 451.28	32 747.97	54 073.01	23 740.45	—	—
陕西	13 586.70	11 470.77	31 733.23	59 533.26	44 089.48	—	—
上海	8 627.30	—	31 781.20	59 715.80	—	—	—
四川	16 183.56	13 407.11	73 858.00	74 385.47	74 744.68	81 458.84	—
天津	15 822.01	12 457.05	42 493.85	—	44 780.80	59 629.22	—
新疆	—	—	11 422.80	67 422.40	—	—	—
云南	8 125.00	7 483.00	11 635.16	15 369.00	13 251.00	14 124.00	—
浙江	13 702.30	6 777.27	—	—	14 428.00	25 759.45	—

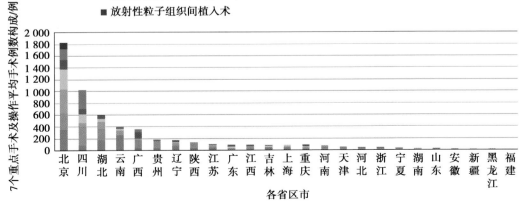

- ■ 腮腺肿物切除+面神经解剖术
- ■ 唇裂修复术
- ■ 口腔颌面部肿瘤切除整复术
- ■ 牙颌面畸形矫正术：上颌LeFortⅠ型截骨术+双侧下颌升支劈开截骨术
- ■ 舌癌扩大切除术+颈淋巴清扫术
- ■ 游离腓骨复合组织瓣移植术
- ■ 放射性粒子组织间植入术

图 4-51　口腔住院 7 个重点手术及操作平均手术例数构成情况省际比较

■ 腮腺肿物切除+面神经解剖术
■ 唇裂修复术
■ 口腔颌面部肿瘤切除整复术
■ 牙颌面畸形矫正术：上颌LeFort Ⅰ型截骨术+双侧下颌升支劈开截骨术
■ 舌癌扩大切除术+颈淋巴清扫术
■ 游离腓骨复合组织瓣移植术
■ 放射性粒子组织间植入术

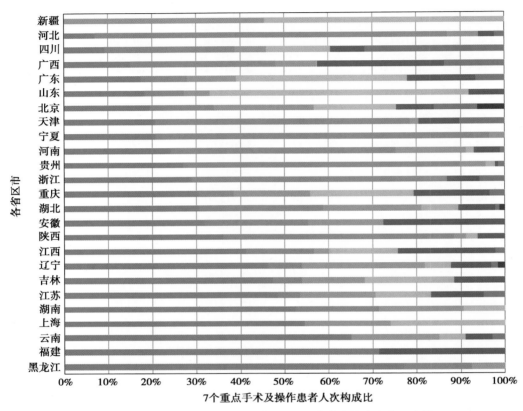

图 4-52　口腔住院 7 个重点手术及操作患者人次构成比省际比较

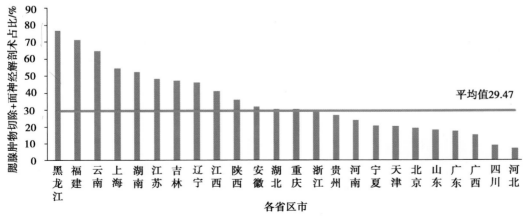

图 4-53　2018 年腮腺肿物切除 + 面神经解剖术人次占口腔住院 7 个重点手术及操作患者人次比例省际比较

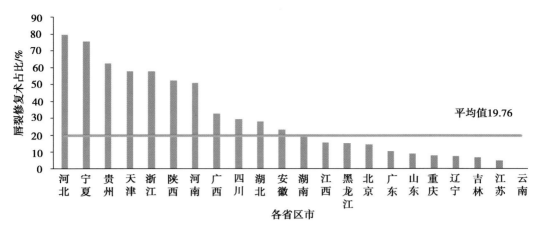

图 4-54　2018 年唇裂修复术人次占口腔住院 7 个重点手术及操作患者人次比例省际比较

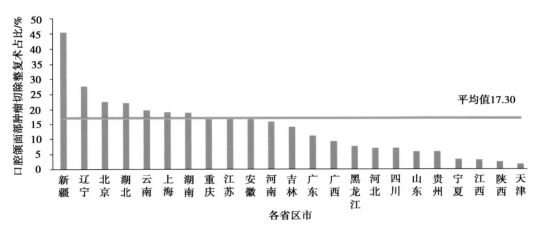

图 4-55　2018 年口腔颌面部肿瘤切除整复术人次占口腔住院 7 个重点手术及操作患者人次比例省际比较

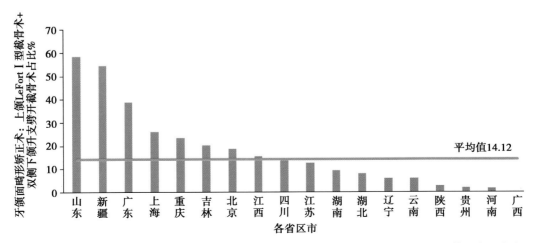

图 4-56　2018 年牙颌面畸形矫正术:上颌 Le Fort Ⅰ型截骨术 + 双侧下颌升支劈开截骨术人次占口腔住院 7 个重点手术及操作患者人次比例省际比较

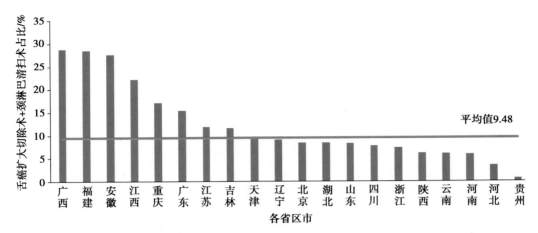

图 4-57 2018 年舌癌扩大切除术＋颈淋巴清扫术人次占口腔住院 7 个重点手术及
操作患者人次比例省际比较

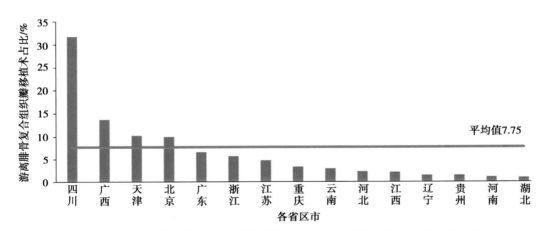

图 4-58 2018 年游离腓骨复合组织瓣移植术人次占口腔住院 7 个重点手术及
操作患者人次比例省际比较

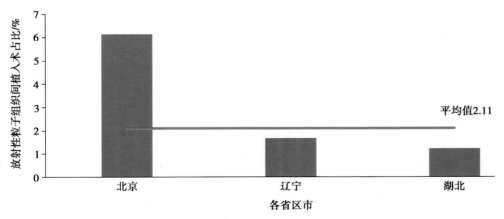

图 4-59 2018 年放射性粒子组织间植入术人次占口腔住院 7 个重点手术及
操作患者人次比例省际比较

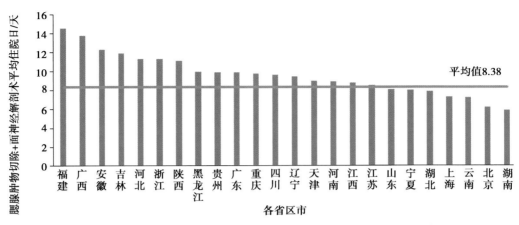

图 4-60 2018 年腮腺肿物切除 + 面神经解剖术平均住院日省际比较

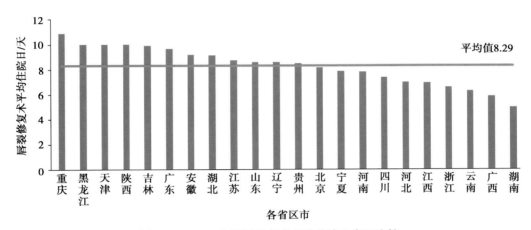

图 4-61 2018 年唇裂修复术平均住院日省际比较

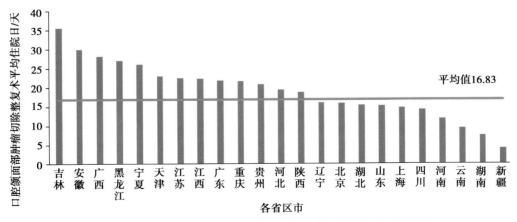

图 4-62 2018 年口腔颌面部肿瘤切除整复术平均住院日省际比较

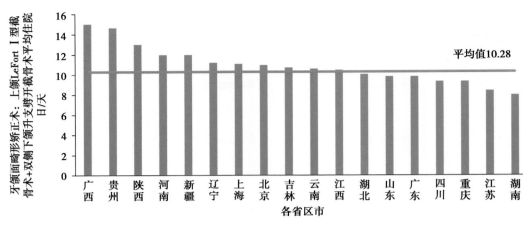

图 4-63　2018 年牙颌面畸形矫正术：上颌 Le Fort Ⅰ型截骨术 + 双侧下颌升支劈开截骨术平均住院日省际比较

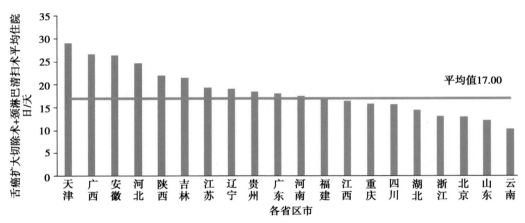

图 4-64　2018 年舌癌扩大切除术 + 颈淋巴清扫术平均住院日省际比较

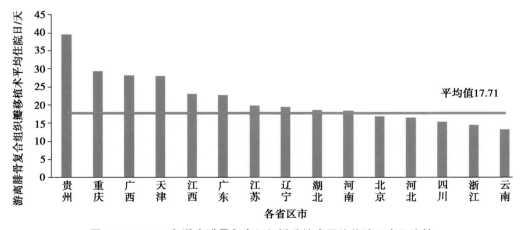

图 4-65　2018 年游离腓骨复合组织瓣移植术平均住院日省际比较

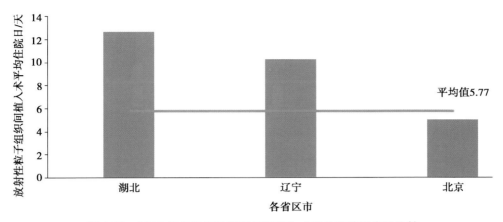

图 4-66　2018 年放射性粒子组织间植入术平均住院日省际比较

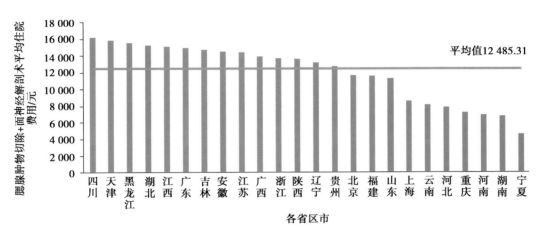

图 4-67　2018 年腮腺肿物切除 + 面神经解剖术平均住院费用省际比较

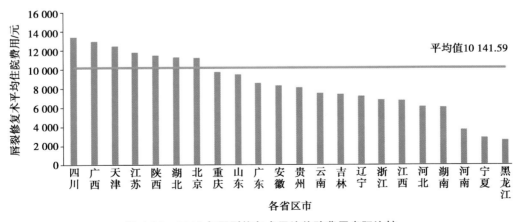

图 4-68　2018 年唇裂修复术平均住院费用省际比较

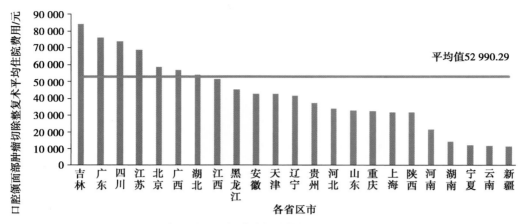

图 4-69 2018 年口腔颌面部肿瘤切除整复术平均住院费用省际比较

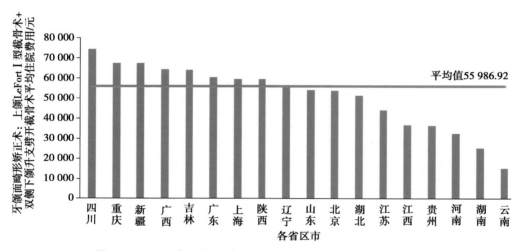

图 4-70 2018 年牙颌面畸形矫正术:上颌 LeFort Ⅰ型截骨术 +
双侧下颌升支劈开截骨术平均住院费用省际比较

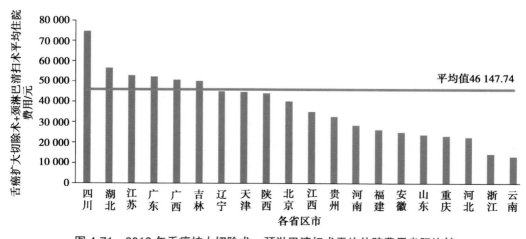

图 4-71 2018 年舌癌扩大切除术 + 颈淋巴清扫术平均住院费用省际比较

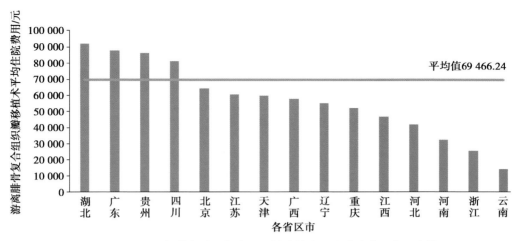

图 4-72　2018 年游离腓骨复合组织瓣移植术平均住院费用省际比较

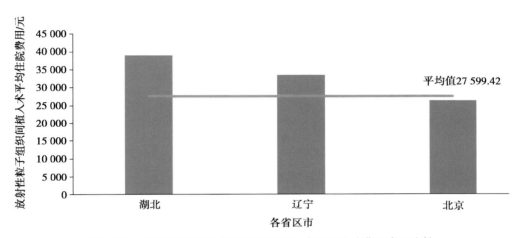

图 4-73　2018 年放射性粒子组织间植入术平均住院费用省际比较

（六）口腔住院部分单病种相关指标

在全国 26 个省、自治区、直辖市（不含甘肃省、海南省、内蒙古自治区、青海省、西藏自治区、新疆生产建设兵团、香港特别行政区、澳门特别行政区、台湾省）的 74 家医疗机构中，口腔住院 5 大类 12 项单病种相关指标如表 4-13 所示。

1.**腮腺浅叶良性肿瘤相关指标**　腮腺浅叶良性肿瘤术前术后诊断符合率为 97.90%，腮腺浅叶良性肿瘤术后面神经麻痹发生率为 4.36%，腮腺浅叶良性肿瘤术后涎瘘发生率为 0.56%。

2.**口腔鳞状细胞癌相关指标**　T3/T4 期初发口腔鳞状细胞癌病例构成比为 25.54%，游离/带蒂组织瓣技术在初发口腔鳞状细胞癌手术治疗中的应用率为 49.08%，游离/带蒂组织瓣移植成功率为 94.90%。

3.**下颌骨骨折相关指标**　下颌骨骨折（不含髁突骨折）术后伤口感染发生率为 0.95%，下颌骨骨折（不含髁突骨折）术后咬合紊乱发生率为 0.00%。

4.**先天性唇腭裂相关指标**　先天性唇裂术后伤口延期愈合发生率为 0.56%，先天性腭裂术后伤口裂开及穿孔发生率为 0.63%。

5.**骨性Ⅲ类错𬌗畸形相关指标**　骨性Ⅲ类错𬌗畸形术后伤口感染发生率为 0.44%，骨性Ⅲ类错𬌗畸形术后咬合关系与术前设计符合率为 90.29%。

表 4-13 2018 年口腔住院部分单病种相关指标在不同医疗机构中的平均值比较

单病种	质控指标	三级公立	二级公立	二级民营	平均值
腮腺浅叶良性肿瘤	腮腺浅叶良性肿瘤术前术后诊断符合率 /%	98.03	90.00	—	97.90
	腮腺浅叶良性肿瘤术后面神经麻痹发生率 /%	3.73	48.48	—	4.36
	腮腺浅叶良性肿瘤术后涎瘘发生率 /%	0.57	0.00	—	0.56
口腔鳞状细胞癌	T3/T4 期初发口腔鳞状细胞癌病例构成比 /%	25.49	35.00	—	25.54
	游离 / 带蒂组织瓣技术在初发口腔鳞状细胞癌手术治疗中的应用率 /%	49.06	52.38	—	49.08
	游离 / 带蒂组织瓣移植成功率 /%	94.89	100.00	—	94.90
下颌骨骨折(不含髁突骨折)	下颌骨骨折(不含髁突骨折)术后伤口感染发生率 /%	0.99	0.00	0.00	0.95
	下颌骨骨折(不含髁突骨折)术后咬合紊乱发生率 /%	0.00	0.00	0.00	0.00
先天性唇腭裂	先天性唇裂术后伤口延期愈合发生率 /%	0.57	0.00		0.56
	先天性腭裂术后伤口裂开及穿孔发生率 /%	0.64	0.00		0.63
骨性 Ⅲ 类错𬌗畸形	骨性 Ⅲ 类错𬌗畸形术后伤口感染发生率 /%	0.45	—	0.00	0.44
	骨性 Ⅲ 类错𬌗畸形术后咬合关系与术前设计符合率 /%	90.22	—	100.00	90.29

（七）口腔住院临床路径数据统计

在全国 26 个省、自治区、直辖市(不含甘肃省、海南省、内蒙古自治区、青海省、西藏自治区、新疆生产建设兵团、香港特别行政区、澳门特别行政区、台湾省)的 74 家医疗机构 86 239 例出院患者中,2018 年口腔住院临床路径入径率为 20.64%,完成路径比率为 90.60%,完成路径出院比率为 18.70%(表 4-14)。

表 4-14 2018 年口腔住院临床路径在不同医疗机构中的实施情况比较

质控指标	三级公立	二级公立	二级民营	平均值
临床路径入径率 /%	19.44	38.52	7.97	20.64
完成路径比率 /%	89.22	98.89	100.00	90.60
完成路径出院比率 /%	17.35	38.09	7.97	18.70

四、口腔医疗机构运行管理类数据统计

（一）资源配置数据统计

1. **医疗机构开放床位数统计** 在全国 26 个省、自治区、直辖市(不含甘肃省、海南省、内蒙古自治区、青海省、西藏自治区、新疆生产建设兵团、香港特别行政区、澳门特别行政区、台湾省)的 74 家医疗机构中,2018 年口腔住院实际开放床位(包括加床)平均 52.35 张。其中三级公立为 70.74 张,二级公立为 20.25 张,二级民营为 20.47 张。

2. **医疗机构实际开放牙椅数统计** 在全国 30 个省、自治区、直辖市(不含西藏自治区、新疆生产建设兵团、香港特别行政区、澳门特别行政区、台湾省)的 231 家医疗机构中,2018 年口腔门急诊实际开放牙

椅数平均 70.18 台。其中三级公立为 178.08 台,三级民营为 156.00 台,二级公立为 56.72 台,二级民营为 26.40 台。

3. **人力配置数据统计**　在全国 30 个省、自治区、直辖市(不含西藏自治区、新疆生产建设兵团、香港特别行政区、澳门特别行政区、台湾省)的 231 家医疗机构中,卫生技术人员占全院员工总数的 79.63%(表 4-15)。

表 4-15　2018 年人力配置指标在不同医疗机构中的平均值比较

质控指标	三级公立	三级民营	二级公立	二级民营	平均值
全院员工数平均值 / 人	497.89	271.60	125.09	62.40	180.62
卫生技术人员数平均值 / 人	397.91	235.60	100.81	47.85	143.83
卫生技术人员占全院员工比 /%	79.92	86.75	80.59	76.67	79.63

4. **优质护理单元数据统计**　在全国 30 个省、自治区、直辖市(不含西藏自治区、新疆生产建设兵团、香港特别行政区、澳门特别行政区、台湾省)的 167 家医疗机构中,2018 年全院护理单元总数 1 218 个,全院优质护理单元总数 870 个,占全院护理单元总数的 71.43%。

(二) 工作负荷数据统计

1. **门急诊人次数据统计**　在全国 30 个省、自治区、直辖市(不含西藏自治区、新疆生产建设兵团、香港特别行政区、澳门特别行政区、台湾省)的 231 家医疗机构中,2018 年门急诊患者共 29 139 785 人次,平均 126 146.26 人次,其中年急诊人次占门急诊人次的 2.18%。年门诊手术例数占门诊人次的 6.46%(表 4-16)。

表 4-16　2018 年门急诊工作负荷指标在不同医疗机构中的年平均值比较

质控指标	三级公立	三级民营	二级公立	二级民营	平均值
年门诊人次平均值	381 776.02	130 212.60	90 826.66	26 600.33	123 401.24
年急诊人次平均值	8 181.40	820.00	1 998.74	813.04	2 745.01
年门急诊人次平均值	389 957.42	131 032.60	92 825.40	27 413.37	126 146.26
年急诊人次占门急诊人次比例 /%	2.10	0.63	2.15	2.97	2.18
年门诊手术例数平均值	22 323.66	4 106.80	6 350.32	2 694.87	7 972.75
年门诊手术例数占门诊人次比例 /%	5.85	3.15	6.99	10.13	6.46

2. **入院人次数据统计**　在全国 26 个省、自治区、直辖市(不含甘肃省、海南省、内蒙古自治区、青海省、西藏自治区、新疆生产建设兵团、香港特别行政区、澳门特别行政区、台湾省)的 74 家医疗机构中,2018 年入院患者总数 87 924 人次,平均 1 188.16 人次,占门急诊总人次的 0.40%(表 4-17)。

表 4-17　2018 年入院工作负荷指标在不同医疗机构中的年平均值比较

质控指标	三级公立	二级公立	二级民营	平均值
年入院人次平均值	1 691.70	312.75	298.00	1 188.16
门急诊住院率 /%	0.41	0.27	1.23	0.40

（三）工作效率数据统计

在全国30个省、自治区、直辖市（不含西藏自治区、新疆生产建设兵团、香港特别行政区、澳门特别行政区、台湾省）的224家医疗机构中，门急诊每椅位日均接诊5.25人次。在全国26个省、自治区、直辖市（不含甘肃省、海南省、内蒙古自治区、青海省、西藏自治区、新疆生产建设兵团、香港特别行政区、澳门特别行政区、台湾省）的72家医疗机构中，出院患者平均住院日7.39天，床位使用率46.50%，床位周转次数22.95次，平均每张床位工作日169.72天（表4-18，图4-74，图4-75）。

表4-18　2018年工作效率指标在不同医疗机构中的年平均值比较

质控指标	三级公立	三级民营	二级公立	二级民营	平均值
每椅位日均接诊人次	6.54	2.31	4.69	2.96	5.25
出院患者平均住院日/天	7.53	—	6.06	6.34	7.39
床位使用率/%	49.72	—	26.83	21.35	46.50
床位周转次数	24.10	—	16.15	12.30	22.95
平均每张床位工作日/天	181.49	—	97.93	77.92	169.72

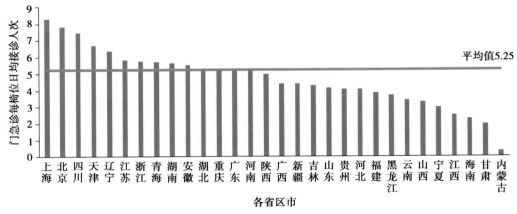

图4-74　2018年抽样医疗机构门急诊每椅位日均接诊人次省际比较

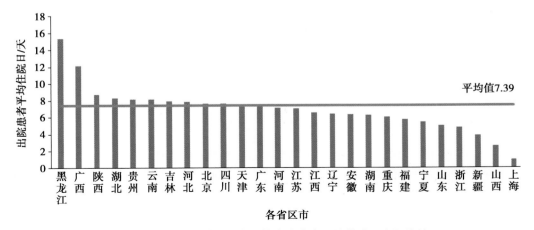

图4-75　2018年抽样医疗机构出院患者平均住院日省际比较

（四）患者负担数据统计

在全国30个省、自治区、直辖市（不含西藏自治区、新疆生产建设兵团、香港特别行政区、澳门特别行政区、台湾省）的220家医疗机构中，每门急诊人次费用512.15元，其中药费12.37元，药占比2.41%。在全国25个省、自治区、直辖市（不含甘肃省、海南省、内蒙古自治区、宁夏回族自治区、青海省、西藏自治区、新疆生产建设兵团、香港特别行政区、澳门特别行政区、台湾省）的71家医疗机构中，每住院人次费用12 719.63元，其中药费1 776.46元，药占比13.97%（表4-19，图4-76，图4-77）。

表 4-19 2018 年患者负担指标在不同医疗机构中的平均值比较

质控指标	三级公立	三级民营	二级公立	二级民营	平均值
每门急诊人次费用 / 元	537.06	422.60	333.70	589.55	512.15
其中的药费 / 元	9.67	5.31	26.71	11.49	12.37
门急诊药占比 /%	1.80	1.26	8.01	1.95	2.41
每住院人次费用 / 元	13 203.92	—	7 242.00	4 200.10	12 719.63
其中的药费 / 元	1 847.77	—	1 030.66	407.34	1 776.46
住院药占比 /%	13.99	—	14.23	9.70	13.97

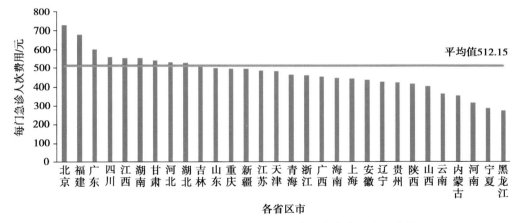

图 4-76 2018 年抽样医疗机构每门急诊人次费用省际比较

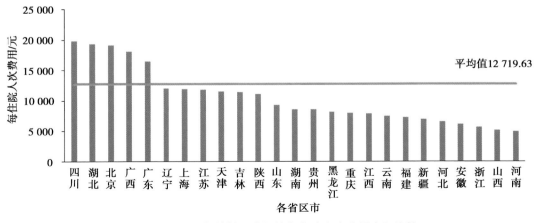

图 4-77 2018 年抽样医疗机构每住院人次费用省际比较

五、2017—2018 年同样本医疗机构口腔质控数据比较

为了增强 2017 年和 2018 年数据可比性,对 2 年数据进行筛选,保留同一医疗机构数据,由于 2017 年部分综合医疗机构的数据无法分清是否仅来源于口腔专业,在管理类指标分析时筛选国家级口腔医疗质控哨点医院和口腔专科医疗机构进行分析。最终 146 家医疗机构纳入 2017—2018 年口腔门诊重点病种、重点技术指标的比较分析,145 家医疗机构纳入 2017—2018 年口腔门诊管理类指标的比较分析,61 家医疗机构纳入 2017—2018 年口腔住院重点病种、重点手术及操作指标的比较分析,59 家医疗机构纳入 2017—2018 年口腔住院管理类指标的比较分析。

(一)口腔门诊治疗相关指标比较

1. 门诊重点病种相关指标比较　　与 2017 年相比,2018 年 146 家医疗机构口腔门诊 10 个重点病种中,慢性牙周炎、慢性根尖周炎、下颌阻生第三磨牙 3 个重点病种平均就诊人次明显上升(图 4-78);除错𬌗畸形就诊人次占比有明显下降外,其余 9 个重点病种就诊人次占比没有明显变化(图 4-79)。

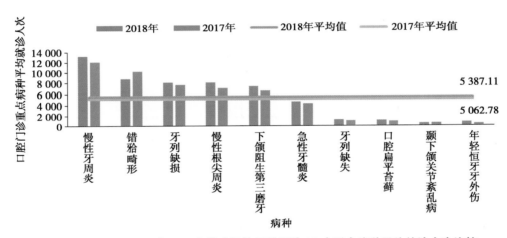

图 4-78　2017—2018 年 146 家医疗机构口腔门诊 10 个重点病种平均就诊人次比较

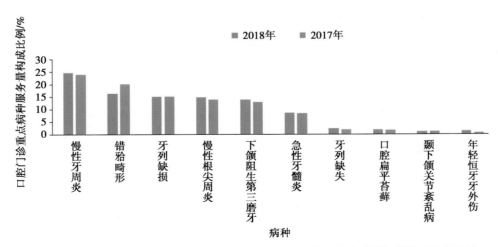

图 4-79　2017—2018 年 146 家医疗机构口腔门诊 10 个重点病种服务量构成比例比较

2. 门诊重点技术相关指标比较　　与 2017 年相比,2018 年 146 家医疗机构口腔门诊 9 个重点技术中,

各重点技术平均就诊人次均有上升(图 4-80);各重点技术就诊人次占比没有明显变化(图 4-81)。

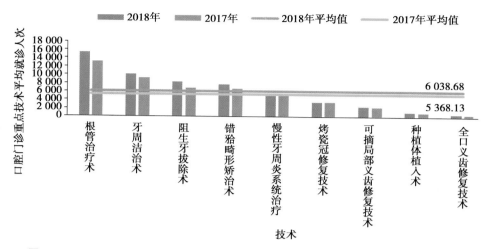

图 4-80　2017—2018 年 146 家医疗机构口腔门诊 9 个重点技术平均就诊人次比较

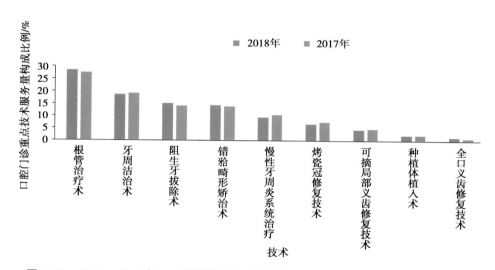

图 4-81　2017—2018 年 146 家医疗机构口腔门诊 9 个重点技术服务量构成比例比较

3. **门诊患者安全类指标比较**　与 2017 年相比,2018 年 146 家医疗机构年门诊人次平均值由 168 174.86 人次上升至 173 587.41 人次,口腔门诊 7 类常见并发症平均发生人次由 66.69 人次上升至 74.08 人次(表 4-20),7 类常见并发症发生率由 0.40‰上升至 0.43‰。

表 4-20　146 家医疗机构口腔门诊常见并发症在不同年份中的年平均发生人次比较

分类	质控指标	2018 年	2017 年	增量	变化趋势
门诊患者安全类指标	门诊手术并发症	25.27	22.26	3.01	↑
	根管内器械分离(根管治疗断针)	12.37	25.06	-12.68	↓
	口腔软组织损伤	24.40	6.83	17.57	↑
	种植体脱落	11.34	11.94	-0.60	↓
	误吞或误吸异物	0.36	0.32	0.03	↑
	拔牙错误	0.14	0.19	-0.06	↓
	治疗牙位错误	0.20	0.08	0.12	↑
	合计	74.08	66.69	7.39	↑

（二）口腔住院诊疗数据比较

1. **住院死亡类、重返类指标比较**　与 2017 年相比，2018 年 59 家医疗机构年出院患者人数、住院患者出院后 31 天内非预期再住院率有所下降，住院死亡率、非医嘱离院率、出院手术患者人数、非计划重返手术室再次手术率有所上升（表 4-21）。

表 4-21　59 家医疗机构住院死亡类、重返类指标在不同年份中的年平均值（年发生率）比较

分类	质控指标	2018 年	2017 年	增量	增长比例 /%	变化趋势
住院死亡类指标	年出院患者人数平均值 / 人次	1 330.39	1 369.36	−38.97	−2.85	↓
	住院死亡率 /‰	0.09	0.07	0.01	—	↑
	非医嘱离院率 /%	3.32	2.55	0.77	—	↑
	出院手术患者人数平均值	1 193.58	1 149.95	43.63	3.79	↑
	手术患者住院死亡率 /‰	0.06	0.09	−0.03	—	↓
	手术患者非医嘱离院率 /%	2.14	1.62	0.51	—	↑
	住院择期手术患者死亡率 /‰	0.06	0.10	−0.03	—	↓
重返类指标	住院患者出院后 31 天内非预期再住院率 /‰	5.22	9.98	−4.75	—	↓
	其中出院当天非预期再住院率 /‰	0.14	0.05	0.09	—	↑
	其中出院 2~15 天内非预期再住院率 /‰	2.66	7.27	−4.60	—	↓
	其中出院 16~31 天内非预期再住院率 /‰	2.42	2.66	−0.24	—	↓
	非计划重返手术室再次手术率 /‰	4.64	4.02	0.62	—	↑
	其中术后 48 小时以内非计划重返手术室再次手术率 /‰	2.46	2.11	0.35	—	↑
	其中术后 3~31 天以内非计划重返手术室再次手术率 /‰	2.19	1.92	0.27	—	↑

2. **住院患者安全类指标比较**　与 2017 年相比，2018 年 59 家医疗机构出院手术患者人数平均值由 1 149.95 人次上升至 1 193.58 人次，口腔住院手术患者 8 类常见并发症平均发生人次由 9.17 人次上升至 12.27 人次，手术患者 8 类常见并发症发生率由 0.80% 上升至 1.03%；口腔住院手术患者围手术期 9 类常见并发症平均发生人次由 9.98 人次下降至 9.36 人次，手术患者围手术期 9 类常见并发症发生率由 0.87% 下降至 0.78%（表 4-22）。

表 4-22　59 家医疗机构口腔住院患者围手术期常见并发症在不同年份中的年平均发生人次比较

分类		质控指标	2018 年	2017 年	增量	变化趋势
患者安全类指标	手术患者 8 类常见并发症	手术并发症	9.54	7.92	1.63	↑
		植入物的并发症（不包括脓毒血症）	0.76	0.59	0.17	↑
		各系统术后并发症例数（唾液腺瘘、下牙槽神经损伤、面神经损伤）	0.75	0.19	0.56	↑
		住院患者发生压疮	0.37	0.19	0.19	↑
		移植的并发症（骨移植失败、皮肤移植失败）	0.29	0.19	0.10	↑
		输注、输血反应	0.39	0.03	0.36	↑
		麻醉并发症	0.14	0.05	0.08	↑
		手术患者猝死（手术后 24 小时内死亡）	0.03	0.02	0.02	↑
		合计	12.27	9.17	3.10	↑

续表

分类		质控指标	2018 年	2017 年	增量	变化趋势
患者安全类指标	手术患者围手术期9类常见并发症	与手术 / 操作相关感染	3.73	3.63	0.10	↑
		手术后出血或血肿	4.07	2.25	1.81	↑
		手术后生理 / 代谢紊乱	0.17	1.97	−1.80	↓
		手术后呼吸道并发症	0.81	1.22	−0.41	↓
		手术伤口裂开	0.44	0.29	0.15	↑
		手术后败血症	0.00	0.34	−0.34	↓
		手术后肺栓塞	0.12	0.07	0.05	↑
		手术后深静脉血栓	0.02	0.12	−0.10	↓
		手术过程中异物遗留	0.00	0.10	−0.10	↓
		合计	9.36	9.98	−0.63	↓

3. 住院重点病种相关指标比较 与 2017 年相比,2018 年 61 家医疗机构口腔住院 6 个重点病种中,除先天性唇裂、上颌骨骨折外,其余 4 个重点病种平均出院患者例数均有上升(图 4-82);先天性唇裂、上颌骨骨折患者例数占比下降(图 4-83);除先天性唇裂外,其余 5 个重点病种平均住院日均有所下降(图 4-84);除腮腺良性肿瘤外,其余 5 个重点病种平均住院费用均有所上升(图 4-85)。

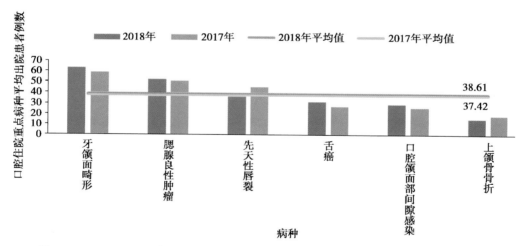

图 4-82 2017—2018 年 61 家医疗机构口腔住院 6 个重点病种平均出院患者例数比较

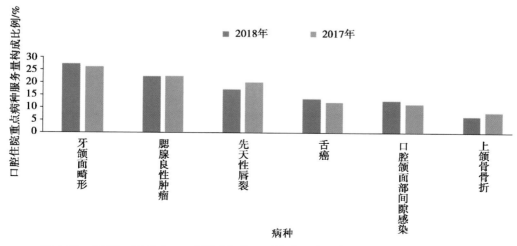

图 4-83 2017—2018 年 61 家医疗机构口腔住院 6 个重点病种服务量构成比例比较

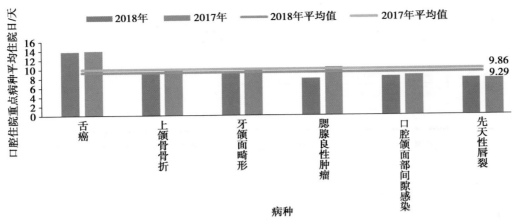

图 4-84　2017—2018 年 61 家医疗机构口腔住院 6 个重点病种平均住院日比较

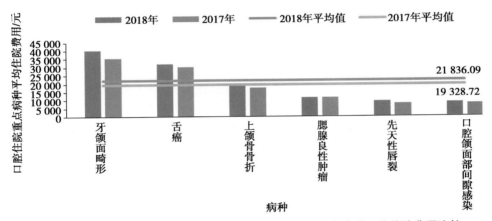

图 4-85　2017—2018 年 61 家医疗机构口腔住院 6 个重点病种平均住院费用比较

4. **住院重点手术及操作相关指标比较**　与 2017 年相比，2018 年 61 家医疗机构口腔住院 7 个重点手术及操作中，牙颌面畸形矫正术：上颌 LeFort Ⅰ 型截骨术 + 双侧下颌升支劈开截骨术平均手术例数明显上升，游离腓骨复合组织瓣移植术、舌癌扩大切除术 + 颈淋巴清扫术平均手术例数略有上升，其余 4 个重点手术及操作平均手术例数下降（图 4-86）；口腔颌面部肿瘤切除整复术占比明显下降，牙颌面畸形矫正术：上颌 LeFort Ⅰ 型截骨术 + 双侧下颌升支劈开截骨术占比明显上升（图 4-87）；口腔颌面部肿瘤切除整复术、唇裂修复术平均住院日略有上升，其余 5 个重点手术及操作平均住院日下降（图 4-88）；除放射性粒子组织间植入术外，其余 6 个重点手术及操作平均住院费用均略有上升（图 4-89）。

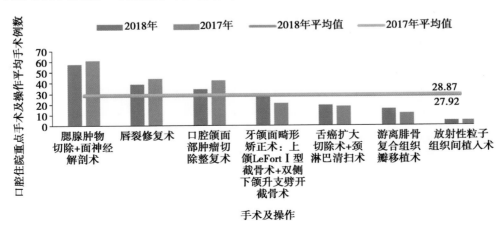

图 4-86　2017—2018 年 61 家医疗机构口腔住院 7 个重点手术及操作平均手术例数比较

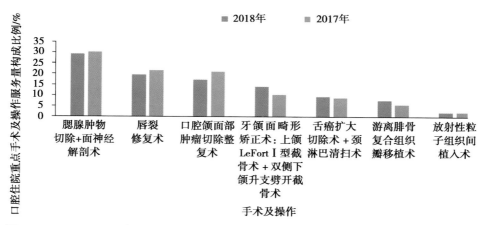

图 4-87　2017—2018 年 61 家医疗机构口腔 7 个住院重点手术及操作服务量构成比例比较

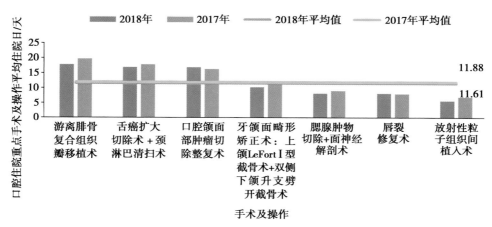

图 4-88　2017—2018 年 61 家医疗机构口腔住院 7 个重点手术及操作平均住院日比较

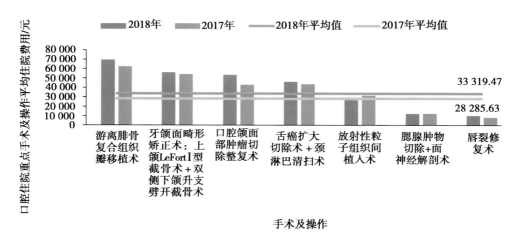

图 4-89　2017—2018 年 61 家医疗机构口腔住院 7 个重点手术及操作平均住院费用比较

（三）医院运行管理类指标比较

与 2017 年相比,2018 年口腔门诊 145 家医疗机构中,实际开放牙椅（口腔综合治疗台）数、全院员工总数、卫生技术人员数均上升,年门急诊人次、年门诊手术例数均上升,每门急诊人次费用、每门急诊人次药费、门急诊药占比均上升,全院开展优质护理单元比例下降;口腔住院 59 家医疗机构中,实际开放床位(包括加床数据)、年入院人次均下降,每住院人次费用上升,每住院人次药费、住院药占比均下降(表 4-23)。

表 4-23　门诊 145 家(含住院 59 家)医疗机构运行管理类指标在不同年份中的平均值比较

分类	质控指标	2018 年	2017 年	增量	增长比例 /%	变化趋势
资源配置	实际开放床位(包括加床数据)平均值 / 床	42.66	46.73	-4.07	-8.71	↓
	实际开放牙椅(口腔综合治疗台)数平均值 / 台	89.63	86.55	3.08	3.55	↑
	全院员工总数平均值 / 人	236.32	230.84	5.48	2.37	↑
	卫生技术人员数平均值 / 人	188.75	184.48	4.27	2.31	↑
	卫生技术人员占全院员工比例 /%	79.87	79.92	-0.05	—	↓
	全院护理单元设置个数平均值	6.27	5.41	0.86	15.94	↑
	全院开展优质护理单元个数平均值	4.68	4.42	0.26	5.93	↑
	全院开展优质护理单元比例 /%	74.70	81.76	-7.06	—	↓
工作负荷	年门诊人次平均值	173 587.41	168 174.86	5 412.56	3.22	↑
	年急诊人次平均值	4 004.41	3 106.83	897.59	28.89	↑
	年门急诊人次平均值	177 591.83	171 281.68	6 310.14	3.68	↑
	年急诊人次占门急诊人次比例 /%	2.25	1.81	0.44	—	↑
	年门诊手术例数平均值	12 155.38	8 433.41	3 721.97	44.13	↑
	年门诊手术例数占门诊人次比例 /%	7.00	5.01	1.99	—	↑
	年入院人次平均值	1 343.41	1 353.88	-10.47	-0.77	↓
患者负担	每门急诊人次费用 / 元	511.66	500.13	11.53	2.31	↑
	其中的药费 / 元	12.92	10.65	2.27	21.35	↑
	门急诊药占比 /%	2.53	2.13	0.40	—	↑
	每住院人次费用 / 元	13 351.39	11 848.95	1 502.44	12.68	↑
	其中的药费 / 元	1 842.30	2 030.48	-188.18	-9.27	↓
	住院药占比 /%	13.80	17.14	-3.34	—	↓

国家卫生健康委员会司（局）便函

国卫医质量便函〔2019〕394 号

医政医管局关于开展《2019 年国家医疗服务与质量安全报告》数据抽样调查工作的函

各省、自治区、直辖市及新疆生产建设兵团卫生健康委医政（医管）处（局）：

自 2015 年以来，我局连续 4 年编制了年度《国家医疗服务与质量安全报告》（以下简称《报告》），对帮助各级卫生行政部门和各级各类医疗机构全面了解我国医疗服务和医疗质量安全工作形势，提高医疗质量安全管理科学化和精细化水平，加强医疗质量持续改进发挥了积极作用。为做好2019 年《报告》的编写工作，经研究，我局决定在全国范围开展《2019 年国家医疗服务与质量安全报告》数据抽样调查工作。现将有关事项通知如下：

一、调查医疗机构

（一）三级医院。

辖区内全部三级（含民营、专科）医院。

（二）二级医院。

1.综合医院：每个县（区）至少 1 家二级公立综合医院和辖区内全部二级民营综合医院。

2.专科医院：辖区内全部二级（含民营）儿童专科、肿瘤专科、精神专科、妇产专科、传染病专科、口腔专科、心血管病专科医院和妇幼保健院。

（三）质控哨点医院。

辖区内全部质控哨点医院，由各专业国家级质控中心自行通知。

二、调查内容

（一）2018年1月1日至2018年12月31日期间医疗质量相关数据信息，具体内容参照数据收集系统要求。

（二）全部抽样医院的2018年度出院患者病案首页（已在三级公立医院绩效考核工作中填报病案首页信息的医疗机构不需再次上传）。

三、调查形式

（一）本次调查采用网络调查的形式，各相关医疗机构登录www.ncis.cn网站"全国医疗质量数据抽样调查"专栏，认真阅读填报说明及要求，按照填报要求注册并填报数据（既往已注册的可直接登录）。

（二）"全国医疗质量数据抽样调查"专栏于2019年8月26日至9月30日开放，请各地卫生行政部门指导辖区内参加抽样调查的医疗机构按时保质完成相关数据的填报。各抽样调查医疗机构应于2019年9月30日前完成全部数据信息的网络填报工作。

（三）病案首页信息按照数据收集系统要求打包后上传至指定端口（附件1）。

四、其他

（一）本次调查数据仅用于编写2019年《报告》，帮助各地和各医疗机构做好医疗质量管理控制与持续改进工作，不作为绩效考核、医院评审评价、重点专科建设等工作依据。我局和有关单位将依照国家有关规定采取有效措施，加强数据安全保护，保障数据信息安全。各有关医疗机构务必指定1名责任人对本机构内部上报数据进行把关，保证数据填报的准确性和及时性。

（二）数据填报过程中涉及各专业具体数据指标解读及统计方法等问题，请按照填报系统所示方式咨询。

（三）各省份指定1名同志具体负责辖区内相关工作的组织与指导，于2019年8月23日下班前将各省负责同志名单（附件2）反馈至我局医疗质量与评价处。

（四）各省级管理员可使用原有账号、密码登陆系统实时掌握辖区内有关医疗质控数据及医疗机构参与数据填报情况。鼓励有条件的省份充分利用调查数据（可通过省级管理员账号下载导出），探索撰写本省医疗服务与质量安全报告，不断提升医疗管理的科学化、精细化水平。

联 系 人：孙佳璐、高嗣法

联系电话：010-68792227、68791877

电子邮箱：yzygjzlc@nhc.gov.cn

附件：1.医疗机构医疗质量数据填报工作指引

　　　2.2019年各省数据上报联络员（负责人）名单

国家卫生健康委医政医管局

2019 年 8 月 19 日

（信息公开形式：依申请公开）

抄送：国家卫生健康委医疗管理服务指导中心、各国家级质控中心.

附件 1

医疗机构医疗质量数据填报工作指引

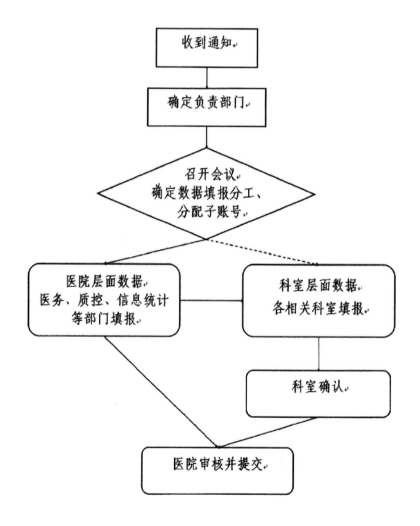

住院病案首页数据上传说明书

2019年度全国医疗质量数据抽样调查工作中所有上报病案首页信息的医疗机构，用NCIS系统分配给本机构的主账号登录"NCIS医疗质量控制数据收集系统"下载相关技术方案，医院病案或信息技术部门根据技术方案要求生成文件后，由医院管理员用户上传系统。

病案首页上传工作流程图

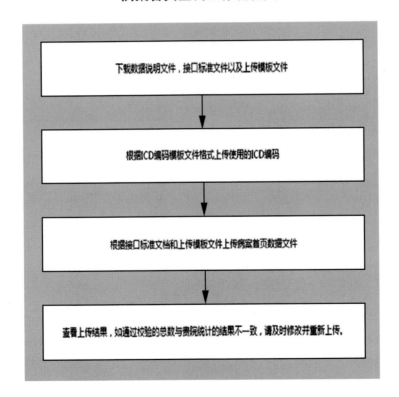

附件 2

2019 年各省数据上报联络员（负责人）名单

省（自治区、直辖市）	姓名	工作单位	职务	手机号码	传真

附件二 口腔医学质控哨点医疗机构名单

各省、自治区、直辖市	机构名称	各省、自治区、直辖市	机构名称
北京	北京大学口腔医院	北京	首都医科大学附属北京口腔医院
北京	中日友好医院	北京	首都医科大学附属北京安贞医院
北京	北京医院	北京	航天中心医院
北京	首都医科大学附属北京友谊医院	北京	北京大学第三医院
北京	首都医科大学附属北京同仁医院	北京	首都医科大学附属北京朝阳医院
北京	北京积水潭医院	北京	北京华信医院(清华大学第一附属医院)
北京	国家电网北京电力医院	北京	航空总医院
北京	北京市顺义区医院	北京	北京瑞程医院管理有限公司瑞泰口腔医院
北京	北京大兴兴业口腔医院	北京	北京优颐口腔医院
北京	北京市石景山医院	北京	北京市房山区第一医院
天津	天津市口腔医院	天津	天津医科大学口腔医院
天津	天津医科大学总医院	天津	天津医科大学第二医院
天津	天津市第一中心医院	天津	天津市第五中心医院
天津	天津市人民医院	天津	天津市第三中心医院
天津	天津市第四中心医院	天津	天津市中西结合医院(天津市南开医院)
天津	天津市天津医院	天津	天津市北辰医院
天津	天津市海河医院	天津	天津市第三中心医院分院
天津	天津市蓟州区人民医院	天津	天津市宝坻区人民医院
天津	天津市武清区人民医院	天津	天津市静海区人民医院
天津	天津市宁河区医院	天津	天津市西青区医院
天津	南开大学附属医院(天津市第四医院)	天津	天津市泰达医院
天津	天津市红桥医院	天津	天津市黄河医院
天津	天津市第一医院	天津	天津市东丽区东丽医院
天津	天津市咸水沽医院	天津	天津南开区美奥口腔门诊有限公司
天津	天津市中诺口腔医院	天津	天津市滨海新区塘沽口腔医院
天津	天津市红桥区口腔医院	天津	天津市欣爱齿口腔医疗门诊有限公司
天津	天津南开区和惠康口腔医疗门诊部	河北	河北医科大学口腔医院
河北	河北省眼科医院	河北	河北医科大学第二医院
河北	河北北方学院附属第一医院	河北	河北医科大学第三医院
河北	河北医科大学第四医院	河北	邯郸市中心医院
河北	沧州市中心医院	河北	承德市附属医院
河北	保定市第二医院	河北	衡水市人民医院
河北	唐山协和医院	河北	唐山工人医院
河北	廊坊市人民医院	河北	秦皇岛市第一医院
河北	承德市口腔医院	河北	张家口市口腔医院

续表

各省、自治区、直辖市	机构名称	各省、自治区、直辖市	机构名称
河北	邯郸市口腔医院	河北	石家庄市桥西区口腔医院
河北	廊坊口腔专科医院	河北	唐山博创口腔医院
河北	保定牙博士口腔医院	河北	石家庄和协口腔医院
河北	三河靓美燕郊口腔医院	河北	廊坊圣洁口腔医院
山西	山西医科大学口腔医院	山西	山西省人民医院
山西	长治市人民医院	山西	大同市第三人民医院
山西	太原市恒伦口腔医院有限公司	山西	运城市口腔卫生学校附属口腔医院
山西	阳泉市口腔医院	山西	山西盛大齿科医院
山西	阳泉康贝齿科医院	山西	临汾胜杰齿科医院
辽宁	中国医科大学附属口腔医院	辽宁	大连市口腔医院
辽宁	中国医科大学附属盛京医院	辽宁	中国医科大学附属第四医院
辽宁	大连医科大学附属第一医院	辽宁	大连医科大学附属第二医院
辽宁	辽阳市中心医院	辽宁	鞍山市中心医院
辽宁	抚顺市中心医院	辽宁	丹东市口腔医院
辽宁	营口市口腔医院	辽宁	锦州市口腔医院
辽宁	映雪口腔医院	辽宁	沈阳奥新全民口腔医院
辽宁	沈阳市沈河区第六医院	辽宁	抚顺金贺美口腔门诊部
辽宁	鞍山立山区自由金威口腔门诊部	吉林	吉林大学口腔医院
吉林	长春市口腔医院	吉林	四平市口腔医院
吉林	吉林医药学院附属医院	吉林	北华大学附属医院
吉林	吉林市人民医院	吉林	吉化集团总医院
吉林	梅河口市中心医院	吉林	白山市中心医院
吉林	四平诺雅口腔医院	黑龙江	哈尔滨医科大学附属第一医院
黑龙江	哈尔滨医科大学附属第二医院	上海	同济大学附属口腔医院
上海	上海市口腔病防治院	上海	上海交通大学医学院附属第九人民医院
上海	上海市第十人民医院	上海	同济大学附属东方医院
上海	上海交通大学附属第六人民医院	上海	上海交通大学附属第一人民医院
上海	上海交通大学医学院附属仁济医院	上海	上海交通大学医学院附属瑞金医院
上海	上海市第五人民医院	上海	上海市嘉定区牙病防治所
上海	上海市黄浦区牙病防治所	上海	上海市虹口区牙病防治所
上海	上海市普陀区眼病牙病防治所	上海	上海市杨浦区牙病防治所
上海	上海市闵行区中心医院	上海	浦东新区公利医院
上海	嘉定区中心医院	上海	上海市同仁医院
上海	松江区中心医院	上海	上海恺宏口腔门诊部
上海	上海拜博昌仁医院	江苏	南京市口腔医院

续表

各省、自治区、直辖市	机构名称	各省、自治区、直辖市	机构名称
江苏	南京医科大学附属口腔医院	江苏	徐州市口腔医院
江苏	盐城市口腔医院	江苏	江苏省人民医院
江苏	南京医科大学第二附属医院	江苏	东南大学附属中大医院
江苏	苏州大学附属第一医院	江苏	南通大学附属医院
江苏	徐州医科大学附属医院	江苏	南京市第一医院
江苏	南京医科大学附属江宁医院	江苏	南京江北医院
江苏	南京同仁医院	江苏	无锡市人民医院
江苏	江南大学附属医院	江苏	江阴市人民医院
江苏	徐州市第一人民医院	江苏	徐州市中心医院
江苏	徐州矿务集团总医院	江苏	常州市第一人民医院
江苏	常州市第二人民医院	江苏	常州市第三人民医院
江苏	常州市肿瘤医院	江苏	苏州市立医院
江苏	昆山市第一人民医院	江苏	常熟市第二人民医院
江苏	太仓市第一人民医院	江苏	南通市第一人民医院
江苏	南通瑞慈医院	江苏	连云港市东方医院
江苏	连云港市第二人民医院	江苏	淮安市第一人民医院
江苏	淮安市第二人民医院	江苏	淮安市肿瘤医院
江苏	苏北人民医院	江苏	扬州大学附属医院
江苏	江苏大学附属医院	江苏	镇江市第一人民医院
江苏	泰州市人民医院	江苏	靖江市人民医院
江苏	南京鼓楼医院集团宿迁市人民医院	江苏	淮安市口腔医院
江苏	镇江市口腔医院	江苏	常州市口腔医院
江苏	南通市口腔医院分院	江苏	泰州市口腔医院
江苏	连云港市口腔医院	江苏	扬州市口腔医院
江苏	苏州市华夏口腔医院暨苏州卫生职业技术学院附属口腔医院	江苏	宿迁口腔医院
江苏	无锡口腔医院	江苏	常州现代口腔医院
江苏	雪峰口腔诊所	江苏	常熟玉蕙口腔医院
江苏	南京立登尔河西口腔诊所	浙江	浙江大学医学院附属第一医院
浙江	浙江省人民医院	浙江	杭州师范大学附属医院
浙江	湖州市第一人民医院	浙江	嘉兴市第二医院
浙江	金华市中心医院	浙江	浙江省丽水市人民医院
浙江	绍兴市人民医院	浙江	浙江省台州医院
浙江	衢州市人民医院	浙江	绍兴市口腔医院
浙江	舟山市口腔医院	浙江	慈溪华阳口腔医院

续表

各省、自治区、直辖市	机构名称	各省、自治区、直辖市	机构名称
浙江	浙江大学医学院附属口腔医院	浙江	温州医科大学附属口腔医院
浙江	浙江大学医学院附属第二医院	浙江	温州医科大学附属第一医院
浙江	温州市人民医院	浙江	中国科学院大学宁波华美医院
浙江	宁波市医疗中心李惠利医院	浙江	宁波市第一医院
浙江	杭州市余杭区第五人民医院	浙江	海盐县口腔医院
浙江	武义县口腔医院	浙江	杭州口腔医院
安徽	安徽医科大学附属口腔医院	安徽	合肥市口腔医院
安徽	蚌埠医学院第一附属医院	安徽	安徽医科大学第一附属医院
安徽	中国科技大学附属第一医院	安徽	宿州市立医院
安徽	滁州市第一人民医院	安徽	安庆市立医院
安徽	池州市人民医院	安徽	六安市人民医院
安徽	芜湖市口腔医院	安徽	安庆朱小龙口腔医院
安徽	铜陵渡江口腔医院	安徽	马鞍山市鑫马口腔医院
福建	福建医科大学附属口腔医院	福建	厦门医学院附属口腔医院
福建	福建医科大学附属第一医院	福建	福建医科大学附属协和医院
福建	福建省立医院	福建	福州市第一医院
福建	厦门大学附属第一医院	福建	福建医科大学附属漳州市医院
福建	福建医科大学附属第二医院	福建	泉州市第一医院
福建	莆田市第一医院	福建	三明市第一医院
福建	南平市第一医院	福建	宁德市医院
福建	龙岩市第二医院	福建	龙岩人民医院
福建	福建省级机关医院	福建	南平市第二医院
福建	泉州丰泽汪晓华口腔诊所	江西	南昌大学附属口腔医院(江西省口腔医院)
江西	南昌大学第一附属医院	江西	南昌大学第二附属医院
江西	南昌大学第四附属医院	江西	江西中医药大学附属医院
江西	江西省人民医院	江西	赣南医学院第一附属医院
江西	赣州市人民医院	江西	井冈山大学附属医院
江西	江西省中西医结合医院	江西	南昌市第一医院
江西	九江学院附属医院	江西	萍乡市人民医院
江西	抚州市第一人民医院	江西	吉安市中心人民医院
江西	宜春市人民医院	江西	新余钢铁集团有限公司中心医院
江西	上饶市人民医院	江西	鹰潭市人民医院
江西	景德镇市第一人民医院	江西	新余市人民医院
江西	九江中山口腔医院有限公司	江西	江西拜博口腔医院
江西	南昌拜博尚东口腔医院	江西	赣州卫华口腔医院

续表

各省、自治区、直辖市	机构名称	各省、自治区、直辖市	机构名称
江西	抚州市妇幼保健院	山东	山东省口腔医院（山东大学口腔医院）
山东	济南市口腔医院	山东	烟台市口腔医院
山东	青岛市口腔医院	山东	青岛大学医学院附属医院
山东	山东省立医院	山东	山东大学齐鲁医院
山东	临沂市人民医院	山东	菏泽市立医院
山东	淄博市中心医院	山东	德州市人民医院
山东	滨州医学院附属医院	山东	胜利油田中心医院
山东	威海市立医院	山东	山东省千佛山医院
山东	潍坊医学院附属医院	山东	聊城市人民医院
山东	泰安市口腔医院	山东	济宁口腔医院
山东	枣庄市口腔医院	山东	威海口腔医院
山东	德州可恩口腔医院	山东	潍坊口腔医院
山东	日照口腔医院	山东	济南市章丘区口腔医院
湖北	武汉大学口腔医院	湖北	襄阳市口腔医院
湖北	武汉存济口腔医院	湖北	武汉大学中南医院
湖北	华中科技大学同济医学院附属同济医院	湖北	华中科技大学同济医学院附属协和医院
湖北	荆门市口腔医院	湖北	潜江市口腔医院
湖北	黄冈皓雅口腔医院	湖北	武汉达美口腔门诊部
湖南	长沙市口腔医院	湖南	湖南中南大学湘雅口腔医院
湖南	中南大学湘雅二医院	湖南	中南大学湘雅医院
湖南	中南大学湘雅三医院	湖南	长沙市中心医院
湖南	岳阳市第一医院	湖南	湘潭市中心医院
湖南	株洲市中心医院	湖南	南华大学附属第一医院
湖南	南华大学附属第二医院	湖南	邵阳市中心医院
湖南	常德市第一人民医院	湖南	益阳市中心医院
湖南	岳阳市口腔医院	湖南	湘潭市口腔医院
湖南	长沙科尔雅口腔医院	广东	中山大学附属口腔医院
广东	南方医科大学附属口腔医院（广东省口腔医院）	广东	广州医科大学附属口腔医院
广东	佛山市第一医院	广东	北京大学深圳医院
广东	中山市人民医院口腔分院	广东	汕头大学医学院第二附属医院
广东	广东医科大学附属医院	广东	梅州市人民医院（黄塘医院）
广东	深圳市人民医院	广东	中山大学附属第一医院
广东	中山大学附属孙逸仙纪念医院	广东	广东药学院附属第一医院
广东	广州市妇女儿童医疗中心	广东	韶关粤北人民医院
广东	清远市人民医院	广东	茂名市人民医院

续表

各省、自治区、直辖市	机构名称	各省、自治区、直辖市	机构名称
广东	阳江市人民医院	广东	韶关市口腔医院
广东	肇庆市口腔医院	广东	佛山口腔医院
广东	江门市口腔医院	广东	珠海市口腔医院
广东	梅州泽山口腔医院	广东	深圳爱康健口腔医院
广东	湛江珠江口腔医院	广东	清远中大口腔医院
广东	惠州口腔医院	海南	中南大学湘雅医学院附属海口医院
海南	海南省人民医院	海南	海南医学院第一附属医院
海南	海南医学院第二附属医院	海南	三亚市人民医院
海南	海南省第三人民医院	海南	儋州市人民医院
海南	海南西部中心医院	海南	琼海市人民医院
海南	乐东黎族自治县第二人民医院	海南	海口市第四人民医院
海南	文昌市人民医院	海南	万宁市人民医院
海南	琼中县人民医院	海南	海南口腔医院
海南	海南拜博口腔医院	重庆	重庆医科大学附属口腔医院
重庆	重庆医科大学附属第一医院	重庆	重庆医科大学附属第二医院
重庆	重庆市涪陵中心医院	重庆	重庆三峡中心医院
重庆	重庆市黔江中心医院	重庆	重庆市开州区人民医院
重庆	重庆市第九人民医院	重庆	重庆市垫江县人民医院
重庆	重庆牙科医院	重庆	重庆市永川口腔医院
重庆	重庆牙卫士口腔医院	重庆	武隆兴胜健美口腔医院
重庆	重庆市合川口腔医院	重庆	重庆泰康拜博口腔医院管理有限公司永川口腔医院
重庆	重庆市忠县人民医院	重庆	重庆市荣昌区人民医院
重庆	石柱土家族自治县人民医院	重庆	重庆沙坪坝区陈家桥医院
四川	四川大学华西口腔医院	四川	西南医科大学附属口腔医院
四川	成都市第三人民医院	四川	四川省攀枝花市中心医院
四川	成都市第一人民医院	四川	南充市中心医院
四川	广元市中心医院	四川	遂宁市中心医院
四川	攀钢集团总医院	四川	自贡市第四人民医院（自贡市急救中心）
四川	成都市第二人民医院	四川	自贡市第一人民医院
四川	眉山市中医医院	四川	宜宾市第一人民医院
四川	绵阳市中心医院	四川	川北医学院附属医院
四川	四川省医学科学院．四川省人民医院	四川	宜宾市第二人民医院
四川	绵阳口腔医院	贵州	贵阳市口腔医院
贵州	遵义医学院附属口腔医院	贵州	贵州医科大学附属口腔医院

续表

各省、自治区、直辖市	机构名称	各省、自治区、直辖市	机构名称
贵州	贵州省安顺市人民医院	贵州	六盘水市人民医院
贵州	黔东南苗族侗族自治州人民医院	贵州	黔南布衣族苗族自治州人民医院
贵州	黔西州布依族苗族自治州人民医院	贵州	石阡县人民医院
贵州	遵义市播州区人民医院	贵州	贵州省水矿控股集团有限责任公司总医院
贵州	贵州航天医院	贵州	兴义市人民医院
贵州	赤水市人民医院	贵州	贵州省毕节市第一人民医院
贵州	贵州医科大学第三附属医院	贵州	黔南州中医医院
贵州	遵义市第一人民医院	贵州	安顺欣缘口腔医院
贵州	印江土家族苗族自治县人民医院	贵州	务川仡佬族民族自治县人民医院
贵州	兴仁市人民医院	贵州	黔西县人民医院
贵州	织金县人民医院	贵州	余庆县人民医院
贵州	六盘水戴氏口腔医院（附设钟山门诊部）	贵州	毕节京州口腔医院
云南	昆明医学院附属口腔医院	云南	昆明市口腔医院
云南	曲靖市口腔医院	云南	云南省第一人民医院
云南	云南省第二人民医院	云南	昆明市第一人民医院
云南	昆明市延安医院	云南	文山州人民医院
云南	保山德康口腔医院	云南	临沧洁美口腔医院
云南	昆明蓝橙口腔医院	云南	云县人民医院
陕西	西安交通大学口腔医院	陕西	西安交通大学医学院第一附属医院
陕西	陕西省人民医院	陕西	西安市中心医院
陕西	西安医学院第一附属医院	陕西	西安市第一医院（西安市第一医院文理医院）
陕西	西安高新医院	陕西	咸阳市中心医院
陕西	渭南市中心医院	陕西	三二○一医院
陕西	延安市人民医院	陕西	延安大学咸阳医院
陕西	宝鸡市人民医院	陕西	榆林市中医医院
陕西	榆林市第一医院	陕西	汉中市中心医院
陕西	商洛市中心医院	陕西	安康市中心医院
陕西	延安大学附属医院	陕西	铜川矿务局中心医院
陕西	宝鸡市口腔医院	陕西	汉中市口腔医院
陕西	西安雁塔欢乐口腔医院	陕西	榆林口腔医院
陕西	靖边启慧口腔医院	陕西	渭南市第一医院
陕西	商南县医院	陕西	陕西省扶风县人民医院
陕西	陕西省康复医院	陕西	陕西省森林工业职工医院
陕西	商洛国际医学中心医院	陕西	咸阳市口腔医院
陕西	西安新城联邦口腔医院	陕西	西安雁塔和美口腔门诊部

续表

各省、自治区、直辖市	机构名称	各省、自治区、直辖市	机构名称
陕西	西安未央正元口腔门诊部	陕西	西安雁塔小白兔口腔医院
陕西	安康小白兔口腔医院	陕西	宝鸡小白兔口腔医院
陕西	西安未央小白兔口腔门诊部	陕西	西安小白兔口腔医疗股份有限公司高新区口腔门诊部
陕西	西安碑林德雅口腔门诊部	陕西	西安鄠邑品清口腔门诊部
青海	青海省人民医院	青海	青海大学附属医院
青海	青海红十字医院	青海	青海省第五人民医院(青海省肿瘤医院)
青海	西宁市口腔医院	青海	青海省海东市平安区中医医院
青海	青海省西宁市湟中县第二人民医院	宁夏	宁夏医科大学总医院
宁夏	宁夏回族自治区人民医院	宁夏	银川市第一人民医院
宁夏	吴忠市人民医院	宁夏	石嘴山市第二人民医院
宁夏	固原市人民医院	宁夏	银川市口腔医院
宁夏	固原舒康口腔医院	宁夏	宁夏思迈尔口腔医院
宁夏	吴忠西典口腔医院	宁夏	中卫市沙坡头区人民医院
宁夏	石嘴山市第三人民医院 平罗县人民医院	宁夏	银川市第二人民医院
新疆	乌鲁木齐市口腔医院	新疆	新疆医科大学第一附属医院
新疆	新疆维吾尔自治区人民医院口腔科	新疆	新疆喀什地区第一人民医院口腔科
新疆	伊犁哈萨克自治州友谊医院	新疆	新疆哈密市中心医院
新疆	新疆巴州人民医院	新疆	新疆昌吉回族自治州人民医院
新疆	新疆维吾尔自治区中医医院	新疆	新疆医科大学第二附属医院
新疆	新疆医科大学第五附属医院	新疆	新疆阿克苏地区第一人民医院
新疆	喀什地区第二人民医院	新疆	墨玉县人民医院
新疆	哈密市口腔病防治院	新疆	乌鲁木齐优佳贝口腔医院
新疆	天山区红山路晓峰口腔诊所	新疆兵团	石河子大学医学院第一附属医院
新疆兵团	新疆生产建设兵团第一师医院	新疆兵团	新疆生产建设兵团医院(石河子大学医学院第二附属医院)
新疆兵团	新疆生产建设兵团第二师库尔勒医院	甘肃	兰州大学口腔医院
甘肃	兰州大学第一医院	甘肃	兰州大学第二医院
甘肃	甘肃省人民医院	甘肃	甘肃省第二人民医院
甘肃	甘肃省第三人民医院	甘肃	甘肃省中医院
甘肃	甘肃中医药大学附属医院	甘肃	甘肃省妇幼保健院
甘肃	甘肃宝石花医院	甘肃	兰州市第二人民医院
甘肃	庆阳市人民医院	甘肃	平凉市人民医院
甘肃	平凉市第二人民医院	甘肃	天水市第一人民医院
甘肃	定西市人民医院	甘肃	白银市第一人民医院

续表

各省、自治区、直辖市	机构名称	各省、自治区、直辖市	机构名称
甘肃	武威市人民医院	甘肃	金川集团有限公司职工医院
甘肃	河西学院附属张掖人民医院	甘肃	酒泉市人民医院
甘肃	酒钢医院	甘肃	嘉峪关市第一人民医院
甘肃	临夏回族自治州人民医院	甘肃	陇南市第一人民医院
甘肃	兰州市口腔医院	甘肃	西北民族大学口腔医院
甘肃	兰州康美口腔医院	甘肃	兰州德尔口腔医院
甘肃	兰州惠安齿科	广西	广西医科大学附属口腔医院
广西	北海市人民医院	广西	防城港市第一人民医院
广西	广西河池市第一人民医院	广西	南宁市第二人民医院
广西	广西壮族自治区人民医院	广西	来宾市人民医院
广西	梧州市红十字会医院	广西	广西科技大学第一附属医院
广西	广西壮族自治区民族医院	广西	玉林市第一人民医院
广西	广西贵港市人民医院	广西	桂林市口腔医院
内蒙古	内蒙古医科大学附属医院	内蒙古	内蒙古自治区人民医院
内蒙古	内蒙古科技大学包头医学院第一附院	内蒙古	通辽职业学院附属口腔医院
内蒙古	巴彦淖尔净洁口腔专科医院	内蒙古	鄂尔多斯市中心医院
内蒙古	赤峰学院附属医院	内蒙古	兴安盟人民医院
内蒙古	锡林郭勒盟医院	内蒙古	阿拉善盟中心医院

《国家医疗服务与质量安全报告》
口腔专业质控指标
定义集

国家口腔医学质控中心

（二〇一九年十二月）

指标类别	指标名称	定义	出处
指标1:住院死亡类指标	1.1 年出院患者人数	指报告期内所有住院后出院的人数。包括医嘱离院、医嘱转其他医疗机构、非医嘱离院、死亡及其他人数,不含家庭病床撤床人数。统计界定原则为:①"死亡":包括已办住院手续后死亡、未办理住院手续而实际上已收容入院的死亡者;②"其他":未治和住院经检查无病出院者	北京市公共卫生信息中心医疗卫生机构年报表(医院类)
指标1:住院死亡类指标	1.1.1 其中:住院死亡人数	指报告期内所有住院后出院的人数。包括医嘱离院、医嘱转其他医疗机构、非医嘱离院、死亡及其他人数。不含家庭病床撤床人数。①包括已办理手续后死亡、未办理住院手续而实际已收容入院的死亡者;②"其他":未治和住院经检查无病出院者	北京市卫计委统计工作培训材料 2017
指标1:住院死亡类指标	1.1.2 其中:非医嘱离院人数	指患者未按照医嘱要求而自动离院,如:患者疾病需要住院治疗,但患者出于个人原因要求出院,此种出院并非由医务人员根据患者病情决定,属于非医嘱离院	国家卫生计生委网站:政务公开专栏《卫生标准:电子病历基本数据集:住院病案首页》
指标1:住院死亡类指标	1.2 出院手术患者人数	住院病人有正规手术通知单和麻醉单施行的手术的病人总数(外科的去除内固定装置等手术)	三级口腔医院评审标准(2011年版)实施细则
指标1:住院死亡类指标	1.2.1 其中:手术患者住院死亡人数	住院手术患者死亡人数	
指标1:住院死亡类指标	1.2.2 其中:手术患者非医嘱出院人数	指住院手术患者未按照医嘱要求而自行离院	
指标1:住院死亡类指标	1.3 住院择期手术患者出院人数	择期手术指手术时间的迟早不影响疗效,可选择适当的时期施行的手术,但亦有最适合手术时机。行择期手术出院的患者人数	北京地区18家医院例行检查统计信息(试用版)
指标1:住院死亡类指标	1.3.1 其中:住院择期手术患者死亡人数	行择期手术在住院期间发生死亡的人数	
指标2:重返类指标	2.1 住院患者出院后31天内非预期再住院患者人数(不用填报,系统自动生成)		
指标2:重返类指标	2.1.1 其中:住院患者出院当天非预期再住院患者人数	是指同一患者在出院当天,因各种原因引起的非预期内的再次办理入院的患者人数	
指标2:重返类指标	2.1.2 其中:住院患者出院2~15天内非预期再住院人数	是指同一患者在2~15天内,因各种原因引起的非预期内的再次办理入院的患者人数	

续表

指标类别	指标名称	定义	出处
指标2：重返类指标	2.1.3 其中：住院患者出院 16~31 天内非预期再住院人数	是指同一患者在 16~31 天内，因各种原因引起的非预期内的再次办理入院的患者人数	
指标2：重返类指标	2.2 其中术后 31 天内非计划重返手术室再次手术人数（不用填报，系统自动生成）	非计划再次手术，是指同一患者在同一次住院期间，因各种原因引起的需要进行计划外的再次手术	北京大学口腔医院非计划再次手术管理暂行规定（征求意见稿）
指标2：重返类指标	2.2.1 术后 48 小时以内非计划重返手术室再次手术人数	是指同一患者在同一次住院期间，在第一次手术后 48 小时内因各种原因引起的需要进行计划外的再次手术的人数	
指标2：重返类指标	2.2.2 术后 3~31 天以内非计划重返手术室再次手术人数	是指同一患者在同一次住院期间，在第一次手术后 3~31 天内因各种原因引起的需要进行计划外的再次手术的人数	
指标3：医院获得性类指标（住院）	3.1 手术患者出院总例数	住院病人有正规手术通知单和麻醉单施行的手术出院的病人总数（外科的去除内固定装置等手术）	三级口腔医院评审标准（2011年版）实施细则
指标3：医院获得性类指标（住院）	3.2 手术并发症例数：T81.1，T81.2，T81.3，T81.7，T81.8	并发于手术或手术后发生的疾病或情况，如手术后出血或血肿、手术后伤口裂开、手术中发生或由于手术造成的休克、手术后的血管并发症及其他并发症	三级综合医院医疗质量管理与控制指标（2011年版）
指标3：医院获得性类指标（住院）	3.2.1 手术患者手术后肺栓塞例数：I26.9	肺栓塞排除病例：①年龄 ≥ 90 岁的患者；②新生儿患者；③入院时，肺栓塞待排除病例；④入院时，已经出现肺栓塞情况（主诊断为肺栓塞或其他诊断为肺栓塞，但在入院时已存在）的患者	三级口腔医院评审标准（2011年版）实施细则
指标3：医院获得性类指标（住院）	3.2.2 手术患者手术后深静脉血栓例数：I80.2，I82.8	深静脉血栓排除病例：①年龄 ≥ 90 岁的患者；②新生儿患者；③入院时，深静脉血栓待排除病例；④入院时，已经出现深静脉血栓情况（主诊断为深静脉血栓或其他诊断深静脉血栓，但在入院时已存在）的患者	三级口腔医院评审标准（2011年版）实施细则
指标3：医院获得性类指标（住院）	3.2.3 手术患者手术后败血症 T81.4	排除病例：①已经存在（主诊断或其他诊断，入院时已存在）败血症或感染情况的患者；②有免疫功能低下或癌症编码的患者；③住院日 <4 天的患者	三级口腔医院评审标准（2011年版）实施细则
指标3：医院获得性类指标（住院）	3.2.4 手术患者手术后出血或血肿例数：T81.0	排除病例：①已存在（主诊断或其他诊断，入院时已存在）手术后出血或手术后血肿的患者；②唯一的手术是手术后出血控制或血肿清除的患者；③手术后出血控制或血肿清除在第一次手术进行之前进行的患者	三级口腔医院评审标准（2011年版）实施细则

续表

指标类别	指标名称	定义	出处
指标 3：医院获得性类指标（住院）	3.2.5 手术患者手术伤口裂开例数：T81.3	手术后伤口裂开 分子：满足分母纳入与排除标准，任何手术 / 操作 ICD9-CM-3 编码为手术后裂开缝合术的出院患者； 分母：年龄 ≥ 18 岁的所有外科手术出院患者； 排除病例：①外科手术后裂开缝合术在第一次手术之前或当天作为第一个手术进行的患者；②平均住院日 <2 天的患者；③免疫功能不全的患者	三级口腔医院评审标准(2011年版)实施细则
指标 3：医院获得性类指标（住院）	3.2.6 手术患者手术后呼吸道并发症例数：J95.0 至 J95.9，J96.0，J96.9		
指标 3：医院获得性类指标（住院）	3.2.7 手术患者手术后生理 / 代谢紊乱例数：E86.x0，E87.0 至 E87.8，E88.8，E88.9，E89.0 至 E89.9	排除病例：①已经存在（主诊断或其他诊断，入院时已存在）生理性和代谢性紊乱或慢性肾衰竭的患者；②诊断编码有酮症酸中毒、高渗透压或其他昏迷（生理性和代谢性紊乱编码亚组）且主诊断为糖尿病的患者；③其他诊断编码有急性肾衰竭（生理性和代谢性紊乱编码亚组）且主诊断为急性心肌梗死、心律失常、心脏骤停、休克、出血或消化道出血的患者	三级口腔医院评审标准(2011年版)实施细则
指标 3：医院获得性类指标（住院）	3.2.8 与手术 / 操作相关感染例数：T81.4	医院感染控制质量改进：是以特定对象的结果指标（即使用导尿管、手术部位所致感染的结果指标）为重点	三级口腔医院评审标准(2012年版)实施细则
指标 3：医院获得性类指标（住院）	3.2.9 手术过程中异物遗留例数：T81.5	排除病例：入院时，主诊断 ICD9-CM-3 编码为手术 / 操作过程中异物遗留或其他诊断为手术 / 操作过程中异物遗留的患者	三级口腔医院评审标准(2011年版)实施细则
指标 3：医院获得性类指标（住院）	3.3 手术患者猝死（手术后 24 小时内死亡）例数：R96.0，R96.1		
指标 3：医院获得性类指标（住院）	3.4 麻醉并发症例数：T88.2，T88.3，T88.4，T88.5	麻醉时，由于麻醉及手术前准备不足，麻醉药物的影响，麻醉操作和手术的创伤及不良的神经反射都可导致麻醉并发症，如不及时处理会危及病人的生命	张震康，俞光岩．口腔颌面外科学．2 版．北京：北京医科大学出版社，2013
指标 3：医院获得性类指标（住院）	3.5 输注、输血反应例数：T80.0 至 T80.9	排除病例：已经存在（主诊断或其他诊断，入院时已存在）输血 / 输液反应的患者	三级口腔医院评审标准(2011年版)实施细则
指标 3：医院获得性类指标（住院）	3.6 住院患者发生压疮例数：L89.0 至 L89.9	患者住院期间发生的一处或多处压疮	三级口腔医院评审标准(2011年版)实施细则

指标类别	指标名称	定义	出处
指标 3：医院获得性类指标（住院）	3.7 各系统术后并发症例数：（口腔）K11.4（唾液腺瘘），S04.3（下牙槽神经损伤），S04.5（面神经损伤）（试用）	肺栓塞、深静脉血栓、败血症、出血或血肿、伤口裂开、猝死、呼吸衰竭、生理/代谢紊乱、肺部感染、人工气道意外脱出	三级口腔医院评审标准(2012年版)实施细则
指标 3：医院获得性类指标（住院）	3.8 植入物的并发症（不包括脓毒血症）例数：内固定装置引起的感染和炎症性反应 T84.6	骨科植入物主要包括骨接合植入物及骨与关节植入物。骨接合植入物主要包括接骨板、接骨螺钉、髓内针、矫形用棒、矫形用钉、带锁髓内针、脊柱内固定植入物等；骨与关节植入物主要包括人工髋关节、人工膝关节、人工肘关节等。其在使用中可能会发生导致或者可能导致人体伤害的可疑不良事件，主要表现为植入物变形、折弯、断裂、松动、脱落、磨损等	
指标 3：医院获得性类指标（住院）	3.9 移植的并发症例数：T86.8805 骨移植失败，T86.8809 皮肤移植失败—北京版临床扩展编码（试用）	如血肿、口鼻腔漏、皮瓣血管危象、复视、伤口感染等	三级口腔医院评审标准(2012年版)实施细则
指标 4：6 个重点病种相关指标（住院）	4.1 先天性唇裂 ICD-10：Q36	是胎儿面部各突起间在特定时间不能正常融合所产生的各种面裂畸形中最常见的一种，表现为新生儿一出生时，上唇一侧或双侧就部分或完全裂开。主要诊断 ICD-10：Q36 编码为先天性唇裂的患者的总例数	三级口腔医院评审标准(2011年版)实施细则
指标 4：6 个重点病种相关指标（住院）	1. 先天性唇裂_住院死亡例数	主要诊断 ICD-10：Q36 编码为先天性唇裂的死亡患者总例数	
指标 4：6 个重点病种相关指标（住院）	1. 先天性唇裂_出院 0~31 天内非预期再住院例数	是指同一先天性唇裂患者在出院 0~31 天内，因各种原因引起的非预期内的再次办理入院的患者人数	
指标 4：6 个重点病种相关指标（住院）	1. 先天性唇裂_平均住院日（天）	所有先天性唇裂患者住院总天数与先天性唇裂患者数之比	
指标 4：6 个重点病种相关指标（住院）	1. 先天性唇裂_平均住院费用（元）	所有先天性唇裂患者住院总费用与先天性唇裂患者数之比	
指标 4：6 个重点病种相关指标（住院）	4.2 腮腺良性肿瘤 ICD-10：D11.0	发生在腮腺一侧或双侧的肿瘤，经病理学诊断良性	张震康，俞光岩.口腔颌面外科学.2 版.北京：北京医科大学出版社,2013
指标 4：6 个重点病种相关指标（住院）	2. 腮腺良性肿瘤_住院死亡例数	腮腺良性肿瘤病人在住院期间发生的死亡总例数	
指标 4：6 个重点病种相关指标（住院）	2. 腮腺良性肿瘤_出院 0~31 天内非预期再住院例数	是指同一腮腺良性肿瘤患者在出院 0~31 天内，因各种原因引起的非预期内的再次办理入院的患者人数	

续表

指标类别	指标名称	定义	出处
指标4：6个重点病种相关指标（住院）	2.腮腺良性肿瘤_平均住院日（天）	所有腮腺良性肿瘤患者住院总天数与腮腺良性肿瘤患者人数之比	
指标4：6个重点病种相关指标（住院）	2.腮腺良性肿瘤_平均住院费用（元）	所有腮腺良性肿瘤患者住院总天数与腮腺良性肿瘤患者人数之比	
指标4：6个重点病种相关指标（住院）	4.3 舌 癌 ICD-10：C01-C02	指发生在舌体部位的上皮源性恶性肿瘤，病理类型以鳞状细胞癌为主，少部分为腺源性癌等。主要诊断 ICD-10：C01-C02 编码为舌癌的患者总例数	三级口腔医院评审标准(2011年版)实施细则
指标4：6个重点病种相关指标（住院）	3.舌癌_住院死亡例数	主要诊断 ICD-10：C01-C02 编码为舌癌的患者在住院期间死亡的总例数	
指标4：6个重点病种相关指标（住院）	3.舌癌_出院 0~31 天内非预期再住院例数	是指同一舌癌患者在出院 0~31 天内，因各种原因引起的非预期内的再次办理入院的患者人数	
指标4：6个重点病种相关指标（住院）	3.舌癌_平均住院日（天）	所有舌癌患者住院总天数与舌癌患者人数之比	
指标4：6个重点病种相关指标（住院）	3.舌癌_平均住院费用（元）	所有舌癌患者住院总费用与舌癌患者人数之比	
指标4：6个重点病种相关指标（住院）	4.4 牙 颌 面 畸 形 ICD-10：K07	指由于颌骨发育异常所引起的颌骨在体积上、形态上的异常，上下颌骨之间以及颌骨与颅面其他骨骼之间的关系异常和伴发的牙𬌗关系及口颌系统的功能异常与颜面形态的异常。主要诊断 ICD-10：K07 编码为牙颌面畸形的患者总例数	三级口腔医院评审标准(2011年版)实施细则
指标4：6个重点病种相关指标（住院）	4.牙颌面畸形_住院死亡例数	主要诊断 ICD-10：K07 编码为牙颌面畸形的患者再住院期间死亡的总例数	
指标4：6个重点病种相关指标（住院）	4.牙颌面畸形_出院 0~31 天内非预期再住院例数	是指同一牙颌面畸形患者在出院 0~31 天内，因各种原因引起的非预期内的再次办理入院的患者人数	
指标4：6个重点病种相关指标（住院）	4.牙颌面畸形_平均住院日（天）	所有牙颌面畸形患者住院总天数与牙颌面畸形患者人数之比	
指标4：6个重点病种相关指标（住院）	4.牙颌面畸形_平均住院费用（元）	所有牙颌面畸形患者住院总费用与牙颌面畸形患者人数之比	
指标4：6个重点病种相关指标（住院）	4.5 上 颌 骨 骨 折 ICD-10：S02.4	因外力导致上颌骨连续性中断和 / 或骨折块移位。主要诊断 ICD-10：S02.4 编码为上颌骨骨折的患者总例数	三级口腔医院评审标准(2011年版)实施细则
指标4：6个重点病种相关指标（住院）	5.上颌骨骨折_住院死亡例数	主要诊断 ICD-10：S02.4 编码为上颌骨骨折的患者在住院期间死亡的总例数	
指标4：6个重点病种相关指标（住院）	5.上颌骨骨折_出院 0~31 天内非预期再住院例数	是指同一上颌骨骨折患者在出院 0~31 天内，因各种原因引起的非预期内的再次办理入院的患者人数	
指标4：6个重点病种相关指标（住院）	5.上颌骨骨折_平均住院日（天）	所有上颌骨骨折患者住院总天数与上颌骨骨折患者人数之比	

续表

指标类别	指标名称	定义	出处
指标 4 :6 个重点病种相关指标(住院)	5. 上颌骨骨折_平均住院费用(元)	所有上颌骨骨折患者住院总费用与上颌骨骨折患者人数之比	
指标 4 :6 个重点病种相关指标(住院)	4.6 口腔颌面部间隙感染 ICD-10 :K12.2	因致病微生物侵入颌周间隙并繁殖,导致颌周某一间隙或多个间隙出现感染。主要诊断 ICD-10 :K12.2 编码为口腔颌面部间隙感染的患者总例数	三级口腔医院评审标准(2011年版)实施细则
指标 4 :6 个重点病种相关指标(住院)	6. 口腔颌面部间隙感染_住院死亡例数	主要诊断 ICD-10 :K12.2 编码为口腔颌面部间隙感染的患者再住院期间发生死亡总例数	
指标 4 :6 个重点病种相关指标(住院)	6. 口腔颌面部间隙感染_出院 0~31 天内非预期再住院例数	是指同一口腔颌面部间隙感染患者在出院 0~31 天内,因各种原因引起的非预期内的再次办理入院的患者人数	
指标 4 :6 个重点病种相关指标(住院)	6. 口腔颌面部间隙感染_平均住院日(天)	所有口腔颌面部间隙感染患者住院总天数与口腔颌面部间隙感染患者人数之比	
指标 4 :6 个重点病种相关指标(住院)	6. 口腔颌面部间隙感染_平均住院费用(元)	所有口腔颌面部间隙感染患者住院总费用与口腔颌面部间隙感染患者人数之比	
指标 5 :7 个重点手术及操作 ICD-9-CM-3 相关指标(住院)	5.1 唇裂修复术 ICD-9-CM-3 :27.54	通过特定的手术方式对患儿裂开的上唇畸形进行修复,以期尽量恢复上唇和鼻的正常解剖形态,以及口轮匝肌的连续性。手术 / 操作编码为 ICD-9-CM-3 :27.54 唇裂修复术的出院患者总例数	张震康,俞光岩 . 口腔颌面外科学 .2 版 . 北京 :北京医科大学出版社,2013 三级口腔医院评审标准(2011年版)实施细则
指标 5 :7 个重点手术及操作 ICD-9-CM-3 相关指标(住院)	1. 唇裂修复术_住院死亡例数	手术 / 操作编码为 ICD-9-CM-3 :27.54 唇裂修复术后的患者在住院期间发生死亡的例数	
指标 5 :7 个重点手术及操作 ICD-9-CM-3 相关指标(住院)	1. 唇裂修复术_术后 48 小时以内非计划重返手术室再次手术人数	是指同一患者在同一次住院期间,在第一次唇裂修复手术后 48 小时内因各种原因引起的需要进行计划外的再次手术的人数	
指标 5 :7 个重点手术及操作 ICD-9-CM-3 相关指标(住院)	1. 唇裂修复术_术后 3~31 天以内非计划重返手术室再次手术人数	是指同一患者在同一次住院期间,在第一次行唇裂修复手术后 3~31 天内因各种原因引起的需要进行计划外的再次手术的人数	
指标 5 :7 个重点手术及操作 ICD-9-CM-3 相关指标(住院)	1. 唇裂修复术_平均住院日(天)	所有行唇裂修复术患者住院总天数与行唇裂修复术患者人数之比	
指标 5 :7 个重点手术及操作 ICD-9-CM-3 相关指标(住院)	1. 唇裂修复术_平均住院费用(元)	所有行唇裂修复术患者住院总费用与行唇裂修复术患者人数之比	

续表

指标类别	指标名称	定义	出处
指标5：7个重点手术及操作ICD-9-CM-3相关指标(住院)	5.2 腮腺肿物切除 ICD-9-CM-3：26.29/26.31/26.32+面神经解剖术 ICD-9-CM-3：04.42	在解剖和尽量保护面神经的前提下,切除腮腺肿瘤和周围不同程度腺体组织,以治疗腮腺肿瘤的手术方式。手术/操作编码确定为 ICD-9-CM-3：26.29 伴 04.07 的出院患者总例数	张震康,俞光岩.口腔颌面外科学.2版.北京:北京医科大学出版社,2013 三级口腔医院评审标准(2011年版)实施细则
指标5：7个重点手术及操作ICD-9-CM-3相关指标(住院)	2.腮腺肿物切除+面神经解剖术_住院死亡例数	手术/操作编码确定为 ICD-9-CM-3：26.29 伴 04.07 的术后患者在住院期间发生死亡的例数	
指标5：7个重点手术及操作ICD-9-CM-3相关指标(住院)	2.腮腺肿物切除+面神经解剖术_术后48小时以内非计划重返手术室再次手术人数	是指同一患者在同一次住院期间,在第一次腮腺肿物切除+面神经解剖手术后48小时内因各种原因引起的需要进行计划外的再次手术的人数	
指标5：7个重点手术及操作ICD-9-CM-3相关指标(住院)	2.腮腺肿物切除+面神经解剖术_术后3~31天以内非计划重返手术室再次手术人数	是指同一患者在同一次住院期间,在第一次腮腺肿物切除+面神经解剖手术后3~31天内因各种原因引起的需要进行计划外的再次手术的人数	
指标5：7个重点手术及操作ICD-9-CM-3相关指标(住院)	2.腮腺肿物切除+面神经解剖术_平均住院日(天)	所有行腮腺肿物切除+面神经解剖术患者住院总天数与行腮腺肿物切除+面神经解剖术患者人数之比	
指标5：7个重点手术及操作ICD-9-CM-3相关指标(住院)	2.腮腺肿物切除+面神经解剖术_平均住院费用(元)	所有行腮腺肿物切除+面神经解剖术患者住院总费用与行腮腺肿物切除+面神经解剖术患者人数之比	
指标5：7个重点手术及操作ICD-9-CM-3相关指标(住院)	5.3 舌癌扩大切除术 ICD-9-CM-3：25.3/25.4+颈淋巴清扫术 ICD-9-CM-3：40.4	将原发于舌体的癌瘤于周围正常组织边界内切除,同时对颈部引流区淋巴结转移灶或可能存在的隐匿性淋巴转移灶进行一定范围的廓清式切除。手术/操作编码确定为 ICD-9-CM-3：25.3/25.4 伴 40.4 的出院患者总例数	张震康,俞光岩.口腔颌面外科学.2版.北京:北京医科大学出版社,2013 三级口腔医院评审标准(2011年版)实施细则
指标5：7个重点手术及操作ICD-9-CM-3相关指标(住院)	3.舌癌扩大切除术+颈淋巴清扫_住院死亡例数	手术/操作编码确定为 ICD-9-CM-3：25.3/25.4 伴 40.4 的术后患者在住院期间发生死亡的例数	
指标5：7个重点手术及操作ICD-9-CM-3相关指标(住院)	3.舌癌扩大切除术+颈淋巴清扫_术后48小时以内非计划重返手术室再次手术人数	是指同一患者在同一次住院期间,在第一次舌癌扩大切除术+颈淋巴清扫手术后48小时内因各种原因引起的需要进行计划外的再次手术的人数	
指标5：7个重点手术及操作ICD-9-CM-3相关指标(住院)	3.舌癌扩大切除术+颈淋巴清扫_术后3~31天以内非计划重返手术室再次手术人数	是指同一患者在同一次住院期间,在第一次舌癌扩大切除术+颈淋巴清扫手术后3~31天内因各种原因引起的需要进行计划外的再次手术的人数	

指标类别	指标名称	定义	出处
指标 5 : 7 个重点手术及操作 ICD-9-CM-3 相关指标(住院)	3. 舌癌扩大切除术 + 颈淋巴清扫术 _ 平均住院日(天)	所有行舌癌扩大切除术 + 颈淋巴清扫术患者住院总天数与行舌癌扩大切除术 + 颈淋巴清扫术患者人数之比	
指标 5 : 7 个重点手术及操作 ICD-9-CM-3 相关指标(住院)	3. 舌癌扩大切除术 + 颈淋巴清扫术 _ 平均住院费用(元)	所有行舌癌扩大切除术 + 颈淋巴清扫术患者住院总费用与行舌癌扩大切除术 + 颈淋巴清扫术患者人数之比	
指标 5 : 7 个重点手术及操作 ICD-9-CM-3 相关指标(住院)	5.4.1 部分上颌骨切除术 + 上颌骨缺损即刻修复重建 ICD-9-CM-3 : 76.39+76.46	为了治疗的彻底性,在切除上颌骨病变的同时,需要连同一部分上颌骨也一并切除。为了提高患者术后生活质量,对缺损的部分上颌骨同期进行修复和重建	张震康,俞光岩. 口腔颌面外科学.2 版. 北京:北京医科大学出版社,2013
指标 5 : 7 个重点手术及操作 ICD-9-CM-3 相关指标(住院)	4.1 部分上颌骨切除术 + 上颌骨缺损即刻修复重建 _ 住院死亡例数	住院患者行部分上颌骨切除术 + 上颌骨缺损即刻修复重建术后发生死亡的例数	
指标 5 : 7 个重点手术及操作 ICD-9-CM-3 相关指标(住院)	4.1 部分上颌骨切除术 + 上颌骨缺损即刻修复重建 _ 术后 48 小时以内非计划重返手术室再次手术人数	是指同一患者在同一次住院期间,在第一次部分上颌骨切除术 + 上颌骨缺损即刻修复重建手术后 48 小时内因各种原因引起的需要进行计划外的再次手术的人数	
指标 5 : 7 个重点手术及操作 ICD-9-CM-3 相关指标(住院)	4.1 部分上颌骨切除术 + 上颌骨缺损即刻修复重建 _ 术后 3~31 天以内非计划重返手术室再次手术人数	是指同一患者在同一次住院期间,在第一次部分上颌骨切除术 + 上颌骨缺损即刻修复重建手术后 3~31 天内因各种原因引起的需要进行计划外的再次手术的人数	
指标 5 : 7 个重点手术及操作 ICD-9-CM-3 相关指标(住院)	4.1 部分上颌骨切除术 + 上颌骨缺损即刻修复重建 _ 平均住院日(天)	所有行部分上颌骨切除术 + 上颌骨缺损即刻修复重建术患者住院总天数与行部分上颌骨切除术 + 上颌骨缺损即刻修复重建术患者人数之比	
指标 5 : 7 个重点手术及操作 ICD-9-CM-3 相关指标(住院)	4.1 部分上颌骨切除术 + 上颌骨缺损即刻修复重建 _ 平均住院费用(元)	所有行部分上颌骨切除术 + 上颌骨缺损即刻修复重建术患者住院总费用与行部分上颌骨切除术 + 上颌骨缺损即刻修复重建术患者人数之比	
指标 5 : 7 个重点手术及操作 ICD-9-CM-3 相关指标(住院)	5.4.2 上颌骨全切除术 + 上颌骨缺损即刻修复重建术 ICD-9-CM-3 : 76.44	为了治疗的彻底性,在切除范围广泛的上颌骨病变时,需要连同整个上颌骨也一并切除。为了提高患者术后生活质量,对缺损的整个上颌骨同期进行修复和重建	张震康,俞光岩. 口腔颌面外科学.2 版. 北京:北京医科大学出版社,2013
指标 5 : 7 个重点手术及操作 ICD-9-CM-3 相关指标(住院)	4.2 上颌骨全切除术 + 上颌骨缺损即刻修复重建术 _ 住院死亡例数	住院患者行上颌骨全切除术 + 上颌骨缺损即刻修复重建术后发生死亡的例数	

指标类别	指标名称	定义	出处
指标 5 : 7 个重点手术及操作 ICD-9-CM-3 相关指标(住院)	4.2 上颌骨全切除术 + 上颌骨缺损即刻修复重建术 _ 术后 48 小时以内非计划重返手术室再次手术人数	是指同一患者在同一次住院期间,在第一次上颌骨全切除术 + 上颌骨缺损即刻修复重建手术后 48 小时内因各种原因引起的需要进行计划外的再次手术的人数	
指标 5 : 7 个重点手术及操作 ICD-9-CM-3 相关指标(住院)	4.2 上颌骨全切除术 + 上颌骨缺损即刻修复重建术 _ 术后 3~31 天以内非计划重返手术室再次手术人数	是指同一患者在同一次住院期间,在第一次上颌骨全切除术 + 上颌骨缺损即刻修复重建手术后 3~31 天内因各种原因引起的需要进行计划外的再次手术的人数	
指标 5 : 7 个重点手术及操作 ICD-9-CM-3 相关指标(住院)	4.2 上颌骨全切除术 + 上颌骨缺损即刻修复重建术 _ 平均住院日(天)	所有行上颌骨全切除术 + 上颌骨缺损即刻修复重建术患者住院总天数与行上颌骨全切除术 + 上颌骨缺损即刻修复重建术患者人数之比	
指标 5 : 7 个重点手术及操作 ICD-9-CM-3 相关指标(住院)	4.2 上颌骨全切除术 + 上颌骨缺损即刻修复重建术 _ 平均住院费用(元)	所有行上颌骨全切除术 + 上颌骨缺损即刻修复重建术患者住院总费用与行上颌骨全切除术 + 上颌骨缺损即刻修复重建术患者人数之比	
指标 5 : 7 个重点手术及操作 ICD-9-CM-3 相关指标(住院)	5.4.3 部分下颌骨切除术 + 下颌骨缺损即刻修复重建术 ICD-9-CM-3 : 76.31+76.43	为了治疗的彻底性,在切除下颌骨病变的同时,需要连同一部分下颌骨也一并切除。为了提高患者术后生活质量,对缺损的部分下颌骨同期进行修复和重建	张震康,俞光岩.口腔颌面外科学.2 版.北京:北京医科大学出版社,2013
指标 5 : 7 个重点手术及操作 ICD-9-CM-3 相关指标(住院)	4.3 部分下颌骨切除术 + 下颌骨缺损即刻修复重建术 _ 住院死亡例数	住院患者行部分下颌骨切除术 + 下颌骨缺损即刻修复重建术后发生死亡的例数	
指标 5 : 7 个重点手术及操作 ICD-9-CM-3 相关指标(住院)	4.3 部分下颌骨切除术 + 下颌骨缺损即刻修复重建术 _ 术后 48 小时以内非计划重返手术室再次手术人数	是指同一患者在同一次住院期间,在第一次部分下颌骨切除术 + 下颌骨缺损即刻修复重建手术后 48 小时内因各种原因引起的需要进行计划外的再次手术的人数	
指标 5 : 7 个重点手术及操作 ICD-9-CM-3 相关指标(住院)	4.3 部分下颌骨切除术 + 下颌骨缺损即刻修复重建术 _ 术后 3~31 天以内非计划重返手术室再次手术人数	是指同一患者在同一次住院期间,在第一次部分下颌骨切除术 + 下颌骨缺损即刻修复重建手术后 3~31 天内因各种原因引起的需要进行计划外的再次手术的人数	
指标 5 : 7 个重点手术及操作 ICD-9-CM-3 相关指标(住院)	4.3 部分下颌骨切除术 + 下颌骨缺损即刻修复重建术 _ 平均住院日(天)	所有行部分下颌骨切除术 + 下颌骨缺损即刻修复重建术患者住院总天数与行部分下颌骨切除术 + 下颌骨缺损即刻修复重建术患者人数之比	

续表

指标类别	指标名称	定义	出处
指标5:7个重点手术及操作ICD-9-CM-3相关指标(住院)	4.3部分下颌骨切除术+下颌骨缺损即刻修复重建术_平均住院费用(元)	所有行部分下颌骨切除术+下颌骨缺损即刻修复重建术患者住院总费用与行部分下颌骨切除术+下颌骨缺损即刻修复重建术患者人数之比	
指标5:7个重点手术及操作ICD-9-CM-3相关指标(住院)	5.4.4下颌骨全切除术+下颌骨缺损即刻修复重建术ICD-9-CM-3:76.41	为了治疗的彻底性,在切除范围广泛的下颌骨病变时,需要连同整个下颌骨也一并切除。为了提高患者术后生活质量,对缺损的整个下颌骨同期进行修复和重建	张震康,俞光岩.口腔颌面外科学.2版.北京:北京医科大学出版社,2013
指标5:7个重点手术及操作ICD-9-CM-3相关指标(住院)	4.4下颌骨全切除术+下颌骨缺损即刻修复重建术_死亡例数	住院患者行下颌骨全切除术+下颌骨缺损即刻修复重建术后发生死亡的例数	
指标5:7个重点手术及操作ICD-9-CM-3相关指标(住院)	4.4下颌骨全切除术+下颌骨缺损即刻修复重建术_术后48小时以内非计划重返手术室再次手术人数	是指同一患者在同一次住院期间,在第一次下颌骨全切除术+下颌骨缺损即刻修复重建手术后48小时内因各种原因引起的需要进行计划外的再次手术的人数	
指标5:7个重点手术及操作ICD-9-CM-3相关指标(住院)	4.4下颌骨全切除术+下颌骨缺损即刻修复重建术_术后3~31天以内非计划重返手术室再次手术人数	是指同一患者在同一次住院期间,在第一次下颌骨全切除术+下颌骨缺损即刻修复重建手术后3~31天内因各种原因引起的需要进行计划外的再次手术的人数	
指标5:7个重点手术及操作ICD-9-CM-3相关指标(住院)	4.4下颌骨全切除术+下颌骨缺损即刻修复重建术_平均住院日(天)	所有行下颌骨全切除术+下颌骨缺损即刻修复重建术患者住院总天数与行下颌骨全切除术+下颌骨缺损即刻修复重建术患者人数之比	
指标5:7个重点手术及操作ICD-9-CM-3相关指标(住院)	4.4下颌骨全切除术+下颌骨缺损即刻修复重建术_平均住院费用(元)	所有行下颌骨全切除术+下颌骨缺损即刻修复重建术患者住院总费用与行下颌骨全切除术+下颌骨缺损即刻修复重建术患者人数之比	
指标5:7个重点手术及操作ICD-9-CM-3相关指标(住院)	5.5牙颌面畸形矫正术:上颌LeFort I型截骨术ICD-9-CM-3:76.65+双侧下颌升支劈开截骨术ICD-9-CM-3:76.62	通过上颌骨牙槽突水平截骨,将牙槽骨块荡下折断后,重新固定在设计好的位置上,同时对双侧下颌骨升支进行矢状截骨、劈开后,将远端骨块重新固定在设计好的位置上,以期获得协调和谐的上颌与颅骨,下颌与上颌、颜面形态比例位置关系以及牙秴关系的正颌常用组合术式。手术/操作编码确定为ICD-9-CM-3:76.65(上颌LeFort I型截骨)+ICD-9-CM-3:76.61(双侧下颌升支劈开截骨术)的出院患者总例数	张震康,俞光岩.口腔颌面外科学.2版.北京:北京医科大学出版社,2013 三级口腔医院评审标准(2011年版)实施细则

续表

指标类别	指标名称	定义	出处
指标5：7个重点手术及操作 ICD-9-CM-3 相关指标（住院）	5.牙颌面畸形矫正术：上颌 LeFort Ⅰ型截骨术 + 双侧下颌升支劈开截骨术 _ 住院死亡例数	住院患者行上颌 LeFort Ⅰ型截骨术 + 双侧下颌升支劈开截骨术后发生死亡的例数	
指标5：7个重点手术及操作 ICD-9-CM-3 相关指标（住院）	5.牙颌面畸形矫正术：上颌 LeFort Ⅰ型截骨术 + 双侧下颌升支劈开截骨术 _ 术后48小时以内非计划重返手术室再次手术人数	是指同一患者在同一次住院期间，在第一次上颌 LeFort Ⅰ型截骨术 + 双侧下颌升支劈开截骨手术后48小时内因各种原因引起的需要进行计划外的再次手术的人数	
指标5：7个重点手术及操作 ICD-9-CM-3 相关指标（住院）	5.牙颌面畸形矫正术：上颌 LeFort Ⅰ型截骨术 + 双侧下颌升支劈开截骨术 _ 术后3~31天以内非计划重返手术室再次手术人数	是指同一患者在同一次住院期间，在第一次上颌 LeFort Ⅰ型截骨术 + 双侧下颌升支劈开截骨手术后3~31天内因各种原因引起的需要进行计划外的再次手术的人数	
指标5：7个重点手术及操作 ICD-9-CM-3 相关指标（住院）	5.牙颌面畸形矫正术：上颌 LeFort Ⅰ型截骨术 + 双侧下颌升支劈开截骨术 _ 平均住院日（天）	所有行上颌 LeFort Ⅰ型截骨术 + 双侧下颌升支劈开截骨术患者住院总天数与行上颌 LeFort Ⅰ型截骨术 + 双侧下颌升支劈开截骨术患者人数之比	
指标5：7个重点手术及操作 ICD-9-CM-3 相关指标（住院）	5.牙颌面畸形矫正术：上颌 LeFort Ⅰ型截骨术 + 双侧下颌升支劈开截骨术 _ 平均住院费用（元）	所有行上颌 LeFort Ⅰ型截骨术 + 双侧下颌升支劈开截骨术患者住院总费用与行上颌 LeFort Ⅰ型截骨术 + 双侧下颌升支劈开截骨术患者人数之比	
指标5：7个重点手术及操作 ICD-9-CM-3 相关指标（住院）	5.6 放射性粒子组织间植入术 ICD-9-CM-3：92.27	将放射性籽源按剂量学要求植入肿瘤内和周围进行放射治疗的技术 手术 / 操作编码为 ICD-9-CM-3：92.27 放射性粒子组织间植入术的出院患者总例数	张震康,俞光岩.口腔颌面外科学.2版.北京：北京医科大学出版社,2013 三级口腔医院评审标准(2011年版)实施细则
指标5：7个重点手术及操作 ICD-9-CM-3 相关指标（住院）	6.放射性粒子组织间植入术 _ 住院死亡例数	住院患者行放射性粒子组织间植入术后发生死亡的例数	
指标5：7个重点手术及操作 ICD-9-CM-3 相关指标（住院）	6.放射性粒子组织间植入术 _ 术后48小时以内非计划重返手术室再次手术人数	是指同一患者在同一次住院期间，在第一次放射性粒子组织间植入手术后48小时内因各种原因引起的需要进行计划外的再次手术的人数	

指标类别	指标名称	定义	出处
指标 5：7 个重点手术及操作 ICD-9-CM-3 相关指标(住院)	6. 放射性粒子组织间植入术_术后 3~31 天以内非计划重返手术室再次手术人数	是指同一患者在同一次住院期间,在第一次放射性粒子组织间植入手术后 3~31 天内因各种原因引起的需要进行计划外的再次手术的人数	
指标 5：7 个重点手术及操作 ICD-9-CM-3 相关指标(住院)	6. 放射性粒子组织间植入术_平均住院日(天)	所有行放射性粒子组织间植入术患者住院总天数与行放射性粒子组织间植入术患者人数之比	
指标 5：7 个重点手术及操作 ICD-9-CM-3 相关指标(住院)	6. 放射性粒子组织间植入术_平均住院费用(元)	所有行放射性粒子组织间植入术患者住院总费用与行放射性粒子组织间植入术患者人数之比	
指标 5：7 个重点手术及操作 ICD-9-CM-3 相关指标(住院)	5.7 游离腓骨复合组织瓣移植术 ICD-9-CM-3：86.70	指将带有拇长屈肌和皮岛的血管化腓骨瓣制备、游离并移植修复口腔颌面部软组织和骨组织复合缺损的修复重建方式	张震康,俞光岩.口腔颌面外科学.2 版.北京:北京医科大学出版社,2013
指标 5：7 个重点手术及操作 ICD-9-CM-3 相关指标(住院)	7. 游离腓骨复合组织瓣移植术_死亡例数	住院患者行游离腓骨复合组织瓣移植术后发生死亡的例数	
指标 5：7 个重点手术及操作 ICD-9-CM-3 相关指标(住院)	7. 游离腓骨复合组织瓣移植术_术后 48 小时以内非计划重返手术室再次手术人数	是指同一患者在同一次住院期间,在第一次游离腓骨复合组织瓣移植手术后 48 小时内因各种原因引起的需要进行计划外的再次手术的人数	
指标 5：7 个重点手术及操作 ICD-9-CM-3 相关指标(住院)	7. 游离腓骨复合组织瓣移植术_术后 3~31 天以内非计划重返手术室再次手术人数	是指同一患者在同一次住院期间,在第一次游离腓骨复合组织瓣移植手术后 3~31 天内因各种原因引起的需要进行计划外的再次手术的人数	
指标 5：7 个重点手术及操作 ICD-9-CM-3 相关指标(住院)	7. 游离腓骨复合组织瓣移植术_平均住院日(天)	所有行游离腓骨复合组织瓣移植术患者住院总天数与行游离腓骨复合组织瓣移植术患者人数之比	
指标 5：7 个重点手术及操作 ICD-9-CM-3 相关指标(住院)	7. 游离腓骨复合组织瓣移植术_平均住院费用(元)	所有行游离腓骨复合组织瓣移植术患者住院总费用与行游离腓骨复合组织瓣移植术患者人数之比	
指标 6：住院类部分单病种相关指标	6.1 腮腺浅叶良性肿瘤 D11.0		
指标 6：住院类部分单病种相关指标	6.1.1 腮腺浅叶良性肿瘤术前术后诊断符合率	术前诊断是指根据临床表现和影像学检查形成的综合判断;术前术后诊断符合率是指手术前诊断与手术后病理诊断均为良性肿瘤的病例数比例 是反映腮腺肿瘤的临床诊断水平的重要指标	
指标 6：住院类部分单病种相关指标	6.1.2 腮腺浅叶良性肿瘤术后面神经麻痹发生率	腮腺浅叶良性肿瘤手术后出现面神经麻痹症状的病例数比例 是反映腮腺肿瘤的临床治疗水平的重要指标	

指标类别	指标名称	定义	出处
指标6：住院类部分单病种相关指标	6.1.3 腮腺浅叶良性肿瘤术后涎瘘发生率	腮腺浅叶良性肿瘤手术后出现术后涎瘘的病例数比例 是反映腮腺肿瘤的临床治疗水平的重要指标	
指标6：住院类部分单病种相关指标	6.2 口腔鳞状细胞癌（COO-C06/M8070）		
指标6：住院类部分单病种相关指标	6.2.1 T3/T4 期初发口腔鳞状细胞癌病例构成比例率	T3/T4 期初发口腔鳞状细胞癌病例在全部初发口腔癌病例中所占的比例 T3/T4 期初发口腔鳞状细胞癌临床治疗设计复杂，复杂口腔鳞状细胞癌病例数的比例是反映医疗机构口腔鳞状细胞癌临床治疗水平的重要指标	
指标6：住院类部分单病种相关指标	6.2.2 游离/带蒂组织瓣技术在初发口腔鳞状细胞癌手术治疗中的应用率	应用游离/带蒂组织瓣技术修复初发口腔鳞状细胞癌切除术后缺损的应用比例。 游离/带蒂组织瓣技术要求高，治疗效果好，游离/带蒂组织瓣在原发口腔鳞状细胞癌手术治疗中的应用比例是反映医疗机构口腔鳞状细胞癌临床治疗水平的重要指标	
指标6：住院类部分单病种相关指标	6.2.3 游离/带蒂组织瓣移植成功率	游离/带蒂组织瓣移植成功病例数的比例；是反映口腔鳞状细胞癌的临床治疗水平的重要指标	
指标6：住院类部分单病种相关指标	6.3 下颌骨骨折（不含髁突骨折）（S02.6）		
指标6：住院类部分单病种相关指标	6.3.1 术后伤口感染发生率	下颌骨骨折（不含髁突骨折）1 月内术后伤口感染发生的比例。 反映下颌骨骨折手术治疗的治疗效果	
指标6：住院类部分单病种相关指标	6.3.2 术后咬合紊乱发生率	术后咬合紊乱是指手术后未能恢复骨折前咬合关系。下颌骨骨折（不含髁突骨折）术后咬合关系紊乱发生的比例。 反映下颌骨骨折的临床治疗水平	
指标6：住院类部分单病种相关指标	6.4 先天性唇腭裂（Q35-Q37）		
指标6：住院类部分单病种相关指标	6.4.1 先天性唇裂术后伤口延期愈合发生率	术后伤口延期愈合是指术后伤口愈合时间超过 7 天。术后伤口延期愈合发生率是指术后伤口延期愈合发生的比例。 反映先天性唇裂手术治疗的早期治疗效果	
指标6：住院类部分单病种相关指标	6.4.2 先天性腭裂术后伤口裂开及穿孔发生率	术后伤口裂开及穿孔发生率是指术后 7 天内伤口裂开及穿孔发生的比例。 反映先天性腭裂手术治疗的早期治疗效果	
指标6：住院类部分单病种相关指标	6.5 骨性Ⅲ类错𬌗畸形（K07.1）		

指标类别	指标名称	定义	出处
指标6：住院类部分单病种相关指标	6.5.1 骨性Ⅲ类错𬌗畸形术后伤口感染发生率	骨性Ⅲ类错𬌗畸形是指下颌前突或上颌后缩，或两者皆有的骨性错合畸形 矫正骨性Ⅲ类错𬌗畸形的手术方式包括上颌LeFortⅠ型截骨术、下颌升支矢状劈开术和颏成形术。术后伤口感染率是指骨性Ⅲ类错𬌗畸形手术后1月内伤口感染发生的比例 反映正颌外科手术治疗的效果	
指标6：住院类部分单病种相关指标	6.5.2 骨性Ⅲ类错𬌗畸形术后咬合关系与术前设计符合率	术后咬合关系与术前设计符合是指术后咬合关系完全进入终末咬合导板。术后咬合关系与术前设计符合率是指术后咬合关系与术前设计符合的病例数所占的比例 反映正颌外科手术治疗的效果	
指标7：口腔门诊治疗相关指标	7.1 10个口腔门诊重点疾病		
指标7：口腔门诊治疗相关指标	7.1.1 颞下颌关节紊乱病人次	是指累计颞下颌关节或(和)咀嚼肌，具有一些共同症状(如疼痛、弹响、张口受限等)的许多临床问题的总称	张震康,俞光岩.口腔颌面外科学.2版.北京：北京医科大学出版社,2013
指标7：口腔门诊治疗相关指标	7.1.2 下颌阻生第三磨牙人次	指由于邻牙、骨或软组织的阻碍而只能部分萌出或完全不能萌出，且以后也不能萌出的下颌第三磨牙 这里指的是凡是能记录到的第三磨牙阻生的患者的人次	张震康,俞光岩.口腔颌面外科学.2版.北京：北京医科大学出版社,2013
指标7：口腔门诊治疗相关指标	7.1.3 急性牙髓炎人次	牙髓组织受病源刺激物影响而发生的急性炎症，发病急，疼痛剧烈，常表现为自发性阵发性痛，夜间疼痛较白天剧烈，温度刺激加剧疼痛以及放散性疼痛，常不能定位患牙。主要诊断ICD-10：K04.0编码为急性牙髓炎的患者 指的是不仅仅为牙体牙髓科，还包括牙周科、口腔急诊科等各个可能相关科室记录的急性牙髓炎的人次总和。现阶段由于不能轻易地区分初诊治疗还是复诊治疗，故将每一次治疗都记录为一个人次	高学军,岳林.牙体牙髓病学.2版.北京：北京大学医学出版社,2013 三级口腔医院评审标准(2012年版)实施细则
指标7：口腔门诊治疗相关指标	7.1.4 慢性根尖周炎人次	因根管内长期存在感染及病源刺激物而导致的根尖周围组织呈现慢性炎症性反应，病变类型主要有根尖肉芽、慢性根尖周脓肿、根尖周囊肿和根尖周致密性骨炎。主要诊断ICD-10：K04.5编码为慢性根尖周炎的患者 指的不仅仅为牙周科，还包括各个可能相关科室记录的慢性根尖周炎的人次总和。现阶段由于不能轻易地区分初诊治疗还是复诊治疗，故将每一次治疗都记录为一个人次	高学军,岳林.牙体牙髓病学.2版.北京：北京大学医学出版社,2013 三级口腔医院评审标准(2012年版)实施细则

续表

指标类别	指标名称	定义	出处
指标7：口腔门诊治疗相关指标	7.1.5 慢性牙周炎人次	牙周炎是由牙菌斑中的微生物所引起的慢性感染性疾病，由长期存在的龈炎向深部牙周组织发展，导致牙周支持组织的炎症和破坏，如牙周袋形成、进行性附着丧失和牙槽骨吸收，最后可导致牙松动和被拔除。慢性牙周炎是最常见的一类牙周炎，约占牙周炎患者的95%。主要诊断 ICD-10：K05.3 编码为慢性牙周炎的患者 指的不仅仅为牙周科，还包括各个可能相关科室记录的慢性牙周炎的人次总和。现阶段由于不能轻易地区分初诊治疗还是复诊治疗，故将每一次治疗都记录为一个人次	曹采方.临床牙周病学.2版.北京：北京大学医学出版社,2014 三级口腔医院评审标准(2013年版)实施细则
指标7：口腔门诊治疗相关指标	7.1.6 年轻恒牙牙外伤人次	指临床上牙冠已形成、牙根尚未完全形成的牙由于外力作用导致的牙体、牙髓、牙周组织的损伤 应该包括牙外科、儿牙等所有相关科室的人次统计	
指标7：口腔门诊治疗相关指标	7.1.7 口腔扁平苔藓人次	口腔扁平苔藓是一种常见口腔黏膜慢性炎性疾病，黏膜及皮肤可单独或同时发病，因其有潜在恶变风险而被列为口腔潜在恶性疾患。主要诊断 ICD-10：L43 编码为口腔扁平苔藓的患者	陈谦明.口腔黏膜病学.4版.北京：人民卫生出版社,2013 三级口腔医院评审标准(2015年版)实施细则
指标7：口腔门诊治疗相关指标	7.1.8 牙列缺损人次	牙列缺损是指牙列中部分牙齿的缺失。牙列中从缺一颗牙到只剩一颗牙均称牙列缺损。主要诊断 ICD-10：K08.1 编码为牙列缺损的患者； 包括修复科等所有相关科室的治疗人次统计	冯海兰,徐军.口腔修复学.2版.北京：北京大学医学出版社,2013：105 三级口腔医院评审标准(2016年版)实施细则
指标7：口腔门诊治疗相关指标	7.1.9 牙列缺失人次	牙列缺失是指因各种原因导致的上颌或(和)下颌牙齿全部缺失。主要诊断 ICD-10：K08.1 编码为牙列缺失的患者； 包括修复科等所有相关科室的治疗人次统计	冯海兰,徐军.口腔修复学.2版.北京：北京大学医学出版社,2013：105 三级口腔医院评审标准(2017年版)实施细则
指标7：口腔门诊治疗相关指标	7.1.10 错𬌗畸形人次	指儿童在生长发育过程中，由先天的遗传因素或后天的环境因素，如疾病、口腔不良习惯、替牙异常等导致的牙齿、颌骨、颅面的畸形，如牙齿排列不齐、上下牙弓间的𬌗关系异常、颌骨大小、形态、位置异常等。包括牙颌、颅面间关系不调而引起的各种畸形； 是指错𬌗畸形年度内所有初诊检查人次，包括检查后开始正畸治疗的及检查后没有开始正畸治疗的总的初诊人次	傅民魁.口腔正畸学.2版.北京：北京大学医学出版社,2014
指标7：口腔门诊治疗相关指标	7.2 9 个口腔门诊重点技术		

续表

指标类别	指标名称	定义	出处
指标 7：口腔门诊治疗相关指标	7.2.1 阻生牙拔除术人次	指通过各种器械和手法，解除阻生牙周围的软组织阻力、邻牙阻力、冠部阻力及根部阻力，达到可脱位的程度	张震康，俞光岩．口腔颌面外科学．2 版．北京：北京医科大学出版社，2013
指标 7：口腔门诊治疗相关指标	7.2.2 根管治疗术人次	根管治疗术是治疗牙髓病和根尖周病的主要方法。根管治疗术由系列技术环节构成，包括对感染根管进行切割成形、冲洗消毒（根管预备和消毒）、使用生物相容性材料将根管空腔封闭（根管充填）以及修复根管治疗后的牙体缺损。根管治疗的目的是防止根尖周病变或促进已有根尖周组织病变的愈合。 后牙根管可能有多个，但是一颗牙就算一个人次；根管治疗可能需要 3~4 次，每一次治疗算一个人次	中华口腔医学会牙体牙髓病学专业委员会．根管治疗技术指南．中华口腔医学杂志，2014，49（5）：272-274
指标 7：口腔门诊治疗相关指标	7.2.3 牙周洁治术人次	用洁治器械去除龈上牙石、菌斑和牙面上沉积的色素，并抛光牙面。在洁治时还应将龈沟内与龈上牙石相连的浅的龈下牙石一并清除。 治疗几次，算几个人次；一次治疗可能就做了半口，那也算一个人次	曹采方．临床牙周病学．2 版．北京：北京大学医学出版社，2014
指标 7：口腔门诊治疗相关指标	7.2.4 慢性牙周炎系统治疗人次	针对慢性牙周炎的序列综合治疗，包括重建和维护口腔健康的一整套过程，分为牙周基础治疗、牙周手术治疗、修复治疗和正畸治疗、牙周支持治疗四大阶段；ICD-9-CM-3：96 几次治疗就算作几个人次	曹采方．临床牙周病学．2 版．北京：北京大学医学出版社，2014 三级口腔医院评审标准(2017年版)实施细则
指标 7：口腔门诊治疗相关指标	7.2.5 烤瓷冠修复技术人次	烤瓷冠是瓷粉经过高温烧结熔附于金属内冠表面而形成的全冠修复体。烤瓷冠修复技术就是用烤瓷冠修复牙体缺损的技术。 一次治疗可能治疗了不仅一个牙冠，比如说 1 颗或者 10 颗等，都算一个人次；烤瓷冠、全瓷冠、金属冠等都算作烤瓷冠类	冯海兰，徐军．口腔修复学．2 版．北京：北京大学医学出版社，2013：136
指标 7：口腔门诊治疗相关指标	7.2.6 可摘局部义齿修复技术人次	可摘局部义齿是牙列缺损的修复方法之一，是利用余留天然牙和义齿所覆盖的黏膜、骨组织作支持和固位，修复一颗或多颗缺失牙，患者能自行摘戴的一种修复体，由固位体、连接体、基托和人工牙组成。 一次治疗就算一个人次	冯海兰，徐军．口腔修复学．2 版．北京：北京大学医学出版社，2013：135
指标 7：口腔门诊治疗相关指标	7.2.7 全口义齿修复技术人次	全口义齿是采用人工材料替代缺失的上颌或者下颌完整牙列及相关组织的可摘义齿修复体。 一次治疗就算一个人次	冯海兰，徐军．口腔修复学．2 版．北京：北京大学医学出版社，2013：136

指标类别	指标名称	定义	出处
指标 7：口腔门诊治疗相关指标	7.2.8 错𬌗畸形矫治术人次	采用各种治疗手段对错𬌗畸形进行治疗。包括使用活动矫治器、功能性矫治器、固定矫治器和无托槽隐形矫治器等各类矫治装置在乳牙及替牙期的早期矫治、恒牙期的综合性矫治及正颌正畸联合治疗； 一次治疗就算一个人次	
指标 7：口腔门诊治疗相关指标	7.2.9.1 种植体植入术人次	将牙种植体植入骨内的外科手术； 一次治疗就算一个人次；每一次治疗，植入的植体数目可能不同	LANEY W R. 口腔颌面种植学词汇. 林野,译. 北京：人民军医出版社,2010：148
指标 7：口腔门诊治疗相关指标	7.2.9.2 植入种植体数	植入种植体的个数	
指标 7：口腔门诊治疗相关指标	7.3 9 个口腔门诊安全类指标		
指标 7：口腔门诊治疗相关指标	7.3.1 根管内器械分离人次	目前称为根管内器械分离。由于根管解剖变异、操作困难、器械材料疲劳等不确定因素,偶尔可以发生根管治疗器械分离并遗留于根管内的情况,称为根管内器械分离； 不良事件上报中来	中华口腔医学会牙体牙髓病学专业委员会. 根管治疗技术指南. 中华口腔医学杂志,2014,49(5):272-274
指标 7：口腔门诊治疗相关指标	7.3.2 治疗牙位错误发生人次	各年龄段的所有在门诊实施患牙治疗的患者 排除病例：①就诊时已存在治疗牙位发生错误的患者；②牙位发生错误但已经存在牙疾需要治疗的患者 指牙体治疗中的治疗牙错位发生的人次	三级口腔医院评审标准(2017年版)实施细则
指标 7：口腔门诊治疗相关指标	7.3.3 误吞或误吸异物发生人次	各年龄段的所有在门诊实施患牙治疗的患者 排除病例：就诊时已存在误吞或误吸异物发生的患者	三级口腔医院评审标准(2017年版)实施细则
指标 7：口腔门诊治疗相关指标	7.3.4 种植体脱落发生人次	种植体从患者口内取出的情况（包括早期脱落和后期脱落）	LANEY W R. 口腔颌面种植学词汇. 林野,译. 北京：人民军医出版社,2010：147
指标 7：口腔门诊治疗相关指标	7.3.5 门诊手术并发症人次	指在门诊手术中或手术后,合并发生了与已治疗疾病有关的另一种或几种疾病或症状	
指标 7：口腔门诊治疗相关指标	7.3.5.1 其中手术后切口感染发生人次	指外科手术所暴露的切口发生的浅表化脓性感染	
指标 7：口腔门诊治疗相关指标	7.3.5.2 其中手术后出血或血肿发生人次	指外科手术后出现了切口或创口持续性出血或切口周围软组织突发持续快速肿胀,可伴有切口出血或周围皮肤或黏膜颜色的改变	
指标 7：口腔门诊治疗相关指标	7.3.6 口腔软组织损伤发生人次	①任何其他诊断 ICD9-CM-3 编码显示手术/操作过程中发生了意外切开、穿刺、穿孔或裂伤的门诊治疗患者；②年龄 ≥ 18 岁的所有门诊治疗患者 排除病例：就诊时已存在口腔软组织损伤的患者	三级口腔医院评审标准(2017年版)实施细则

续表

指标类别	指标名称	定义	出处
指标7：口腔门诊治疗相关指标	7.3.7 拔牙错误发生人次	指错误将非属拔牙适应证的牙拔除	
指标7：口腔门诊治疗相关指标	7.3.8 口腔门诊开展临床路径病种数	临床路径(clinical pathway)是一个事先写好的标准化的工作流程,是由各学科的专业人员根据循证医学的原则将某疾病或手术的关键性治疗、检查和护理活动标准化,按照预计住院天数设计成表格,将治疗、检查和护理活动的顺序以及时间的安排尽可能地达到最优化,使大多数罹患此病或实施此手术的患者由入院到出院都能依此流程接受治疗	北京大学医学部医院管理处.临床路径实施手册.北京:北京医科大学出版社,2002
指标7：口腔门诊治疗相关指标	7.3.9 口腔门诊进入临床路径例数	临床路径(clinical pathway)是一个事先写好的标准化的工作流程,是由各学科的专业人员根据循证医学的原则将某疾病或手术的关键性治疗、检查和护理活动标准化,按照预计住院天数设计成表格,将治疗、检查和护理活动的顺序以及时间的安排尽可能地达到最优化,使大多数罹患此病或实施此手术的患者由入院到出院都能依此流程接受治疗	北京大学医学部医院管理处.临床路径实施手册.北京:北京医科大学出版社,2002
指标8：医院运行管理类指标	8.1 资源配置 8.1.1 编制床位数		
指标8：医院运行管理类指标	8.1.2 实际开放床位数(包括加床数据)	报告期内口腔科开放病床数之总和。不论该病床是否被人占用,都应计算在内。包括因故(如消毒、小修理等)暂时停用的病床,不包括因医院扩建、大修理、搬迁或粉刷而停用的病床及临时增设的病床 对综合医院口腔中心(科)是指口腔医学相关疾病收治的病床	北京市公共卫生信息中心医疗卫生机构年报表(医院类)
指标8：医院运行管理类指标	8.1.2.1 其中重症监护室(ICU)/或麻醉复苏室实际开放床位数	报告期内重症监护室(ICU)/或麻醉复苏室开放病床数之总和。不论该病床是否被人占用,都应计算在内。包括因故(如消毒、小修理等)暂时停用的病床,不包括因医院扩建、大修理、搬迁或粉刷而停用的病床及临时增设的病床 对综合医院口腔中心(科)是指口腔医学相关疾病收治的症监护室(ICU)/或麻醉复苏室	
指标8：医院运行管理类指标	8.1.3 门诊实际开放牙椅(口腔综合治疗台)数		
指标8：医院运行管理类指标	8.1.4 急诊实际开放牙椅(口腔综合治疗台)数	仅指单独设置口腔急诊科室的医疗机构填写	

续表

指标类别	指标名称	定义	出处
指标8：医院运行管理类指标	8.1.5 员工总数	包括口腔专科医院卫生技术人员、工程技术人员、工勤人员、党政管理人员 对综合医院或其他专科医院口腔中心(科)来说是仅指服务于口腔中心(科)相关的全部员工总数，不包括医院院长、财务、后勤等医院整体其他人员	郭子恒．医院管理学．3版．北京：人民卫生出版社，2010
指标8：医院运行管理类指标	8.1.5.1 卫生技术人员数	包括执业医师、执业助理医师、注册护士、药师(士)、检验及影像技师(士)、口腔技工、卫生监督员和见习医(药、护、技)师(士)等卫生专业人员。不包括从事管理工作的卫生技术人员(如院长、副院长、党委书记等) 对综合医院口腔中心(科)来说是仅指服务于口腔中心(科)相关的全部卫生技术人员数	北京市公共卫生信息中心医疗卫生机构年报表(医院类)
指标8：医院运行管理类指标	8.1.5.1.1 其中：医师数	指持有执业医师证书并在本院临床工作的全部医师及执业助理医师	NCIS 二级、三级口腔医疗机构医疗质量控制指标－北大口腔医院
指标8：医院运行管理类指标	8.1.5.1.2 其中：护理人员数	持有护士执业证书并在本院临床工作的全部护理人员，不包括护工	NCIS 二级、三级口腔医疗机构医疗质量控制指标－北大口腔医院
指标8：医院运行管理类指标	8.1.5.1.3 其中：医技人数	指在本院工作的或是综合医院口腔中心(科)工作的全部检验及影像技师(士)、口腔技工人数	NCIS 二级、三级口腔医疗机构医疗质量控制指标－北大口腔医院
指标8：医院运行管理类指标	8.1.5.1.3.1 其中口腔技工人数	口腔技工指的是从事制作义齿制作的工艺技术人员，分为初级口腔技工、中级口腔技工、高级口腔技工三大类	
指标8：医院运行管理类指标	8.1.5.1.4 其中药学人数	指仅服务于口腔医疗的药学相关人员人数 对综合医院或其他专科医院口腔中心(科)来说，可以为零	NCIS 二级、三级口腔医疗机构医疗质量控制指标－北大口腔医院
指标8：医院运行管理类指标	8.1.6 医院医用建筑面积(平方米)	指口腔专科医院门诊部、住院病房及其附属建筑和医技部门所占用的面积 对综合医院或其他专科医院口腔中心(科)来说仅指服务于口腔中心(科)的建筑面积	郭子恒．医院管理学．3版．北京：人民卫生出版社，2010
指标8：医院运行管理类指标	8.1.7 全院护理单元设置个数	护理单元是以医护理单位来划分病房，有一定数量的床位和护理组组成，与病房医师诊疗小组密切配合，是住院医疗的基本诊疗护理单位。一般一个护理单元就是一个病房单元 对综合医院口腔中心(科)来说仅指服务于口腔中心(科)的护理单元数目	郭子恒．医院管理学．3版．北京：人民卫生出版社，2010

续表

指标类别	指标名称	定义	出处
指标8：医院运行管理类指标	8.1.7.1 其中全院开展优质护理单元个数	优质护理服务是指以病人为中心,强化基础护理,全面落实护理责任制,深化护理专业内涵,整体提升护理服务水平。医院开展优质护理的单元数量 对综合医院口腔中心(科)来说仅指服务于口腔中心(科)的优质护理单元数目	
指标8：医院运行管理类指标	8.2 工作负荷		
指标8：医院运行管理类指标	8.2.1 实际开放总床日数	指报告期内医院各科每日夜晚12点实际开放病床数的总和,不论该床是否被占用,都应计算在内。包括:因故如消毒、小修理等暂时停用的病床,超过半年的加床;不包括:因病房扩建或大修理而停用的病床以及临时增加病床	
指标8：医院运行管理类指标	8.2.2 年门急诊人次	病人前来门诊,经挂号后由门诊医师诊断及处理的诊疗人次数。它不受初、复诊的限制。包括普通门诊人次和专科专家门诊人次,不包括全身健康检查人数、出诊和义诊人次数 对综合医院口腔中心(科)来说仅指口腔中心(科)的年门诊人次	北京地区18家医院例行检查统计信息(试用版)
指标8：医院运行管理类指标	8.2.3 年急诊人次	医师在急诊室或急诊时间内诊疗的急症病人人次数。凡实行挂号费的医院必须建立分健全接诊登记,按接诊登记统计 对综合医院口腔中心(科)来说仅指口腔中心(科)的年急诊人次	北京地区18家医院例行检查统计信息(试用版)
指标8：医院运行管理类指标	8.2.4 年入院人次	指经门、急诊医生初步诊断认为病情需要住院治疗,签发住院证并办理入院手续者;或由于病情危急在紧急情况下来不急办理入院手续直接进入病房补办入院手续者均作为入院人数统计 对综合医院口腔中心(科)来说是仅指口腔中心(科)的年入院人次	北京地区18家医院例行检查统计信息(试用版)
指标8：医院运行管理类指标	8.2.5 年出院患者实际占用总床日数	指所有出院人数的住院床日之总和 对综合医院口腔中心(科)来说仅指口腔中心(科)的年出院患者实际占用总床日数	北京市公共卫生信息中心医疗卫生机构年报表(医院类)
指标8：医院运行管理类指标	8.2.6 年门诊手术人次数(病例数)	指年度门诊手术数量 对综合医院口腔中心(科)来说仅指口腔中心(科)的年门诊手术例数	
指标8：医院运行管理类指标	8.2.7 住院开展临床路径病种数	临床路径是一个事先写好的标准化的工作流程,是由各学科的专业人员根据循证医学的原则将某疾病或手术的关键性治疗、检查和护理活动标准化,按照预计住院天数设计成表格,将治疗、检查和护理活动的顺序以及时间的安排尽可能地达到最优化,使大多	北京大学医学部医院管理处.临床路径实施手册.北京:北京医科大学出版社,2002

续表

指标类别	指标名称	定义	出处
指标8：医院运行管理类指标	8.2.7 住院开展临床路径病种数	数罹患此病或实施此手术的患者由入院到出院都能依此流程接受治疗 对综合医院口腔中心(科)来说仅指口腔中心(科)的住院开展临床路径病种数	北京大学医学部医院管理处.临床路径实施手册.北京：北京医科大学出版社，2002
指标8：医院运行管理类指标	8.2.8 年进入临床路径例数(住院)	年度住院患者进入临床路径的总例数 对综合医院口腔中心(科)来说仅指口腔中心(科)的年进入临床路径例数(住院)	
指标8：医院运行管理类指标	8.2.9 年度完成路径出院数(住院)	年度住院患者完成临床路径的总例数 对综合医院口腔中心(科)来说仅指口腔中心(科)的年度完成路径出院数(住院)	
指标8：医院运行管理类指标	8.2.10 住院收治病种数	收治住院病人的病种总数 对综合医院口腔中心(科)来说仅指口腔中心(科)的住院收治病种数	
指标8：医院运行管理类指标	8.2.11 同期接受了输血的出院患者例数	接受输血的出院患者例数 对综合医院口腔中心(科)来说是仅指口腔中心(科)的接受了输血的出院患者例数	三级口腔医院评审标准(2017年版)实施细则
指标8：医院运行管理类指标	8.2.12 同期接受了输液的出院患者例数	接受输液的出院患者例数 对综合医院口腔中心(科)来说仅指口腔中心(科)的接受了输液的出院患者例数	三级口腔医院评审标准(2017年版)实施细则
指标8：医院运行管理类指标	8.2.13 同期门诊、急诊、住院接受CT检查例数	对综合医院口腔中心(科)来说仅指口腔中心(科)的门诊、急诊、住院接受CT检查例数	
指标8：医院运行管理类指标	8.2.14 同期门诊、急诊、住院接受CBCT检查例数	对综合医院口腔中心(科)来说仅指口腔中心(科)的门诊、急诊、住院接受CBCT检查例数	
指标8：医院运行管理类指标	8.3 工作效率		
指标8：医院运行管理类指标	8.3.1 出院患者平均住院日	指出院者占用总床日数与出院人数之比 对综合医院或其他专科医院口腔中心(科)来说仅指口腔中心(科)的出院者	2007 国家卫生统计调查制度.北京：中国协和医科大学出版社，2007
指标8：医院运行管理类指标	8.3.2 平均病床工作日	指实际占用总床日数与平均开放床位数之比 对综合医院口腔中心(科)来说仅指口腔中心(科)的平均病床工作日	2007 国家卫生统计调查制度.北京：中国协和医科大学出版社，2007
指标8：医院运行管理类指标	8.3.3 病床使用率	指实际占用总床日数与实际开放总出日数之比再乘以百分率 对综合医院口腔中心(科)来说仅指口腔中心(科)的病床使用率	2007 国家卫生统计调查制度.北京：中国协和医科大学出版社，2007
指标8：医院运行管理类指标	8.3.4 病床周转次数	指出院人数与实际开放床位(包括加床数据)之比 对综合医院口腔中心(科)来说仅指口腔中心(科)的病床周转次数	2007 国家卫生统计调查制度.北京：中国协和医科大学出版社，2007

续表

指标类别	指标名称	定义	出处
指标 8：医院运行管理类指标	8.3.5 门诊实际开诊日数	门诊实际接诊病人的工作日数 对综合医院口腔中心(科)来说仅指口腔中心(科)的门诊实际工作日数	
指标 8：医院运行管理类指标	8.3.6 门诊每椅位日均接诊人次	门诊人次 / 椅位 / 工作日	
指标 8：医院运行管理类指标	8.3.7 急诊每椅位日均接诊人次	急诊人次 / 椅位 / 工作日	
指标 8：医院运行管理类指标	8.4 医疗费用的情况		
指标 8：医院运行管理类指标	8.4.1 每门诊(含急诊)人次费用(元)	指医疗门诊收入与药品门诊收入之和同总诊疗人次之比 对综合医院口腔中心(科)来说仅指口腔中心(科)的每门诊(含急诊)人次费用	2007 国家卫生统计调查制度 . 北京：中国协和医科大学出版社，2007
指标 8：医院运行管理类指标	8.4.1.1 其中每门诊(含急诊)人次药费(元)	指每门诊(含急诊)人次费用(元)之中的药费	
指标 8：医院运行管理类指标	8.4.2 每住院人次费用(元)	指医疗住院收入与药品住院收入之和与出院人数之比 对综合医院口腔中心(科)来说仅指口腔中心(科)的出院者人均医疗费用	2007 国家卫生统计调查制度 . 北京：中国协和医科大学出版社，2007
指标 8：医院运行管理类指标	8.4.2.1 其中每住院人次药费(元)	指病人人均住院费用之中的药费	